Impressum

1. Auflage August 2012,
erschienen bei fairpub, einem Imprint der Evendom GmbH

Chefredaktion: Uli Baur

Art Director: Susanne Achterkamp

Chef vom Dienst: Sonja Wiggermann

Textchef: Josef Seitz

Redaktionsleitung und Konzeption: Jochen Niehaus

Redaktion: Michael Miersch; Dr. Regina Albers, Ulrike Bartholomäus, Claudia Gottschling, Maria Latos

Autoren: Petra Apfel, Stefan Brunner, Jesper Dieckmann, Susanne Donner, Barbara Esser, Claudia Füßler, Mila Hanke, Nike Heinen, Frederik Jötten, Maike Krause, Constanze Löffler, Philipp Osten, Dr. Stefanie Reinberger, Silvia Sanides, Joseph Scheppach, Werner Siefer, Beate Wagner

Grafik: Heike Noffke, Petra Rehder

Bildredaktion: Rüdiger Schrader

Freie Mitarbeiter: Heike Jüptner (Bildredaktion); Kristian Dunkl, Sophie Wolfbauer (Grafik)

Dokumentation/Schlussredaktion: FOCUS Magazin Verlag GmbH

Diese Ausgabe ist ein Fortdruck der Zeitschriftenausgabe von Juni/Juli 2012.
Das Impressum auf Seite 130 ist daher nicht für die Buchausgabe gültig.

Verlagsgeschäftsführer: Burkhard Graßmann

Projektkoordination: Dr. Friedrich Schwandt

Umschlaggestaltung: Susanne Achterkamp

Umschlagmotiv: Michael Leis

Druck Cover und Bindung: Rasch Druckerei und Verlag GmbH & Co. KG, Lindenstraße 47, 49565 Bramsche

Druck Innenteil: pva, Druck und Medien-Dienstleistungen GmbH, Industriestraße 15, 76829 Landau/Pfalz

ISBN 978-3-9814980-3-5

Gedruckt in Deutschland

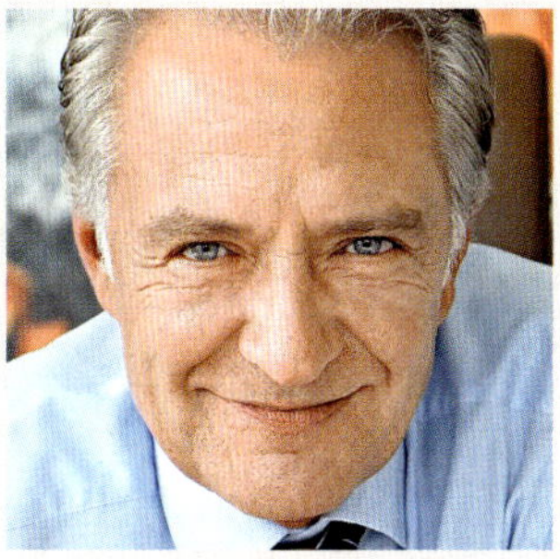

Die **Diabetes-Welle** rollt

WARNUNGEN VOR EPIDEMIEN sind wir gewohnt: SARS, die Schweinegrippe und zuletzt EHEC kamen – und gingen vorüber. Diabetes aber wird bleiben. Jährlich erkranken 300 000 Deutsche neu, zehn Millionen sind bereits betroffen. Im Gegensatz zu den Infektionsepidemien rollt die Zuckerwelle still durch das Land. Die Kranken klagen nicht über Schmerzen, sie sterben an Herzinfarkt oder Schlaganfall, die nicht als direkte Folge der Stoffwechselstörung wahrgenommen werden.

Tatsächlich sind die Folgen dramatisch. Acht Lebensjahre verlieren Diabetiker im Durchschnitt. Viel häufiger erleiden sie Infarkte, Amputationen, schwere Augen- und Nierenschäden. Die Behandlungskosten belaufen sich auf 40 Milliarden Euro pro Jahr.

Dabei behandeln sich Diabetiker hauptsächlich selbst. Im Idealfall werden sie zu Experten ihres Zuckerhaushalts. Mit Bewegung, exakt berechneten Mahlzeiten, Messungen, Tabletten und Spritzen halten sie ihre Blutwerte stabil. Zu 99,9 Prozent der Zeit sind Zuckerkranke mit dieser komplexen Aufgabe allein. Schulung und Faktenwissen sind deswegen ihr wichtigstes Medikament. Mit unserem Diabetes-Heft stellen wir ein wirksames Mittel zu Verfügung.

Die Autoren dieser Ausgabe haben die führenden Diabetes-Spezialisten in ihren Kliniken und Instituten besucht. Sie berichten von Forschungen, die darauf abzielen, die Krankheit eines Tages heilen zu können. Stammzelltransplantationen und künstliche Bauchspeicheldrüsen erleichtern heute schon das Leben einiger Diabetiker. Doch bis die experimentellen Verfahren ausgereift sind, vergehen wohl noch Jahre.

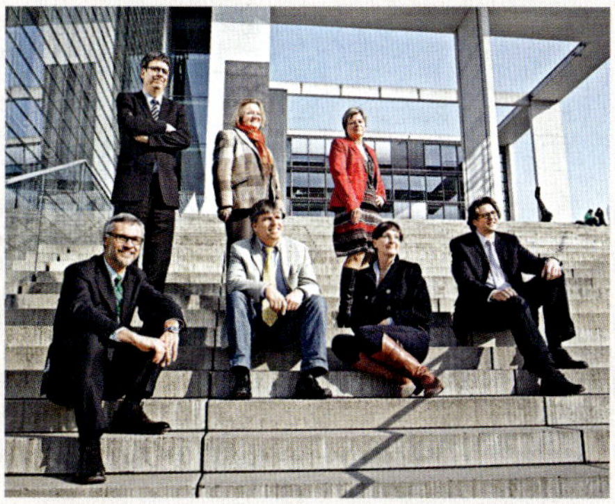

Am Berliner Reichstag traf FOCUS-Gesundheit die Führung der deutschen Diabetologie

Zehn Millionen Deutsche stehen derzeit an der Grenze zum Typ-2-Diabetes. Diese Hochrisikopatienten rechtzeitig zu entdecken und ihnen zu helfen ist der entscheidende Schritt zur Eindämmung der Epidemie. Zu behaupten, sie seien „selbst schuld" an ihrer prekären Situation, wäre ebenso falsch wie zynisch. Zwar ist Übergewicht ein gewichtiger Risikofaktor, doch wer dick wird und krank, bestimmen zum überwiegenden Teil die Gene, die Entwicklung im Mutterleib, aber eben auch die Verhältnisse, in denen wir leben.

Diabetiker brauchen unsere Unterstützung, und sie verdienen unseren Respekt.

Herzlichst, Ihr

Uli Baur, Chefredakteur

Foto: Werner Schuering/FOCUS-Magazin

Inhalt

FOCUS-Gesundheit – Nr. 03 – Diabetes

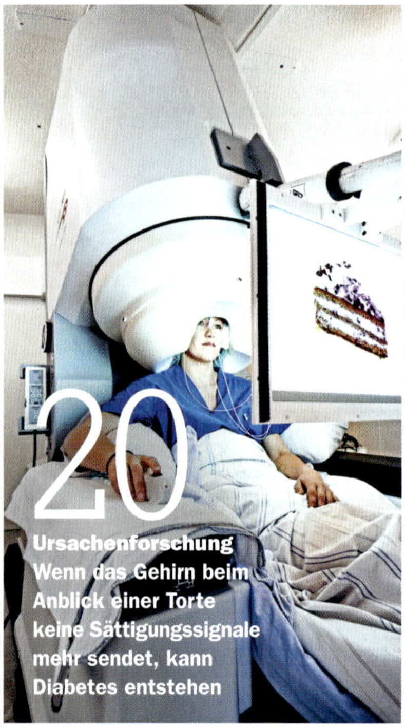

20
Ursachenforschung
Wenn das Gehirn beim Anblick einer Torte keine Sättigungssignale mehr sendet, kann Diabetes entstehen

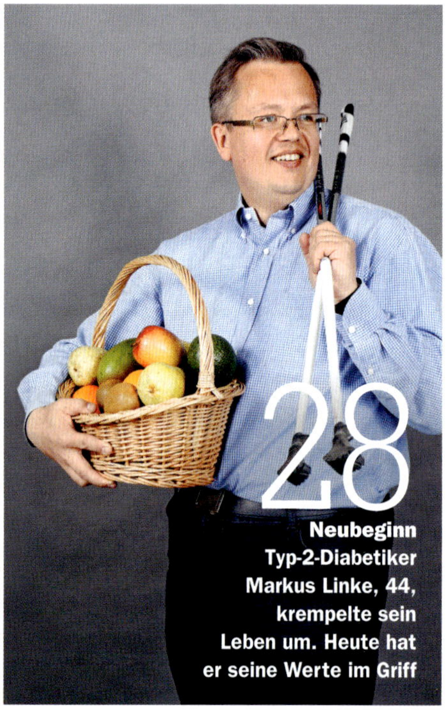

28
Neubeginn
Typ-2-Diabetiker Markus Linke, 44, krempelte sein Leben um. Heute hat er seine Werte im Griff

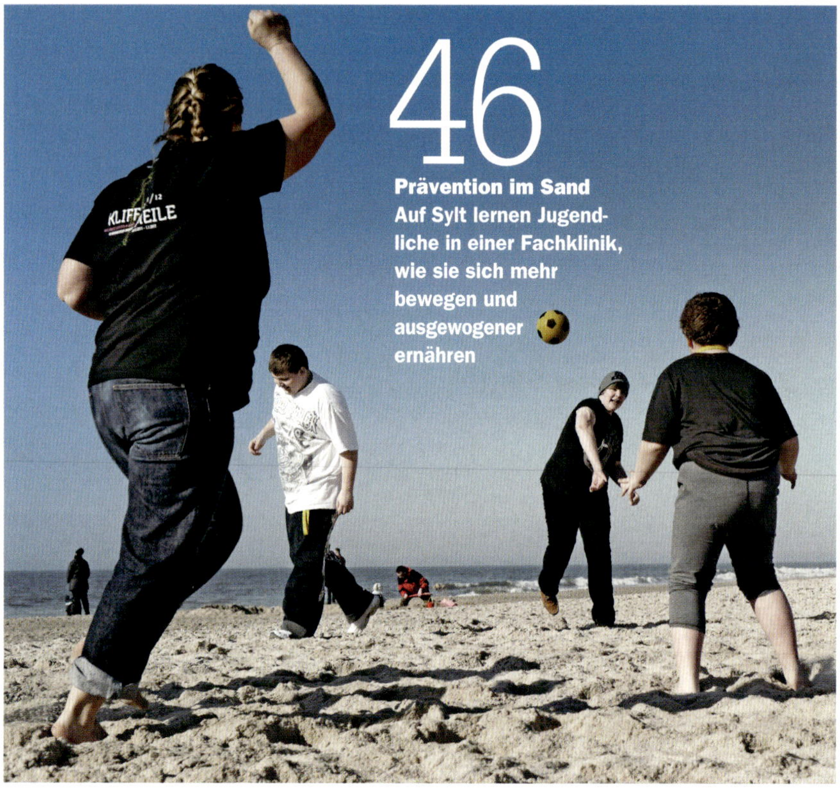

46
Prävention im Sand
Auf Sylt lernen Jugendliche in einer Fachklinik, wie sie sich mehr bewegen und ausgewogener ernähren

Der Stoffwechsel des Menschen

Titelfoto: Michael Leis Fotos: Heinz Heiss, Dominik Asbach, Jens Haukenfrers, Sven Doering/alle FOCUS-Magazin

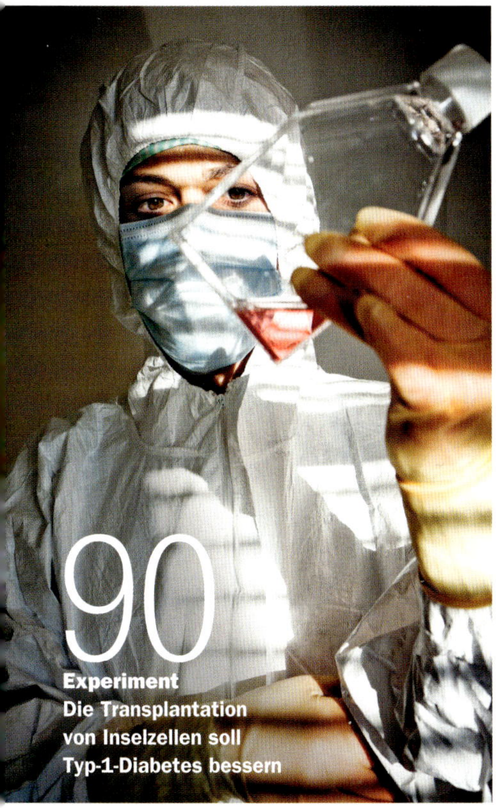

90 **Experiment** Die Transplantation von Inselzellen soll Typ-1-Diabetes bessern

Rubriken

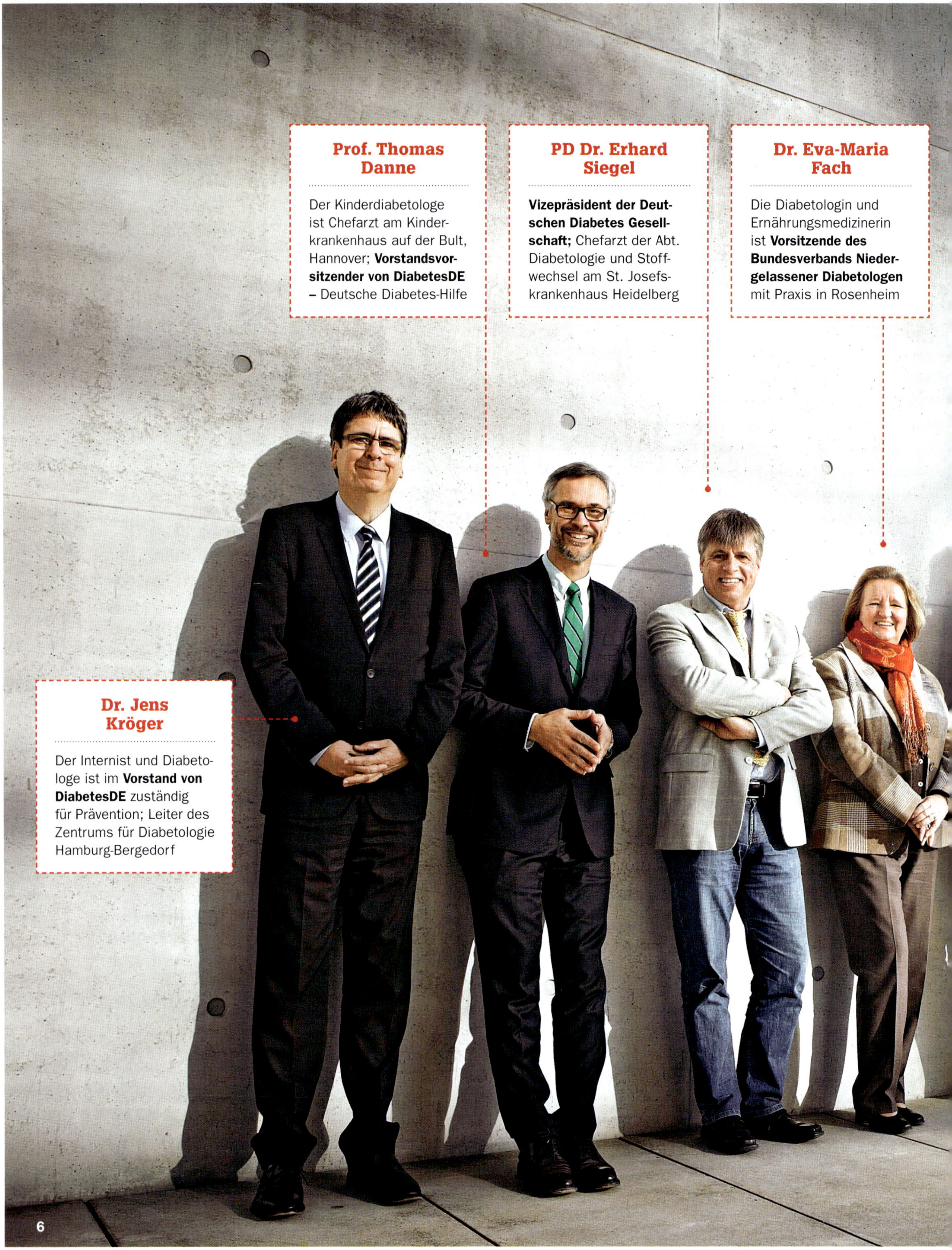

Prof. Thomas Danne

Der Kinderdiabetologe ist Chefarzt am Kinderkrankenhaus auf der Bult, Hannover; **Vorstandsvorsitzender von DiabetesDE – Deutsche Diabetes-Hilfe**

PD Dr. Erhard Siegel

Vizepräsident der Deutschen Diabetes Gesellschaft; Chefarzt der Abt. Diabetologie und Stoffwechsel am St. Josefskrankenhaus Heidelberg

Dr. Eva-Maria Fach

Die Diabetologin und Ernährungsmedizinerin ist **Vorsitzende des Bundesverbands Niedergelassener Diabetologen** mit Praxis in Rosenheim

Dr. Jens Kröger

Der Internist und Diabetologe ist im **Vorstand von DiabetesDE** zuständig für Prävention; Leiter des Zentrums für Diabetologie Hamburg-Bergedorf

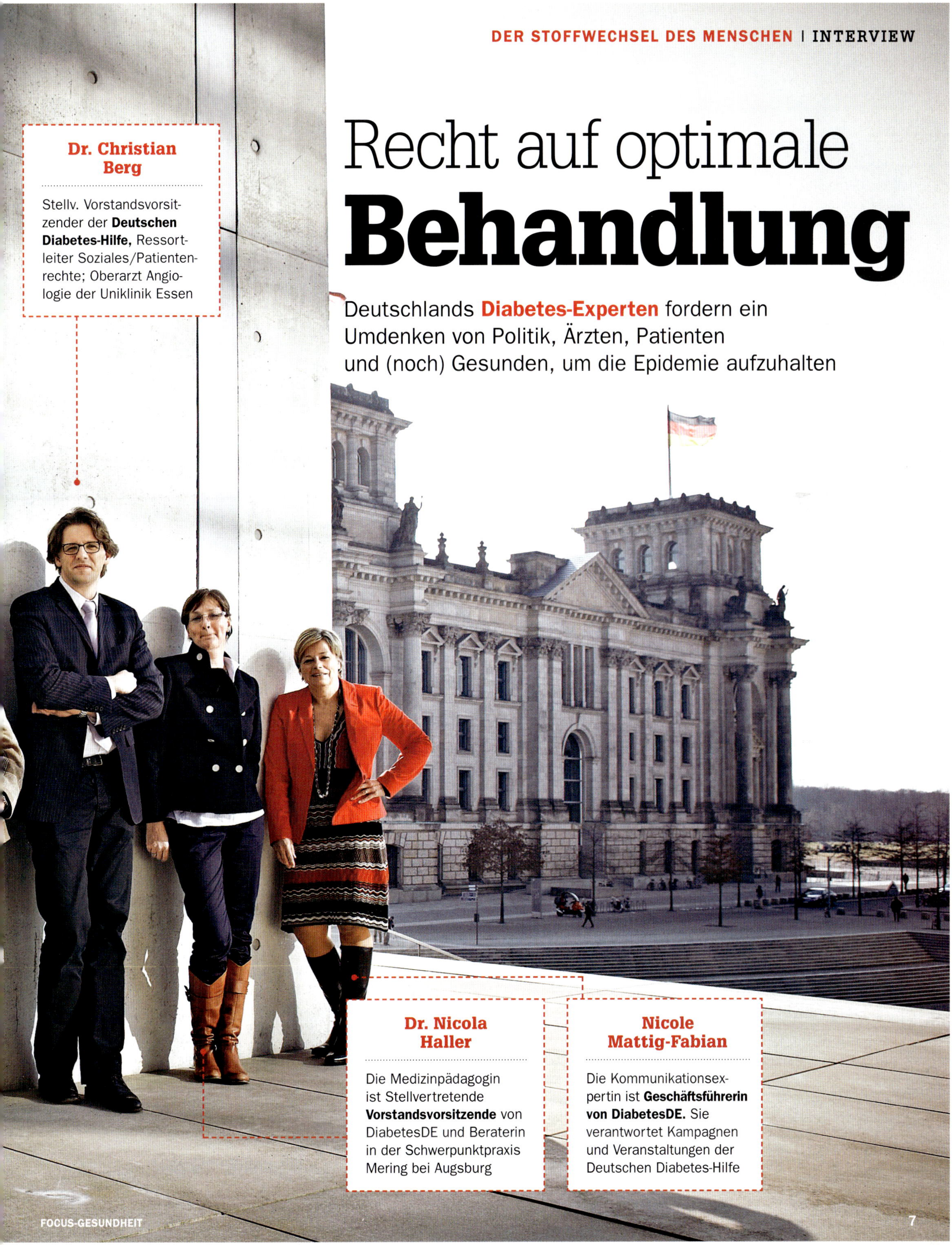

Recht auf optimale **Behandlung**

Deutschlands **Diabetes-Experten** fordern ein Umdenken von Politik, Ärzten, Patienten und (noch) Gesunden, um die Epidemie aufzuhalten

Dr. Christian Berg

Stellv. Vorstandsvorsitzender der **Deutschen Diabetes-Hilfe,** Ressortleiter Soziales/Patientenrechte; Oberarzt Angiologie der Uniklinik Essen

Dr. Nicola Haller

Die Medizinpädagogin ist Stellvertretende **Vorstandsvorsitzende** von DiabetesDE und Beraterin in der Schwerpunktpraxis Mering bei Augsburg

Nicole Mattig-Fabian

Die Kommunikationsexpertin ist **Geschäftsführerin von DiabetesDE.** Sie verantwortet Kampagnen und Veranstaltungen der Deutschen Diabetes-Hilfe

Foto: Werner Schuering/FOCUS-Magazin

Wir haben mittlerweile etwa zehn Millionen Diabetiker in Deutschland, die Zahlen steigen weiter an. Mit welchen Gefühlen blicken Sie in die Zukunft?

DANNE: Ich sehe mit positiven Gefühlen in die Zukunft, trotz der offensichtlichen Probleme, die auf uns zukommen. Mein Optimismus speist sich aus meinen 20 Jahren Kinderdiabetologie, in denen die enormen Fortschritte bei Behandlungsmethoden und Ergebnissen deutlich spürbar sind. Gefürchtete Komplikationen, wie etwa Augenschäden, sind heute viel seltener geworden.

Von meinen Kollegen wünsche ich mir die gleiche Zuversicht. Wir verstehen die Erkrankung immer besser, können sie wirksamer behandeln und effektiv vorbeugen. Man darf nicht resignieren angesichts der drohenden Epidemie.

Also weiter so?

DANNE: Unsere Ergebnisse sind längst nicht so gut, wie sie sein könnten. Die Lebenserwartung von Menschen mit Diabetes ist reduziert, und es gibt soziale Einschränkungen. Die Erkrankungshäufigkeit nimmt zu, allen Präventionsbemühungen zum Trotz. Dies ist nicht nur ein medizinisches, sondern ein gesamtgesellschaftliches Problem.

Die enorme Zahl der Betroffenen und die hohen Krankheitskosten müssten die Öffentlichkeit erschrecken. Warum gibt es kaum Aufmerksamkeit?

MATTIG-FABIAN: Diabetes ist leider nach wie vor kein Gesellschaftsthema. Die heimtückische Krankheit wird unterschätzt, denn es fehlt ihr an Dramatik, trotz ihrer hohen Mortalität. Schlaganfälle, Herzinfarkte und Erblindung werden als eigene Krankheiten wahrgenommen und nicht als Diabetes-Folge.

Welche Botschaften müssen unter die Leute?

MATTIG-FABIAN: Wir haben ein großes Problem mit der Akzeptanz von Diabetes in der Gesellschaft. Über chronisch kranken Typ-2-Diabetikern schwebt das Stigma „Selber schuld!". Doch dies trifft nicht zu. Neben der genetischen Disposition sind auch die Lebensumstände an der Krankheitsentstehung beteiligt, auf die der Einzelne kaum Einfluss hat. Sogar Typ-1-Diabetiker haben mit Vorurteilen zu kämpfen. Ihnen wird etwa fälschlicherweise vorgeworfen, als Kind zu viel Süßes gegessen zu haben. Die Fakten über Diabetes und seine Ursachen müssen allgemein bekannter werden.

Welche Verhaltensänderungen erwarten Sie durch die Aufklärung?

MATTIG-FABIAN: Es reicht nicht, wenn der Einzelne sein Verhalten, also seinen Lebensstil verändert – auch die Verhältnisse, in denen er lebt, müssen sich verändern.

Wie wollen Sie den Wandel beginnen?

DANNE: Wir brauchen eine konzertierte Aktion, um unsere Kräfte zu bündeln: den Nationalen Diabetesplan. Er ist von der Uno gefordert und soll Ende dieses Jahres fertiggestellt sein. Die Politik muss darin zum Taktgeber für die notwendigen gesellschaftlichen Veränderungen

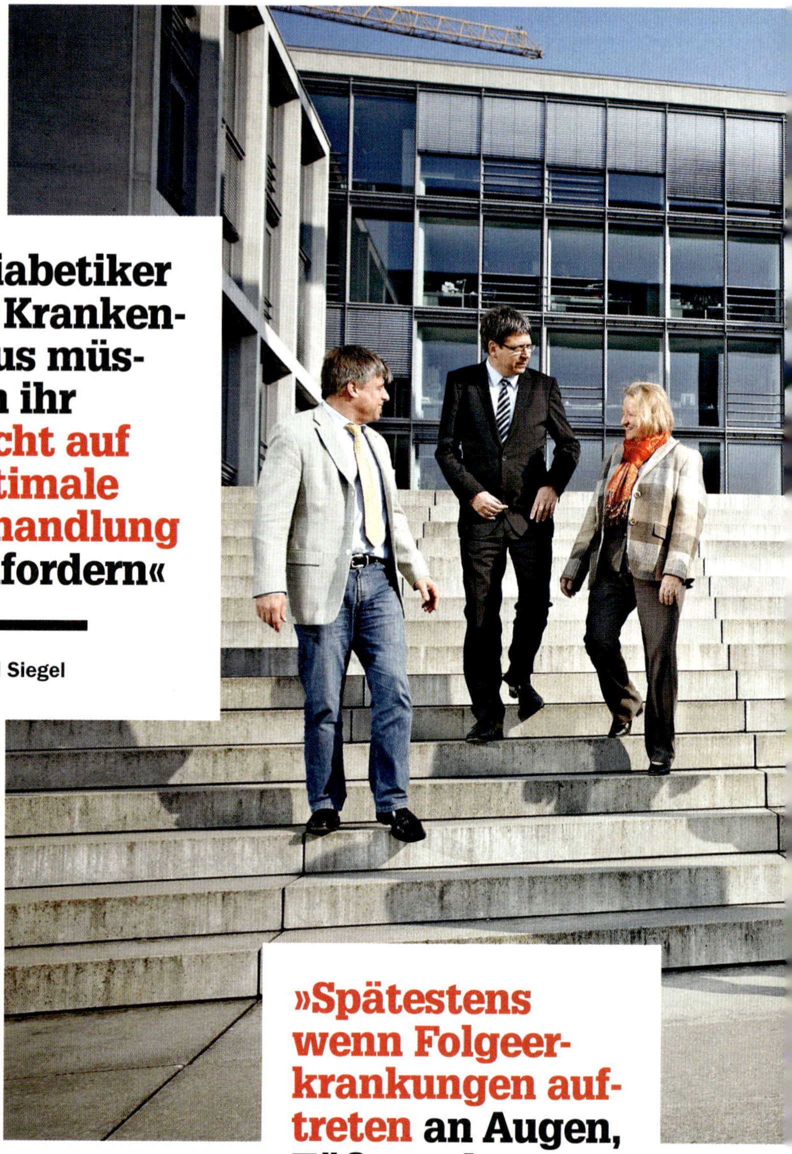

»Diabetiker im Krankenhaus müssen ihr Recht auf optimale Behandlung einfordern«

Erhard Siegel

»Diabetes zu verzögern ist in jedem Fall möglich«

Jens Kröger

»Spätestens wenn Folgeerkrankungen auftreten an Augen, Füßen oder Nieren, ist die Überweisung an einen spezialisierten Diabetologen dringend empfohlen«

Eva-Maria Fach

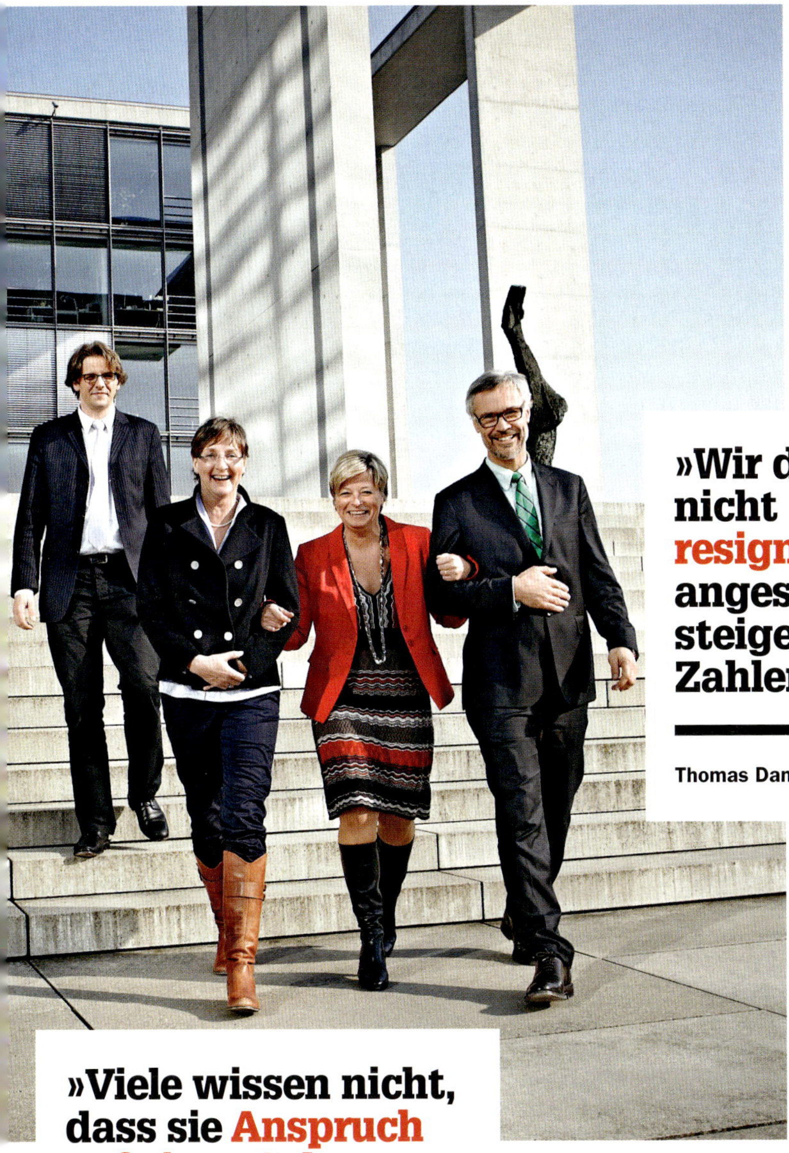

»Wir dürfen nicht resignieren angesichts steigender Zahlen«

Thomas Danne

»Viele wissen nicht, dass sie Anspruch auf einen Schwerbehindertenausweis haben. Dies hat weit reichende Konsequenzen«

Christian Berg

»Wir haben ein großes Problem mit der Akzeptanz von Diabetes in der Gesellschaft«

Nicole Mattig-Fabian

Foto: Werner Schuering/FOCUS-Magazin

werden und die vielen verschiedenen Player unabhängig von Einzelinteressen in einem gemeinsamen Ziel vereinen.

Welche konkreten Forderungen haben Sie an die Politik?

MATTIG-FABIAN: Das fängt mit kleinen Schritten an. Wir haben etwa eine Petition gestartet, um den Verkauf zuckerhaltiger Limonaden an den Schulen zu stoppen. Es ist erwiesen, dass diese süßen Getränke für Übergewicht bei Jugendlichen verantwortlich sind. Die Schulen und Kindergärten haben unserer Ansicht nach die Pflicht, die Kinder davor zu schützen, und es wäre so leicht, einen Wasserspender aufzustellen. Doch es tut sich nichts.

Warum werden sinnvolle Vorschläge nicht umgesetzt?

MATTIG-FABIAN: Unsere Politiker sind gefangen in ihrer Legislaturperiode. Primärprävention verspricht eben keine kurzfristigen Erfolge; hier muss man langfristig denken. In anderen Ländern ist man weiter: Es gibt die Zuckersteuer in Dänemark, die Fettsteuer in Ungarn. Wie erfolgreich diese Konzepte sind, ist noch unklar, aber immerhin wird etwas probiert.

Können Verbote und Steuererhöhungen wirklich etwas bewirken?

MATTIG-FABIAN: Wir glauben schon. Seit Einführung des Rauchverbotes ist insbesondere bei Jugendlichen der Konsum von Zigaretten deutlich gesunken. So ein Umdenken wünschen wir uns auch bei der Ernährung.

DANNE: Vieles in der Diskussion erinnert an die Zeit vor dem Rauchverbot. Auch damals glaubte man, dass es nicht durchsetzbar sei. Und die gesamte Evidenz wurde mit dem Hinweis vom Tisch gewischt, dass der rauchende Opa ja auch 100 Jahre alt geworden sei.

Haben Diabetiker in Deutschland Zugang zur bestmöglichen Behandlung?

DANNE: Im internationalen Vergleich fallen wir zurück. Unter der Vorstellung, etwas zu sparen, wird die Markteinführung moderner, möglicherweise teurerer Medikamente verzögert. Dies hat nicht nur unmittelbare Nachteile für die Patienten, sondern auch für den Forschungsstandort Deutschland und die Diabetologie im Allgemeinen. Am Ende verschlechtert sich die diabetologische Versorgung insgesamt, was angesichts steigender Fallzahlen keine gute Entwicklung ist.

Gibt es genug Diabetologen in Deutschland?

SIEGEL: Mir macht die Betreuung der Diabetiker im Krankenhaus Sorgen. Sie wird seit Jahren kontinuierlich schlechter. Es gibt weniger diabetologische Chefärzte und Kliniken mit eigenständiger Diabetologie. Darunter leidet die Ausbildung der jungen Ärzte. Im Moment sind Diabetiker im Krankenhaus sicher nicht ausreichend versorgt. Nur etwa ein Drittel der Diabetesfälle werden dort überhaupt erkannt und von diesen nur ein Bruchteil adäquat behandelt.

Welche Folgen hat das für die Patienten?

SIEGEL: Bei einem unentdeckten oder schlecht eingestellten Blutzucker steigt das Komplikationsrisiko bei Opera- ▶

tionen um ein Drittel an. Das Risiko zu sterben erhöht sich vorsichtig geschätzt um mindestens 15 Prozent. Der Verbrauch von Blutkonserven steigt, ebenso die Gefahr von Lungenentzündungen und Wundheilungsstörungen.

Wie verhalten sich Diabetiker im Krankenhaus richtig?

SIEGEL: Vor geplanten Operationen sollte man sich erkundigen, ob die diabetologische Behandlung sichergestellt ist und ob es ein festgelegtes Management für Diabetiker gibt. Falls nicht, rate ich, lieber ins Nachbarkrankenhaus zu gehen! Diabetiker müssen mündig sein und ihr Recht auf optimale Blutzuckerbehandlung einfordern. Andererseits sollten sie sich auch als stationäre Patienten nicht entmündigen lassen und ihr gewohntes, bewährtes Therapieschema fortführen.

Diabetiker sollen selbst zu Experten ihrer Krankheit werden. Das Stichwort heißt Eigenverantwortlichkeit. Wie kann das gelingen?

HALLER: Es gibt ein breites Schulungsangebot durch Hausärzte, Schulungsvereine und Schwerpunkteinrichtungen. Das Problem ist eher, dass Patienten diese Angebote zu wenig annehmen.

Was sind die Gründe dafür?

HALLER: Gerade Typ-2-Diabetiker haben wegen des fehlenden Leidensdrucks oft nur wenig Interesse an der Schulung. Hausärzte versäumen, deren Wichtigkeit zu erläutern. Es gibt keine konsequente systematische Einschreibung in Kurse. Ob ein Diabetiker heute gut geschult wird oder nicht, bleibt mehr oder weniger dem Zufall überlassen.

Warum brauchen Diabetiker Schulungen?

HALLER: Wissen über Diabetes schützt nachweislich vor den Folgeerkrankungen. Die vermittelten alltagstauglichen Tipps zur Optimierung der Therapie und des Lebensstils sind wie Medikamente zu werten. Optimal wäre es, wenn Patienten die Suche nach mehr Wissen über ihre Erkrankung zu einer inneren Haltung machen würden.

FACH: Wir wünschen uns, dass Patienten nach Erhalt der Diagnose rechtzeitig in die diabetologische Schwerpunktpraxis kommen, um geschult zu werden. Dort lernen sie, ihre Krankheit selbst zu kontrollieren und mit ihrer Ernährung nicht gegen die Therapie zu arbeiten.

Ist die Aufklärung durch den Hausarzt nicht ausreichend?

FACH: Für eine individuelle Beratung fehlt dem Hausarzt oft die Zeit. Er hat auch kein geschultes Personal wie Diabetes-Berater oder Diät-Assistentinnen. Spätestens wenn Folgeerkrankungen an Augen, Füßen, Nerven oder Nieren auftreten, ist die Überweisung an einen Spezialisten dringend empfohlen. Wir optimieren die Therapie, schulen und beraten – die Weiterbehandlung bleibt in der Hand des Hausarztes.

Etwa zehn Millionen Menschen in Deutschland haben bereits Vorstufen von Diabetes. Wie wollen Sie sie vor dem Ausbruch der Krankheit bewahren?

KRÖGER: Die Leute müssen erst einmal realisieren, dass sie in Gefahr schweben. Das sind in erster Linie diejenigen, deren Eltern schon Diabetes haben oder hatten. Ihre Wahrscheinlichkeit, selbst zu erkranken, liegt zwischen 40 und 50 Prozent. Kommen Übergewicht und Bewegungsmangel hinzu, steigt das Risiko weiter.

Was raten Sie diesen Personen?

KRÖGER: Gehen Sie zum Arzt und lassen Sie sich testen! Mit einfachen Bluttests lassen sich Vorstufen des Diabetes Jahre vor dem Ausbruch der Krankheit erkennen. Dann wissen Sie, wo Sie stehen. Es ist sehr schade, dass das Angebot des Check-up 35 nicht häufiger genutzt wird. Diese für Versicherte kostenfreie zweijährliche Gesundenuntersuchung beinhaltet auch einen Diabetes-Test. Ist das Ergebnis positiv, sollten Sie schleunigst Ihr Risiko senken. Ist es negativ, zeigt also keine Zuckerstoffwechselstörung an, kann der Test in zwei Jahren wiederholt werden.

»Ob ein Diabetiker heute gut geschult wird oder nicht, bleibt mehr oder weniger dem Zufall überlassen«

Nicola Haller

Lässt sich Diabetes noch verhindern, wenn bereits Vorstufen zu sehen sind?

KRÖGER: Ja klar! Und das ohne Medikamente, nur mit einer Umstellung der Lebensweise. Große Studien haben gezeigt: 30 Minuten Bewegung am Tag und Gewichtsreduktion von nur fünf bis sieben Prozent senken das Risiko um 58 Prozent. Ein Aufschieben von Diabetes um viele Jahre ist in jedem Fall möglich. Wenn die Lebensstiländerung konsequent gelingt, ist der Ausbruch der Erkrankung sogar ganz vermeidbar. Leider fehlen bundesweite Vorsorgeprogramme, um gefährdeten Menschen dabei zu helfen.

Welche Probleme haben Diabetiker abseits ihrer gesundheitlichen Situation?

BERG: Diabetiker sind nicht nur in Fragen der Krankheit, Ernährung und Medikamente sehr auf sich allein gestellt. Sie befinden sich auch in einer rechtlich besonderen Situation. Ihre Erkrankung hat Auswirkungen auf den Arbeitsplatz und das Berufsleben. Auftretende Schwierigkeiten gehen bis tief hinein in das Sozialleben.

Was können die Folgen einer versäumten Rechtsberatung sein?

BERG: Viele wissen zum Beispiel nicht, dass sie einen Schwerbehindertenausweis beantragen können. Dies hat weit reichende Konsequenzen: Ihnen entgehen zum Beispiel fünf bezahlte Urlaubstage im Jahr, und Schwerbehinderte genießen außerdem einen besonderen Kündigungsschutz.
Bei Versicherungen gibt es häufig Prämienzuschläge, Leistungsausschlüsse oder Begrenzungen der Versicherungsdauer. Die Beantragung erfordert viel Spezialwissen auf Seiten des Arztes und des Patienten, um zu einem guten Ergebnis zu kommen.

Wohin kann man sich mit sozialen und rechtlichen Fragen wenden?

BERG: Die beste Anlaufstelle ist eine diabetologische Schwerpunktpraxis. Im Betrieb berät der Arbeitsmediziner, zudem Selbsthilfegruppen und Krankenkassen. Auch bei der Deutschen Diabetes-Hilfe DiabetesDE stehen die aktuellsten Informationen zum Thema Soziales und Recht zum Download auf der Internet-Seite www.diabetesde.org bereit. Für Neumitglieder gibt es eine kostenlose Rechtsberatung. ■

JOCHEN NIEHAUS

Das Netz des **Zuckers**

Der menschliche Körper ist ein faszinierendes System von Aktion und Reaktion. Im fein austarierten Zuckerstoffwechsel wird dies deutlich: Die Inselzellen der Bauchspeicheldrüse schütten abwechselnd das Hormon Insulin und dessen Gegenspieler Glukagon aus, damit lebenswichtige Organe kontinuierlich genügend Energie erhalten – auch in Hungerzeiten.

Funktioniert nach dem Essen alles wie von der Natur vorgesehen, werden die langkettigen Kohlenhydrate aus der Nahrung im Darm aufgespalten. Das Produkt heißt Glukose, Traubenzucker. Über die Darmwand gelangt der Energieträger ins Blut.

Die Zellen des Körpers können Glukose aber nicht einfach aufnehmen. Sie benötigen dazu eine Transporthilfe: das Insulin. Dieses Hormon wird dazu eigens von den Beta-Zellen in der Bauchspeicheldrüse ausgeschüttet. Dazu kommt es immer dann, wenn genügend Glukose zur Verfügung steht, also bei erhöhtem Blutzuckerspiegel. Unter dem Einfluss von Insulin gelangt überschüssige Glukose auch in das Speicherorgan des Körpers, die Leber. Ihre Zellen bauen die Glukose um und lagern den Zucker ein – als Energiereserve für magere Zeiten.

In den Stunden nach einer Mahlzeit sinkt das Zuckerangebot im Blut allmählich ab. Gerade die Nervenzellen des Gehirns sind aber auf eine ständige Zufuhr von Glukose angewiesen. Nur die rasche Mobilisierung von Zuckerdepots kann die nun drohende Unterversorgung abwenden, die zu Bewusstlosigkeit und Hirnschäden führen kann.

Dazu setzt die Bauchspeicheldrüse das Hormon Glukagon frei. Unter seinem Einfluss formen Leberzellen den gespeicherten Zucker wieder zu Glukose um und geben sie ins Blut ab. So pendelt sich der Blutzuckerspiegel bei Gesunden immer wieder auf konstante Werte ein.

Herkunft des Insulins

In den Langerhans-Inseln der Bauchspeicheldrüse befinden sich die Beta-Zellen. Sie produzieren und speichern das Hormon Insulin. Das Molekül besteht aus 51 Aminosäuren. Steigt nach der Nahrungsaufnahme der Zuckergehalt im Blut an, registrieren die Beta-Zellen dies und reagieren, indem sie Insulin ausschütten. Dies wird mit dem Blut zunächst in die Leber gespült, wodurch dort hohe Konzentrationen an Insulin entstehen.

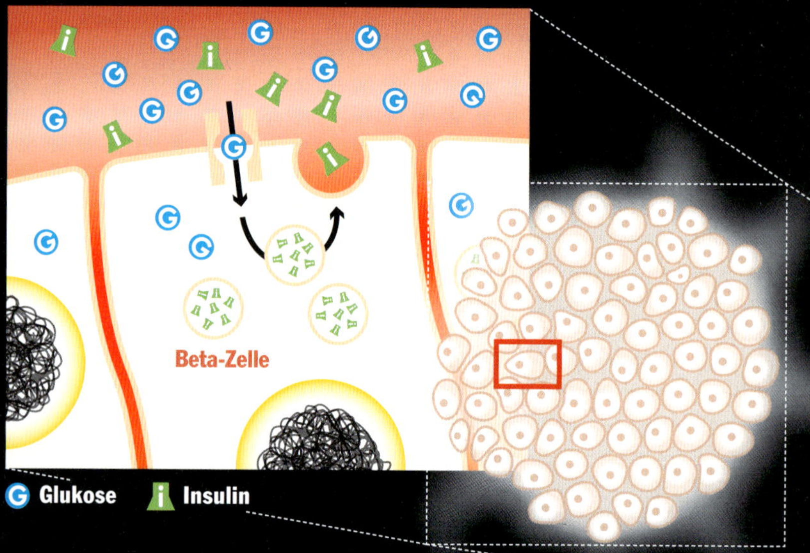

Wirkung des Insulins

Der Blutkreislauf spült das Insulin an jede Körperzelle, etwa der **Muskeln** oder des Gehirns. Dort dockt es an einen Rezeptor an und befördert so den Zucker ins Zellinnere. Erst damit steht der Energieträger der Zelle zur Verfügung. Bei Typ-2-Diabetes verlieren die Rezeptoren ihre Empfindlichkeit für Insulin, Glukose bleibt im Blut.

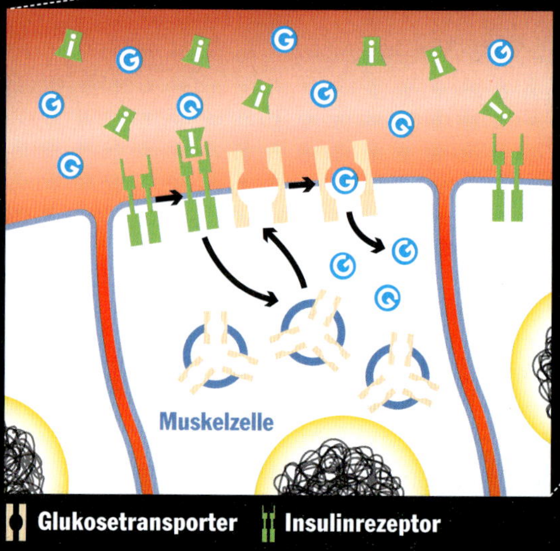

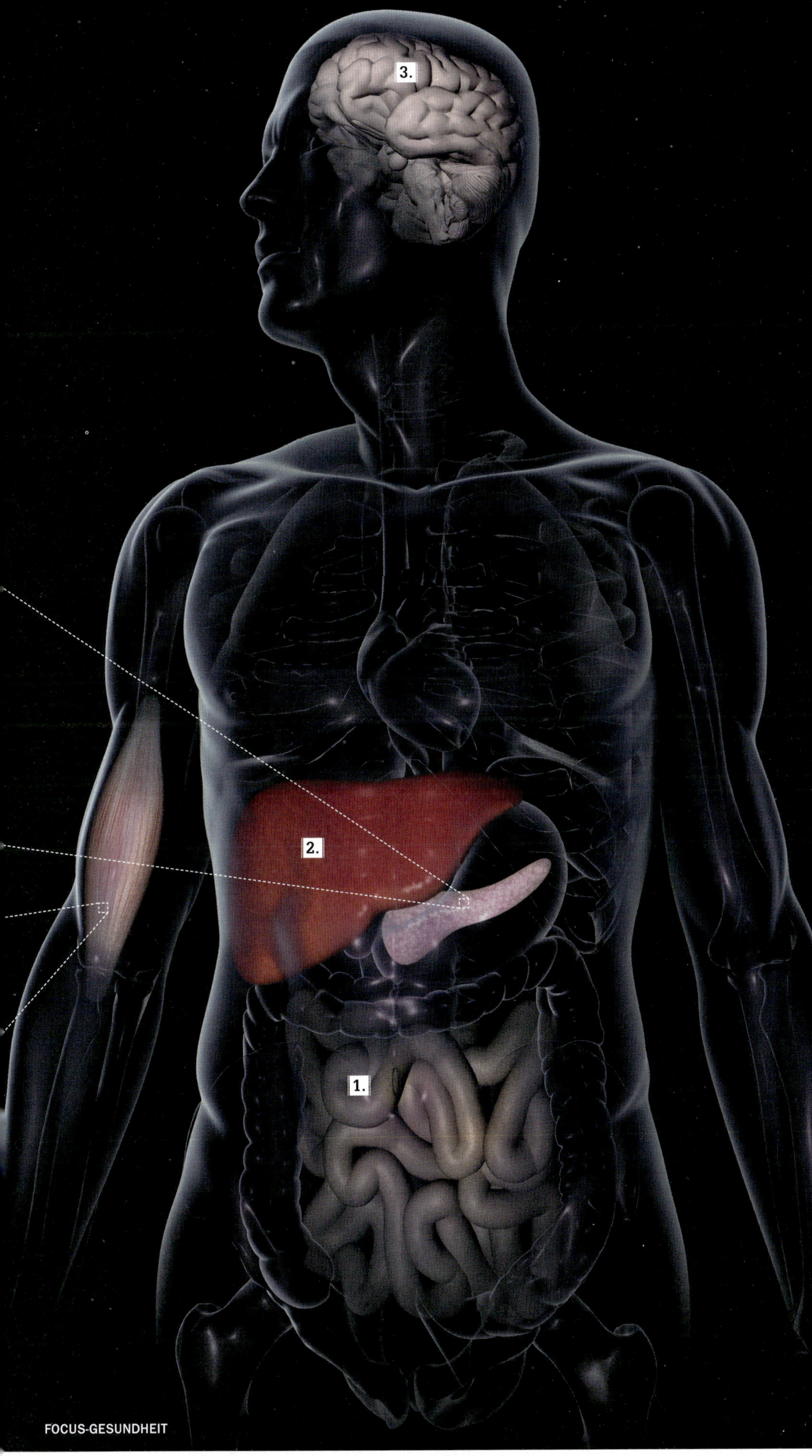

Stationen des Zuckerstoffwechsels

1. Dünndarm

Der Speisebrei wird im Verdauungstrakt zerkleinert und die enthaltenen Nährstoffe in kleinere Moleküle gespalten, etwa in Glukose. Dies passiert vor allem im vier bis fünf Meter langen Dünndarm. Über dessen Wand wird der Traubenzucker in den Blutkreislauf transportiert.

2. Leber

Dieses Speicherorgan ist stark in den Glukosestoffwechsel eingebunden. Bei einem Überschuss an Zucker lagert sie ihn in Form von Glykogen ab. Bei Bedarf setzt sie dieses als Traubenzucker wieder frei. Durch die Aufnahme und Abgabe an Glukose beeinflusst die Leber den Blutzuckerspiegel und hilft, ihn konstant zu halten.

3. Gehirn

Mit nur zwei Prozent des Körpergewichts verbraucht das Gehirn rund 20 Prozent der Gesamtenergie des Körpers. Anders als etwa Muskelzellen können die Nervenzellen aus Fett keine Energie gewinnen. Pro Tag konsumiert das Denkorgan 140 Gramm Glukose. Die Folgen seiner Unterversorgung (v. a. bei einer Überdosis Insulin) reichen von Schwindel bis zu Schock oder Tod.

FOCUS INFOGRAFIK

Die Geschichte vom süßen **Durchfluss**

Ein Hund, auf dessen Urin die Fliegen sich wie auf Obst stürzten, führte die Mediziner **auf die richtige Spur.** Lange waren die Ärzte machtlos gegen die Zuckerkrankheit

Pioniere

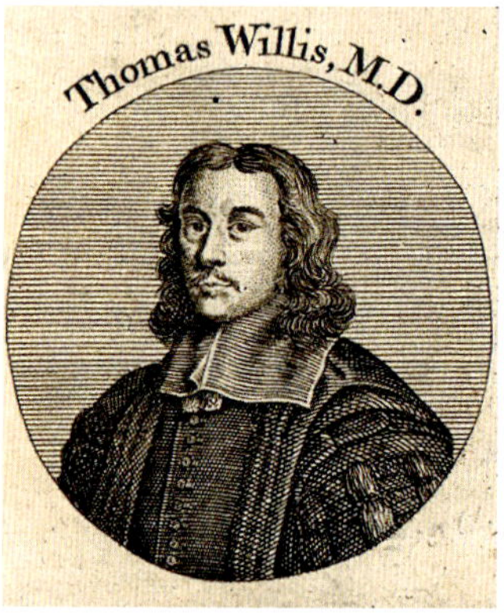

Namensgeber

Der englische Arzt Thomas Willis (1621–1675) prägte die Bezeichnung „honigartiger Durchfluss" (lateinisch: Diabetes mellitus)

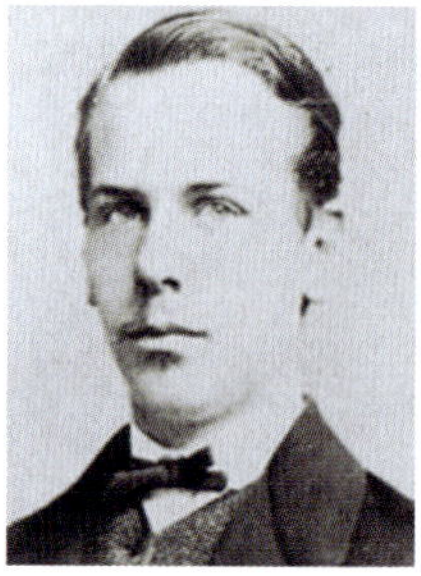

Erstbeschreiber

Paul Langerhans erkennt 1869 im Mikroskop die später nach ihm benannten Insulinproduzenten

Die zwei verschiedenen Fotos lassen den Erfolg der revolutionären Behandlung auf den ersten Blick erkennen: Auf dem einen ist ein Junge in einem Sommeranzug zu sehen, der bis auf die Knochen abgemagert ist. Das andere zeigt das gleiche Kind. Diesmal hat der Bub dicke Backen und ist so pummelig, dass er auf seinem Gokart gerade noch Platz hat. Dazwischen liegt einer der größten Triumphe der Medizin, der dem Kind und seither Millionen von Menschen das Leben rettete: die weltweit erste erfolgreiche Behandlung eines an Diabetes erkrankten Menschen mit Insulin.

„Ich wünschte, Du könntest mich jetzt sehen. Aus mir ist ein dicker Junge geworden", schrieb der kleine Patient Teddy Ryder (1916–1993) zufrieden an den kanadischen Arzt Frederick Banting (1891–1941). Der dafür mit dem Nobelpreis für Medizin ausgezeichnete Forscher hatte Ryder zusammen mit elf weiteren schwer erkrankten Kindern Insulin verabreicht. Das Mittel half dem Körper der Patienten, den Glukosezucker aus dem Blut zu verwerten, und verhinderte so, dass sie trotz bester Ernährung verhungern mussten und starben.

Mediziner nennen die Zuckerkrankheit Diabetes mellitus, eine griechisch-lateinische Wortschöpfung. Diabetes bedeutet Durchfluss und beschreibt recht genau, was die Patienten bemerken, wenn sie die Krankheit bei sich entdecken: Zehn- bis 20-mal am Tag müssen sie auf die Toilette, und auch nachts haben sie solchen Durst, dass sie flaschenweise Wasser trinken. Der lateinische Ausdruck mellitus, „honigartig", bezieht sich auf die Methode, mit der Mediziner über Jahrhunderte hinweg „den Zucker", wie die Krankheit volkstümlich heißt, diagnostizierten: Sie hielten einfach den Finger in den Urin des Patienten und kosteten davon. „Es schmeckt, als habe man Urin mit Honig gemischt", schrieb Thomas Willis (1621–1675) im Jahr 1675. Er war der erste Mediziner, der die Diagnose Diabetes mellitus stellte.

Was wir heute vom süßen Durchfluss wissen, ist das Ergebnis von 300 Jahren medizinischer Forschung. Lange lag die Ursache der Erkrankung im Dunkeln, und die Gelehrten spekulierten: Wurde der Zucker womöglich im Darm mangelhaft aufgenommen? Patienten mussten Einläufe über sich ergehen lassen. Später diskutierten Mediziner die Schädigung eines sogenannten Zuckerzentrums im Gehirn. Anhänger dieser Theorie hielten den Diabetes lange für eine Nervenkrankheit.

Im Jahr 1880 gelang dem Physiologen Oskar Minkowski (1885–1931) eine entscheidende Beobachtung. Ein Hund, der keine Bauchspeicheldrüse mehr besaß, trank gierig, wann immer ihm Wasser angeboten wurde. Ebenso oft musste das Tier Wasser lassen. Dem Pfleger im Stall der Universität fiel auf, dass sich Fliegen auf die großen Urinlachen des Hundes stürzten, als wären sie Fallobst. Bei seiner Untersuchung des Harns fand Forscher Minkowski, dass er Zucker enthielt.

Damit war den Diabetes-Forschern klar: Die Bauchspeicheldrüse muss eine Substanz ins Blut abgeben, die eine er- ▶

Fotos: Courtesy of the Thomas Fisher Rare Book Library, University of Toronto (3), Wellcome Images

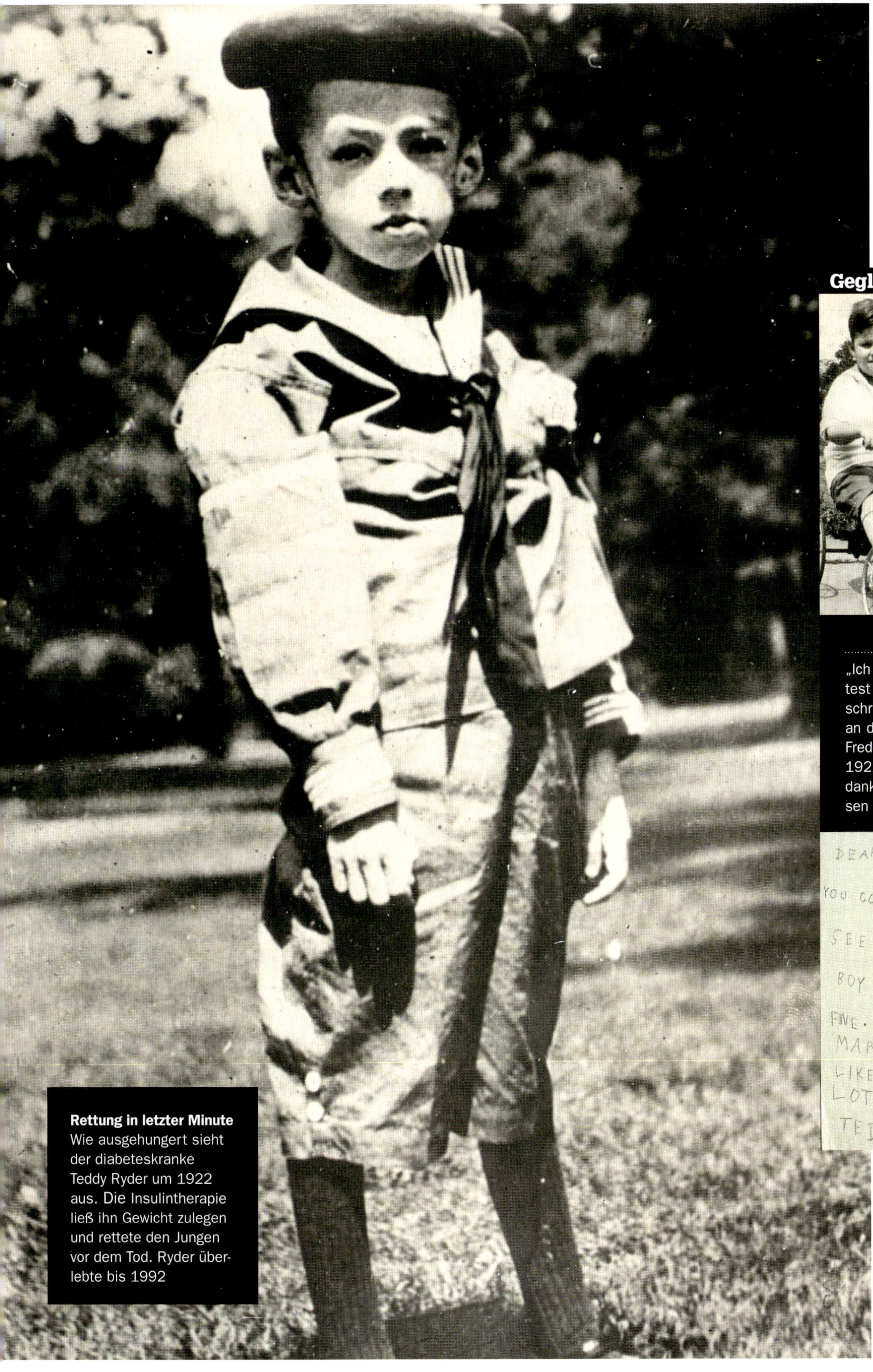

Rettung in letzter Minute
Wie ausgehungert sieht der diabeteskranke Teddy Ryder um 1922 aus. Die Insulintherapie ließ ihn Gewicht zulegen und rettete den Jungen vor dem Tod. Ryder überlebte bis 1992

Geglückte Therapie

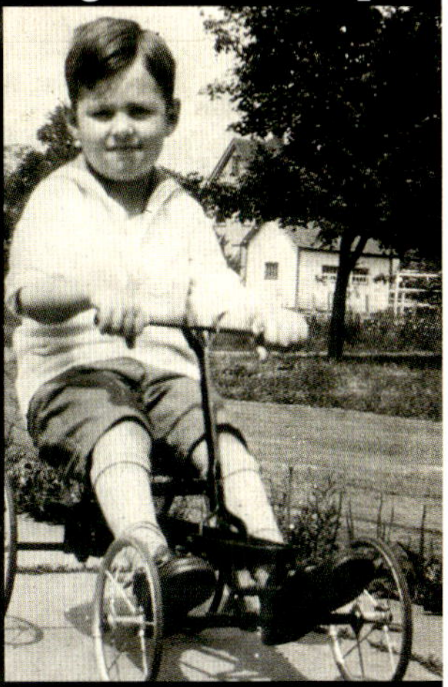

Teddy Ryder

„Ich wünschte, Du könntest mich jetzt sehen", schrieb der Sechsjährige an den Nobelpreisträger Frederick Banting im Jahr 1922 (u.). Der Junge dankte dem Arzt für dessen rettende Therapie

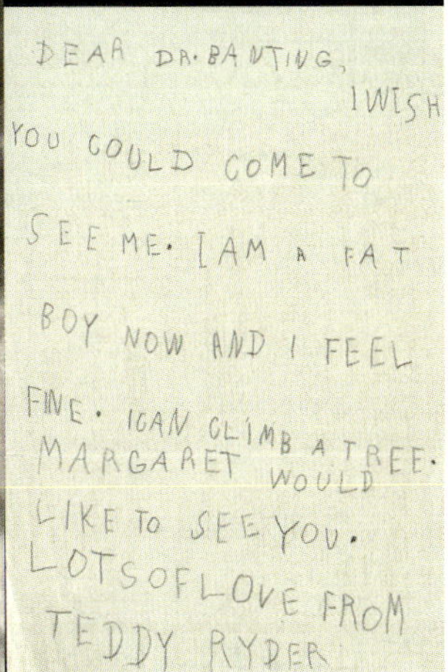

DEAR DR. BANTING,
I WISH YOU COULD COME TO
SEE ME. I AM A FAT
BOY NOW AND I FEEL
FINE. I CAN CLIMB A TREE.
MARGARET WOULD
LIKE TO SEE YOU.
LOTS OF LOVE FROM
TEDDY RYDER

Fortschritte

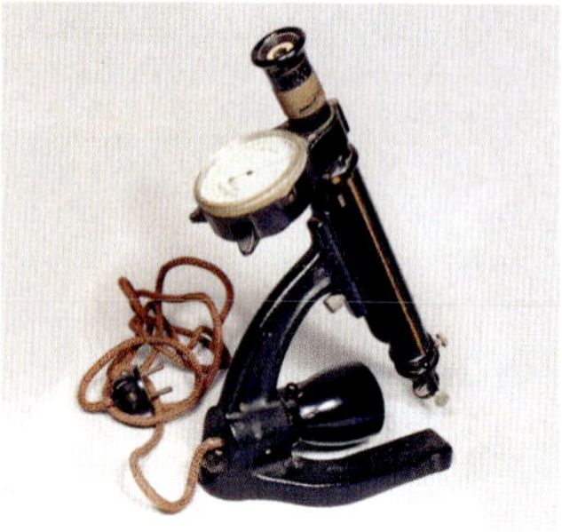

Diabetometer

Ab etwa 1900 diente dieses Gerät dazu, den Zuckergehalt des Blutes zu ermitteln

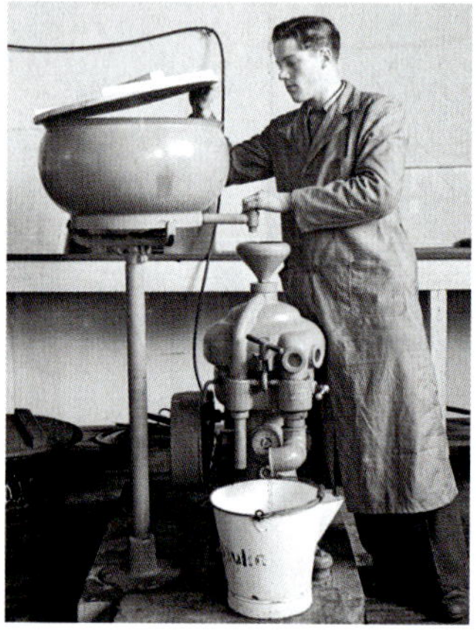

Pharma-Fabrik

Die Insulinproduktion aus Rinder-Pankreas in einem Bielefelder Schlachthof kurz nach Kriegsende

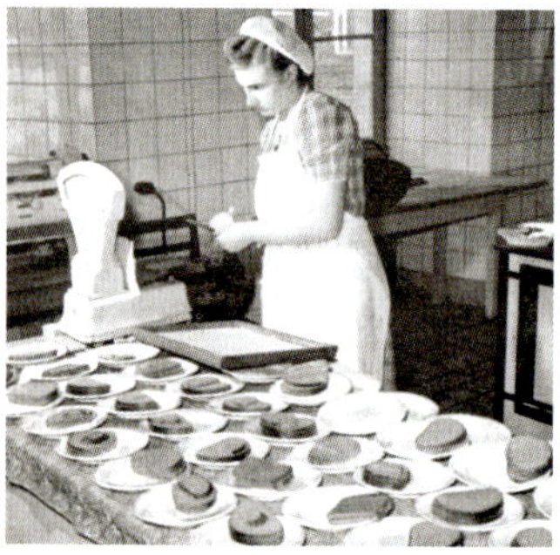

Ursprung der Broteinheiten

In einer Klinik (1956) wiegt eine Pflegerin Brotscheiben (gleich Broteinheiten) ab und teilt sie aus

hebliche Rolle für den Zuckerstoffwechsel spielt. Als Ursprung dieses Hormons konnten sie Zellen ausfindig machen, die der Berliner Pathologe Paul Langerhans (1847–1888) 1869 entdeckt hatte. Unter dem Mikroskop sehen sie aus wie rote Inseln in einem Meer aus blauem Drüsengewebe. Nach diesen „Inseln" des Paul Langerhans heißt der Stoff Insulin.

Auf den Botenstoff konzentrierten Mediziner in der ersten Hälfte des 20. Jahrhunderts ihre Forschung. Ohne Insulin, so stellte sich heraus, können die Zellen des Körpers die Glukose nicht aufnehmen – der Zucker im Blut wird unverwertet über den Urin ausgeschieden. Der einzige Weg, um an Energie zu kommen, bestand für die Körperzellen darin, Fett und Eiweiß zu verbrennen. Doch wenn diese Stoffwechselreaktion ohne Zucker ablaufen muss, entsteht Säure, die sich über das Blut im gesamten Organismus verteilt. Ein charakteristischer Atem, der an den Geruch von sauren Äpfeln erinnert, galt Ärzten und Patienten als Warnsignal des drohenden diabetischen Komas.

Als einzig wirksame Therapie im kritischen Stadium der Krankheit galt bis in die 1920er-Jahre die radikale Hungerdiät. Sie verlängerte das Leben der Menschen um ein bis zwei Jahre. Vor allem Kinder mit Diabetes waren aussichtslos gefangen zwischen verordneter Unterernährung und diabetischem Koma. Bei älteren Patienten versprach eine Umstellung der Ernährungsgewohnheiten bereits um 1900 durchschlagenden Erfolg. Erbittert stritten Mediziner über die richtige Diät: Fleischkur, Milchkur, Weizenkur oder Mehlfrüchte? Es zeichnete sich eine Entwicklung ab, die bis heute grundlegend für die Therapie des Diabetes ist. Patienten wurden Experten.

Die Betroffenen wussten oft mindestens so viel über ihre Krankheit wie ihre Ärzte. Erfolgreiche Diabetes-Behandlung musste individuell sein. Es zeigte sich: Starre ärztliche Verordnungen waren weniger wirksam als kreative Ernährung. Demzufolge war der erste große Bestseller unter den Diabetes-Ratgebern ein Kochbuch.

Diabetiker lernten, ihre Kost nach persönlichen Bedürfnissen zusammenzustellen. Um die Rechnerei mit den Kalorien zu vereinheitlichen, die um 1900 noch nicht auf den Lebensmittelverpackungen aufgedruckt waren, diente die Weißbrötcheneinheit, kurz WBE. Genormt wurde das System nach dem Zuckergehalt einer kleinen Berliner Schrippe. Er lag „zu Friedenszeiten" bei zwölf Gramm gleich eine WBE. In den Mangeljahren ab Ende des Ersten Weltkriegs wurde vom Reichsernährungsamt Graubrot als Hauptnahrungsmittel propagiert. Die Weißbrötcheneinheit wurde zur Broteinheit, kurz BE.

Für die Fachwelt völlig unerwartet, gelang 1921 dem 29-jährigen Hausarzt Frederick Banting aus der kanadischen Provinz gemeinsam mit dem 21-jährigen Medizinstudenten Charles Best (1899–1978), der nur einen Job für die Semesterferien gesucht hatte, der Durchbruch bei der Behandlung der Zuckerkrankheit.

Banting betrieb eine ärztliche Praxis, die schlecht lief. Angeregt durch einen Bericht über Diabetes, kam der Arzt auf den Gedanken, aus tierischen Bauchspeicheldrüsen ein Mittel herzustellen, das den Blutzuckerspiegel senkt. Er versuchte den Physiologen John Macleod (1876–1935) zu überzeugen, bei dem er an der Universität Toronto studiert

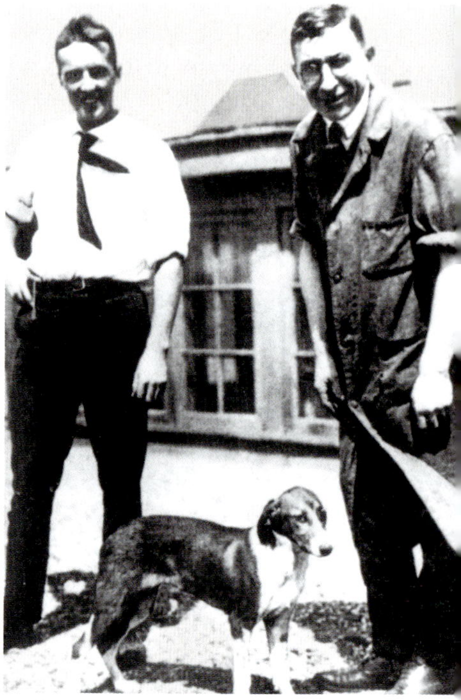

Berühmtes Trio Charles Best (l.) und Frederick Banting erfanden gegen 1921 in Toronto die Insulintherapie

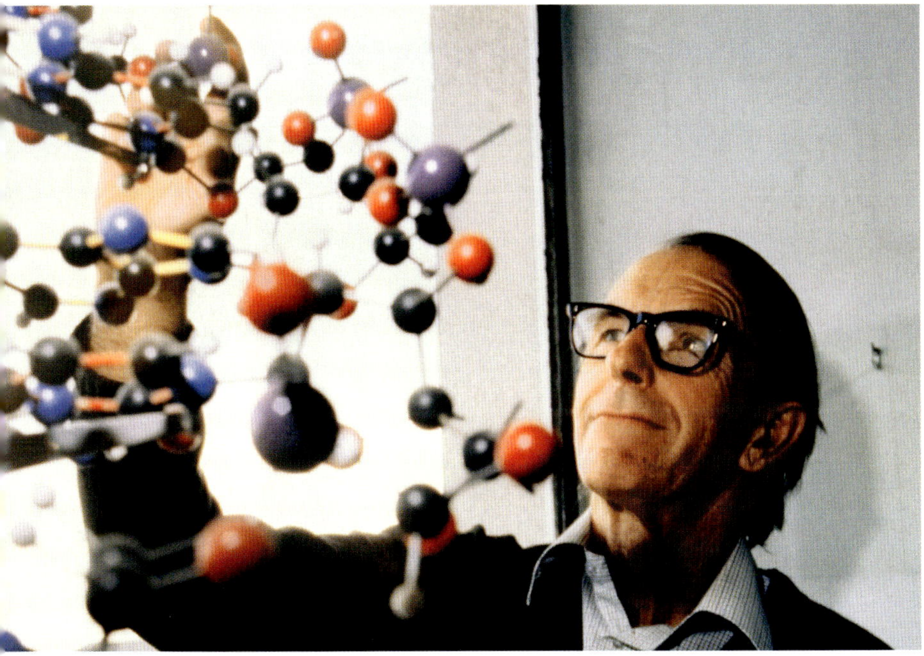

Insulinstruktur aufgeklärt Der Biochemiker Frederick Sanger erhielt 1958 den Nobelpreis für Chemie. Seine Arbeiten waren die Grundlage für die künstliche Herstellung des Hormons

hatte. Widerwillig erklärte der Professor sich bereit, dem jungen Kollegen über die Semesterferien einen ungenutzten Laborraum, Versuchshunde und einen Helfer zur Verfügung zu stellen. Dessen erste Aufgabe war es, gemeinsam mit Banting das Operieren zu lernen. Ein Versuchstier nach dem anderen starb. Um weiterarbeiten zu können, kaufte das Duo heimlich neue Hunde.

Bei einem Collie-Mischling gelang es ihnen schließlich, die Bauchspeicheldrüse zu entfernen. Der Hund wurde diabetisch, mit allen Symptomen der Krankheit: zuckerhaltiger Urin, unstillbarer Durst, Acetongeruch der Atmung und beginnendes diabetisches Koma. Medizinstudent Best brachte sich die neueste Technik bei, Zucker im Blut zu bestimmen. Die Messmethode war die Voraussetzung für ihren Erfolg. Banting spritzte dem Tier einen Bauchspeicheldrüsenextrakt. Wie von Geisterhand erwachte der Hund aus dem Koma und lief schwanzwedelnd durch den Labortrakt. Die beiden Mediziner lernten, dass sich mit täglichen Dosen des neuen Mittels der Blutzuckerspiegel stabilisieren ließ.

Aus dem Urlaub zurück, erkannte auch Institutsdirektor Macleod die Bedeutung der Experimente. Er beauftragte den Chemiker James Collip (1892–1965), ein Verfahren zu entwickeln, mit dem Insulin aus den Bauchspeicheldrüsen von Rindern hergestellt werden konnte. Nun wagte Banting die ersten Studien an Menschen. Kurz nach Neujahr 1922 rettete das Insulin einen 14-jährigen Jungen aus dem diabetischen Koma und später Teddy Ryder, der über 77 Jahre alt werden sollte.

Im Jahr 1958, 35 Jahre nach Banting und Macleod, gab es erneut einen Nobelpreis für einen Insulinforscher. Der britische Chemiker und Genetikpionier Frederick Sanger (geb. 1918) hatte die Abfolge der Aminosäurebausteine und die Struktur des Insulins entschlüsselt. Er eröffnete damit neue Behandlungsperspektiven. Nunmehr waren synthetische Insuline im industriellen Maßstab herstellbar.

Die eigentliche Revolution in der Diabetes-Therapie aber vollzog sich, als Blutzuckermessgeräte kostengünstig wurden. In der Folge ging ein zentraler Teil der Diagnostik in die Hände der Patienten über, die fortan Insulin- und Broteinheiten anhand konkreter Messwerte und nach ihren individuellen Bedürfnissen justieren konnten.

Schritt für Schritt näherte sich die Entwicklung dem Ziel, das Frederick Banting 1923 in seiner Rede zur Nobelpreisverleihung beschrieben hatte: „Insulin ist kein Heilmittel. Es ist eine Behandlungsmethode. Insulin ermöglicht dem Körper, die Kohlenhydrate der Nahrung zu verwerten. Und es ermöglicht Diabetikern einen normalen Alltag mit den gleichen Sorgen und Freuden, die andere Menschen auch bewegen.“ ■

PHILIPP OSTEN

Therapie für alle

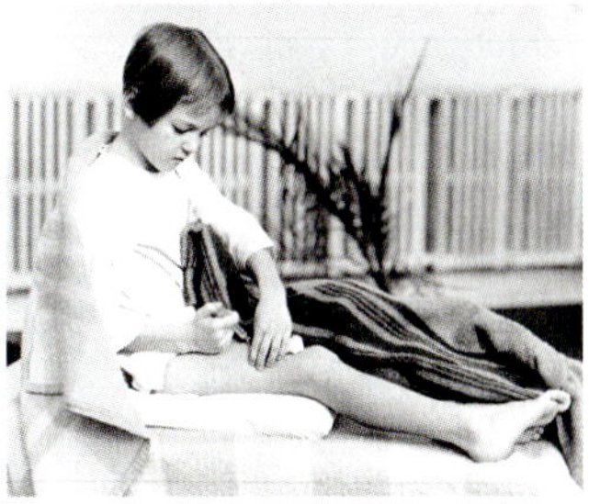

Werbung fürs Spritzen

Das Motiv der Firma Lilly aus der ersten Hälfte des 20. Jahrhunderts markiert den Beginn der Insulinära

»Der Kranke gleicht einem Ofen, der trotz eingeworfener Kohlen nicht heiß wird«

Fritz Kahn (1888–1968)
Der Berliner Arzt beschrieb den Kenntnisstand der 1920er-Jahre mit einem noch heute eingängigen Bild

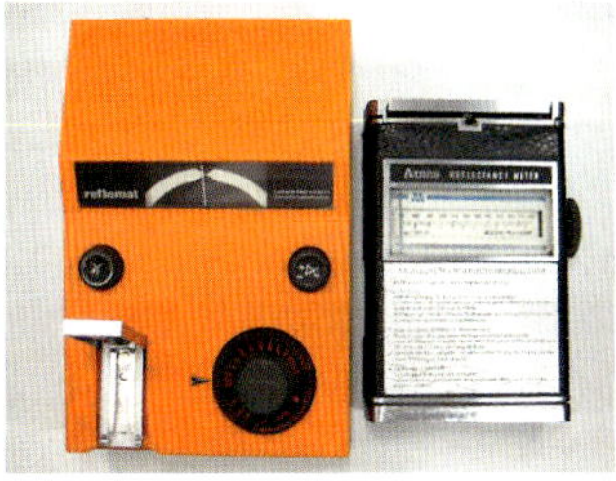

Mess-Revolution

Anfang der 1970er-Jahre kommen Geräte auf den Markt, mit deren Hilfe Patienten selbst den Zuckergehalt im Blut bestimmen können

Diabetes entsteht

+ Prädiabetes + Risiko-Test + Typ 1 und Typ 2 + Globale Epidemie + Dicke Kinder +

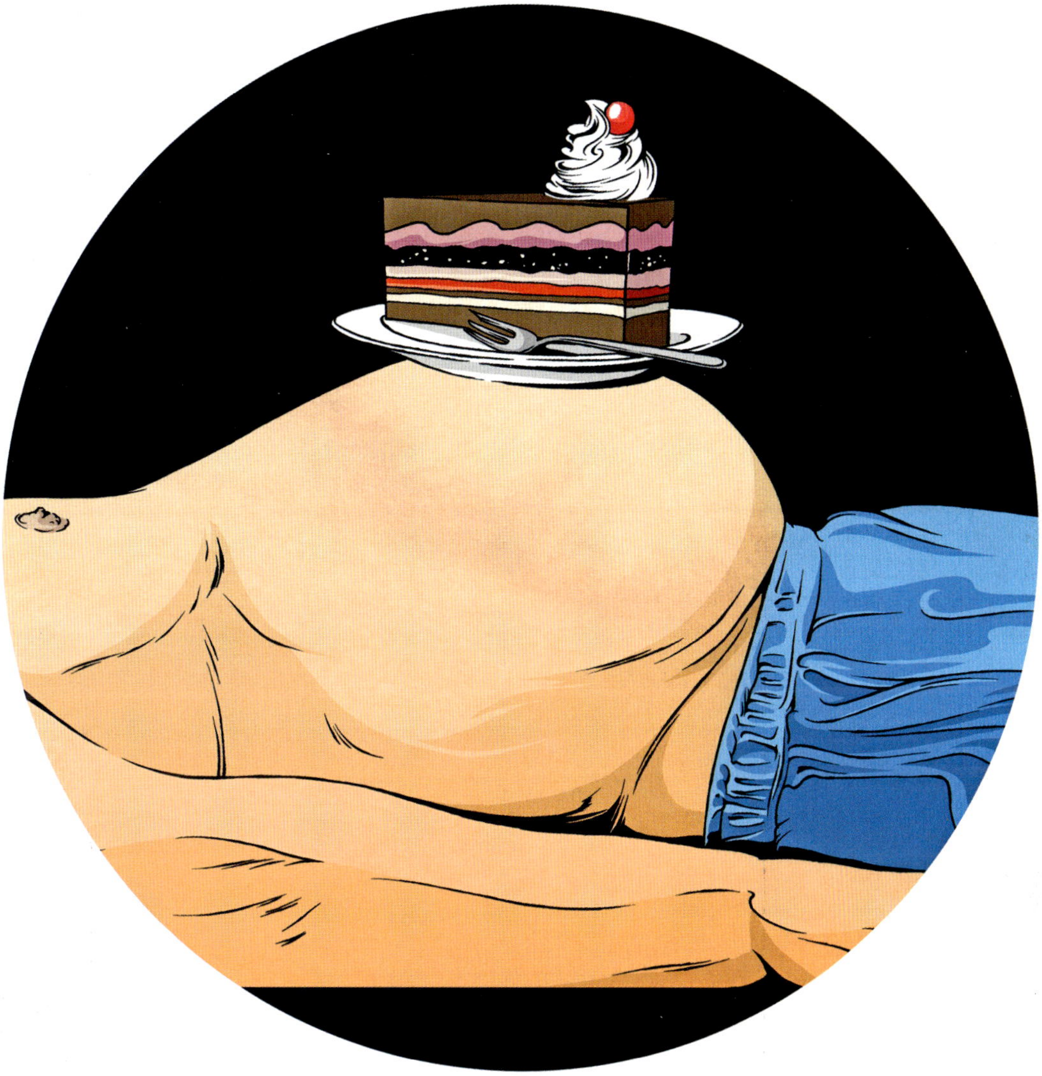

Etwa 10 Millionen Deutsche leiden an Prädiabetes. Sie stehen kurz vor der Schwelle zur Zuckerkrankheit. 40 bis 50 Prozent von ihnen werden in den nächsten Jahren erkranken. **Wer schwebt besonders in Gefahr?** **S. 28**

Eine erbliche Vorbelastung ist die Grundlage von Typ-1-Diabetes. Als Auslöser der Krankheit gelten aber Umwelteinflüsse. Wissenschaftler erforschen die Rolle von übertriebener Hygiene und frühkindlicher Ernährung. **S. 38**

366 Millionen Menschen sind **weltweit** von Diabetes betroffen, 80 Prozent davon in Entwicklungs- und Schwellenländern. **S. 34**

»Einen leichten Diabetes gibt es genauso wenig, wie eine Frau leicht schwanger sein kann«

Susanne von Brand
Sprecherin der Deutschen Diabetes-Stiftung
S. 28

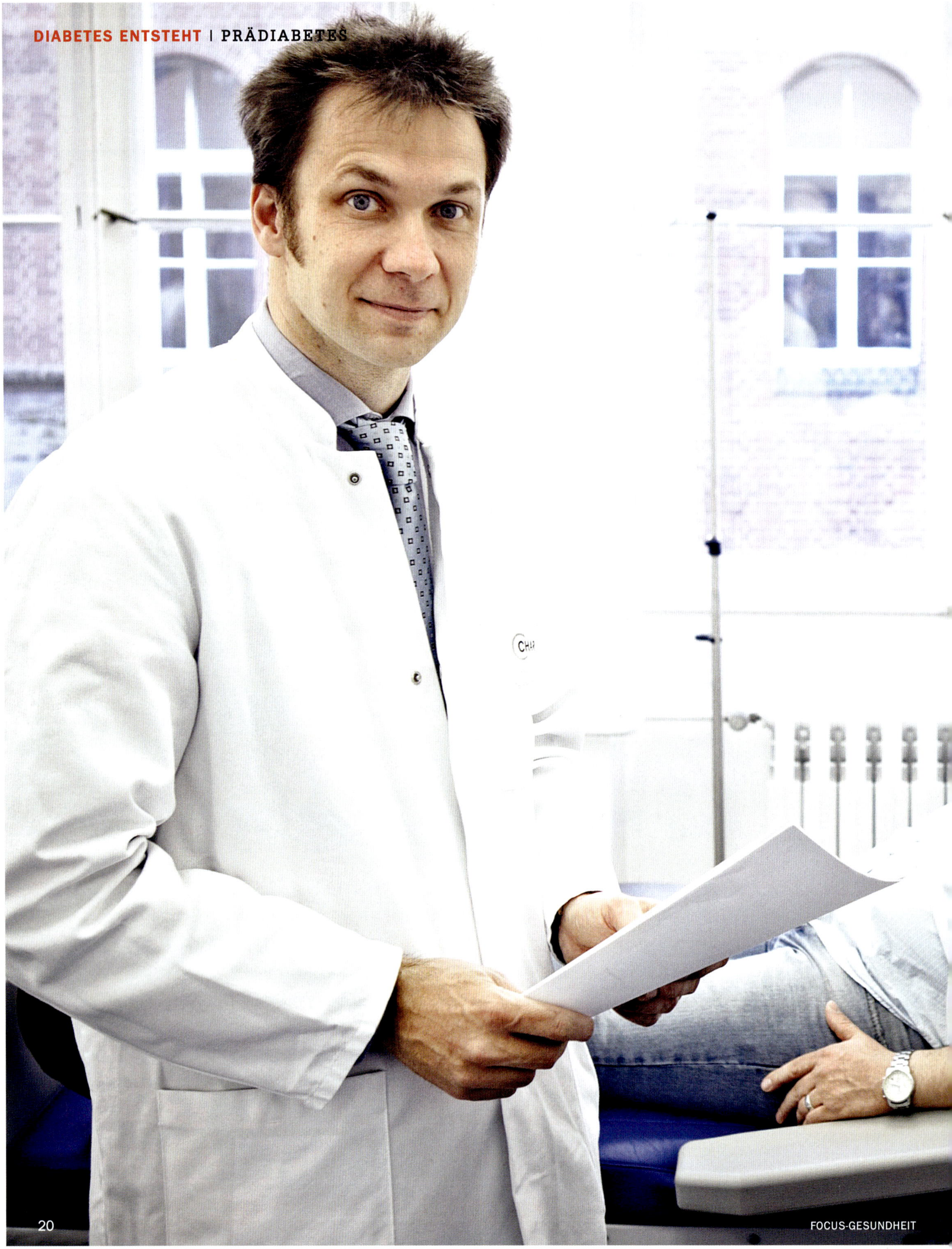

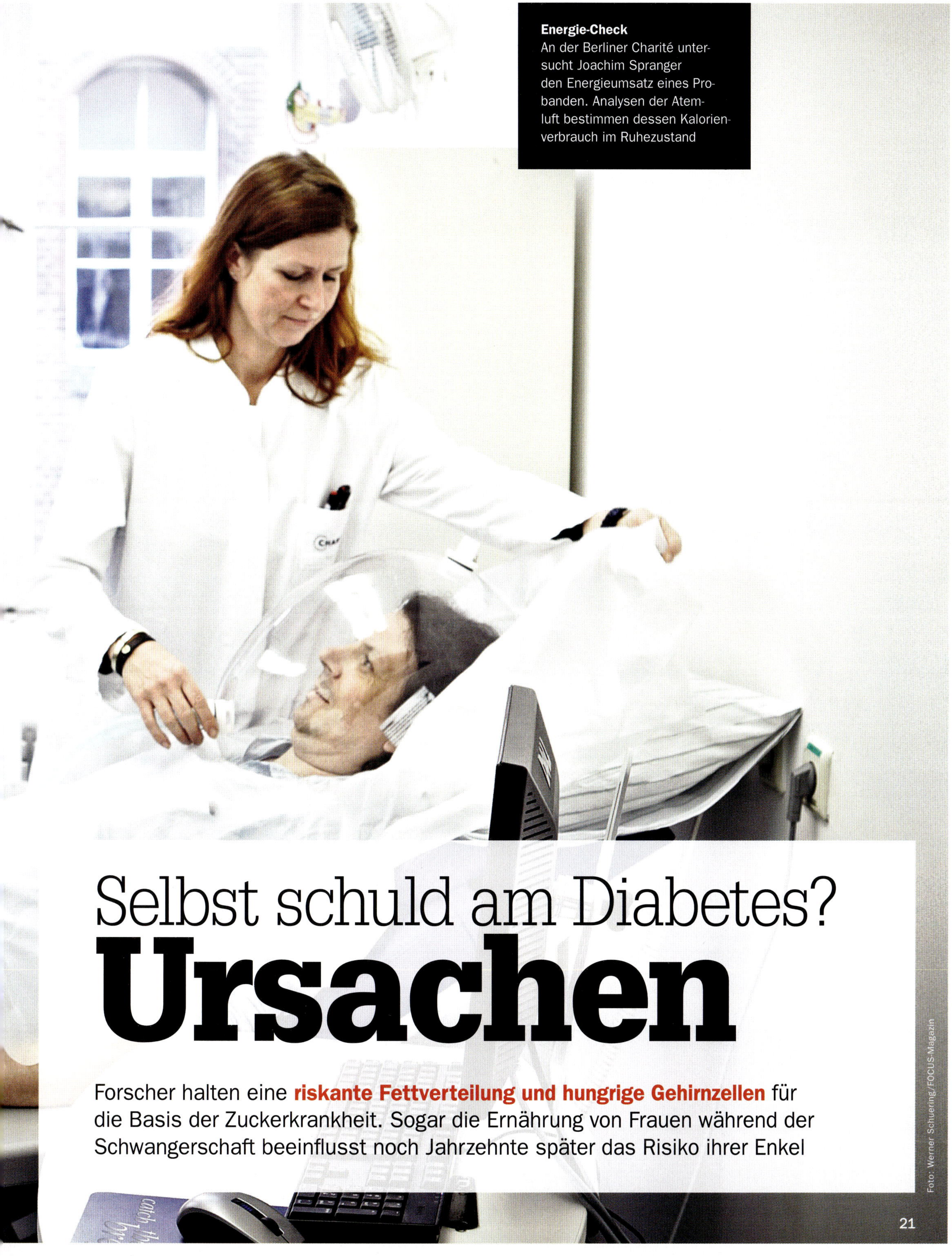

Energie-Check
An der Berliner Charité untersucht Joachim Spranger den Energieumsatz eines Probanden. Analysen der Atemluft bestimmen dessen Kalorienverbrauch im Ruhezustand

Selbst schuld am Diabetes?
Ursachen

Forscher halten eine **riskante Fettverteilung und hungrige Gehirnzellen** für die Basis der Zuckerkrankheit. Sogar die Ernährung von Frauen während der Schwangerschaft beeinflusst noch Jahrzehnte später das Risiko ihrer Enkel

Foto: Werner Schuering/FOCUS-Magazin

Der eine isst so viel er will – und wird nicht dick. Der andere wird: Diabetiker. „Selbst schuld!", behaupten dann viele. Sie glauben, dass Diabetiker sich einfach nicht im Griff haben und zu viel Süßes naschen. Zu Unrecht. Übergewicht und Bewegungsmangel stehen zwar unbestritten am Beginn der Erkrankung, doch Diabetes-Forscher suchen nach exakteren Erklärungen. Sie wollen herausfinden, welche Menschen in besonderer Gefahr schweben, Typ-2-Diabetes zu bekommen – und vor allem wieso. Es gilt, zehn Millionen Deutsche zu retten, die derzeit unmittelbar an der Grenze zur Zuckerkrankheit stehen. Ihre Zellen sind resistent gegen Insulin geworden. Obwohl die Hormonproduktion in der Bauchspeicheldrüse bereits am Anschlag läuft, sinkt ihr Blutzucker nach einer Mahlzeit zu langsam ab. Ärzte nennen diese Vorstufe „Prädiabetes"; etwa die Hälfte der Betroffenen wird innerhalb weniger Jahre manifest erkranken.

10 Mio. Deutsche haben **Prädiabetes.** Innerhalb weniger Jahre wird die Hälfte von ihnen manifest an Diabetes erkranken

An der Uniklinik Tübingen blitzt leckere Sahnetorte vor den Augen einer Probandin am Monitor auf. Auf ihrem Kopf brummt wie eine gigantische Trockenhaube ein Magnetenzephalograf. Das Großgerät misst die Hirnaktivität, während eine hochdosierte Insulin-Zucker-Mischung als Infusion in die Vene tropft. „Unsere Untersuchungen zeigen, dass Nervenzellen des Gehirns ebenso wie Muskelzellen bei beginnendem Diabetes gegen Insulin unempfindlich werden", erklärt Andreas Fritsche, Leiter der Abteilung für Ernährungsmedizin und Prävention. Dies hat unangenehme Folgen: Da Insulin als Sättigungssignal im Gehirn nicht mehr richtig wirkt, verlangt das Denkorgan nach immer mehr Nahrung, und Menschen mit Prädiabetes haben deswegen – mehr als andere – ständig Appetit. Ein Teufelskreis kommt in Gang.

Dass Diabetologe Fritsche einem grundlegenden Krankheitsmechanismus auf die Spur gekommen ist, lassen Vergleichsstudien mit einem speziellen Magnetenzephalografen für Schwangere vermuten: Schon beim ungeborenen Kind zeigen Messungen veränderte Hirnströme und Insulinspiegel, nachdem die Mutter eine Test-Zuckerlösung getrunken hatte.

„Wir wissen, dass ein Schwangerschaftsdiabetes das spätere Stoffwechselrisiko des Kindes erhöht", erklärt Fritsche. „Es könnte gut sein, dass eine Prägung des Gehirns bereits im Mutterleib der Grund dafür ist."

„Den Einfluss der Gene und der Zeit im Mutterleib auf die Entwicklung des Typ-2-Diabetes schätze ich auf zwei Drittel", sagt Berthold Hocher vom Zentrum für Herz-Kreislauf-Forschung in Berlin. Während einer sensiblen Phase der fetalen Entwicklung im letzten Schwangerschaftsdrittel wird der kindliche Stoffwechsel für das spätere Leben programmiert. Hungerphasen der Mutter produzieren dabei gute Futterverwerter, die später mit größerer Wahrscheinlichkeit an Übergewicht und Diabetes erkranken. Tatsächlich fand Hocher bei ▶

Diabetes entsteht im dicken Bauch

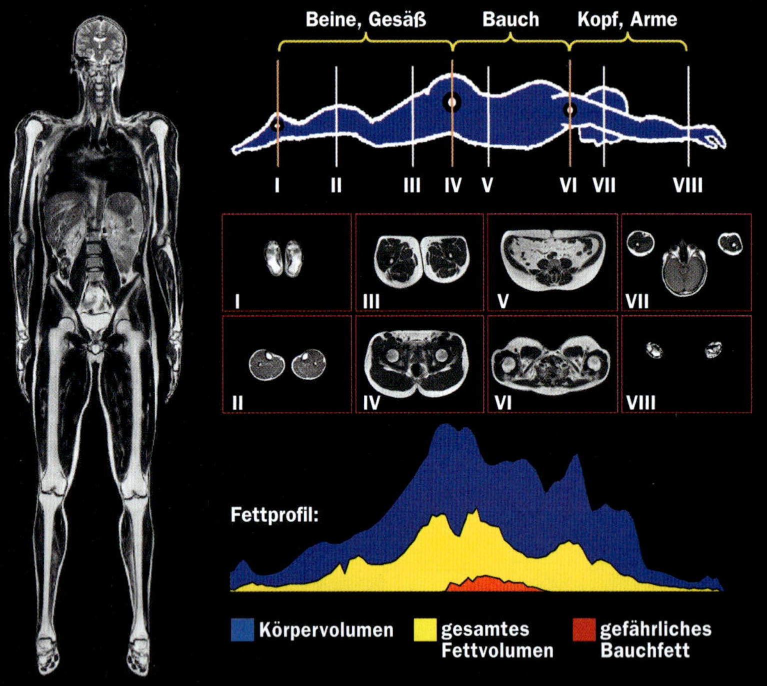

FETT IST NICHT GLEICH FETT
In der Magnetresonanztomografie wird die Verteilung der Fettdepots sichtbar. Vor allem das Fett im Bauch (rot) zwischen den Darmschlingen und im Lebergewebe erhöht die Gefahr von Diabetes. Dort werden Hormone gebildet, die den Zuckerstoffwechsel krankhaft verändern. Wer Leberfett loswerden will, muss Sport treiben – auf Diäten reagiert es kaum. **Unterhautfett an Hüfte, Po und Schenkeln** (gelb) ist für die Gesundheit weniger schädlich.

Quelle: Forschergruppe Diabetes, Universität Tübingen, Prof. Häring, Prof. Claussen, Prof. Birbaumer

Foto: Heinz Heiss/FOCUS-Magazin

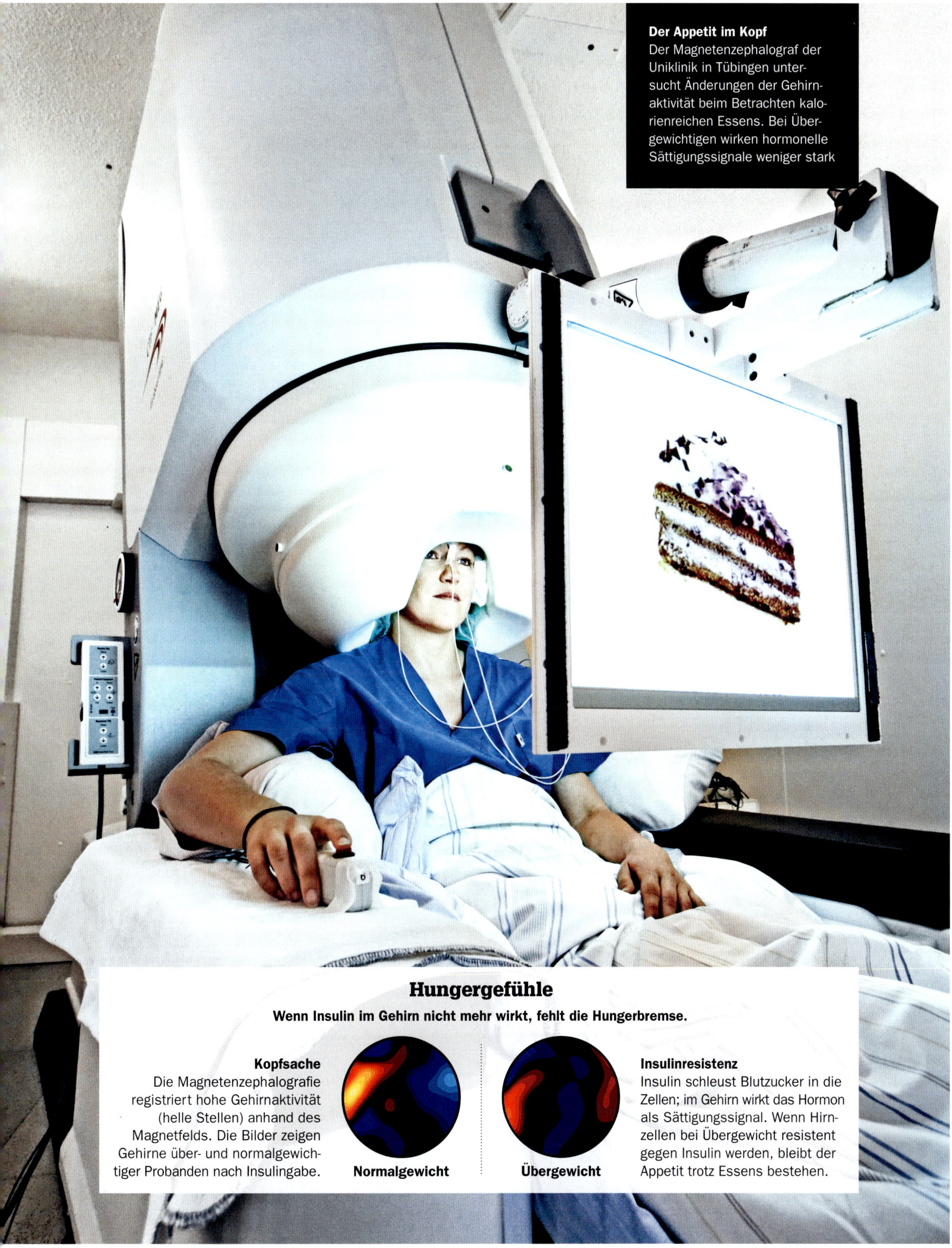

Der Appetit im Kopf
Der Magnetenzephalograf der Uniklinik in Tübingen untersucht Änderungen der Gehirnaktivität beim Betrachten kalorienreichen Essens. Bei Übergewichtigen wirken hormonelle Sättigungssignale weniger stark

Hungergefühle

Wenn Insulin im Gehirn nicht mehr wirkt, fehlt die Hungerbremse.

Kopfsache
Die Magnetenzephalografie registriert hohe Gehirnaktivität (helle Stellen) anhand des Magnetfelds. Die Bilder zeigen Gehirne über- und normalgewichtiger Probanden nach Insulingabe.

Normalgewicht

Übergewicht

Insulinresistenz
Insulin schleust Blutzucker in die Zellen; im Gehirn wirkt das Hormon als Sättigungssignal. Wenn Hirnzellen bei Übergewicht resistent gegen Insulin werden, bleibt der Appetit trotz Essens bestehen.

einer Blutuntersuchung an 1600 Berliner Babys bei besonders leichten Säuglingen schon am Tag ihrer Geburt Zeichen eines gestörten Zuckerstoffwechsels und von Insulinresistenz.

„Schwangere sollten sich sehr bewusst und ausgewogen ernähren", so der Rat des Pharmakologen. „Nicht nur Hungerdiäten, auch extrem eiweißarme oder -reiche Kost erhöht die Gefahr von Herz-Kreislauf-Erkrankungen bei den Nachkommen." Ob sich das bei Geburt vorhandene Risiko zum ausgewachsenen Diabetes entwickelt, entscheiden dann zu einem letzten Drittel die Umwelteinflüsse und der Lebenswandel.

Hungerzeiten prägen Generationen ihren Stempel auf. Studien zeigen, dass während des Zweiten Weltkriegs geborene Kinder später als Erwachsene ein deutlich erhöhtes Risiko für Diabetes und Fettleibigkeit aufweisen. Als Mechanismus der Stoffwechselprogrammierung vermuten Forscher die Epigenetik. Durch Umweltreize entstehen am DNA-Strang winzige chemische Veränderungen, die die Aktivität einzelner Genorte modifizieren. Diese „DNA-Methylierungen" vererben sich dann – genau wie die Gene – von Generation zu Generation. „Zwillingsstudien zeigen, dass schon nach einigen Wochen Diät Veränderungen im Fettstoffwechsel und in der Ausprägung bestimmter Gene auftreten", erklärt Andreas Pfeiffer, Direktor der Charité-Abteilung für Endokrinologie, Diabetes und Ernährungsmedizin. „Tierexperimente bestätigen die embryonale und frühe vorgeburtliche Phase als besonders empfindlich für epigenetische Veränderungen." In Zukunft, so die Hoffnung der Forscher, könnten Risikopatienten auch anhand von epigenetischen Markern erkannt werden, lange bevor ihr Stoffwechsel entgleist. Intensive Präventionsprogramme könnten ihnen dann helfen, rechtzeitig Gewicht zu verlieren. Schon eine moderate Abnahme von fünf Kilo reduziert die Diabetes-Gefahr um 60 Prozent.

60 %
sinkt die **Diabetes-Gefahr,** wenn es gelingt, nur fünf Kilo Körpergewicht abzunehmen

Leider verlaufen Diäten oft erfolglos, und die verlorenen Kilos sind bald wieder da.

„Mächtige hormonelle Programme im Gehirn und Körper steuern das Essverhalten", weiß Joachim Spranger, Chefarzt der Endokrinologie und Diabetologie an der Charité. Hungerdiäten führen zu einer geringeren Blutkonzentration verschiedener Hormone, darunter Insulin, Leptin, Peptid YY und GLP-1. Sie sind an der Regulation von Appetit, Blutzuckerspiegel und Essverhalten beteiligt.

Gesund ... mit angeborenem Risiko

Das erbliche Risiko lässt sich – viel besser als mit Gentests – an der Verwandtschaft erkennen. Wenn ein Elternteil Diabetiker ist, steigt die Erkrankungswahrscheinlichkeit auf das 3,5-Fache an. Der Einfluss der Umwelt bestimmt, wie stark sich Risikogene durchsetzen. Wichtigster Parameter ist dabei die Ernährung: In der Embryonalentwicklung ist Mangel gefährlich, später der Überfluss.

Riskanter Lebensstil

Der dicke Bauch wird zum Risiko: Fettzellen zwischen den Darmschlingen und in der Leber produzieren Botenstoffe, die den Zucker- und Fetthaushalt stören. Bewegungsarmut, Stress und Schlafmangel machen Körperzellen immer unempfindlicher gegen Insulin. Um den Blutzucker zu senken und die Zellen ausreichend mit Glukose zu versorgen, steigt die Insulinproduktion.

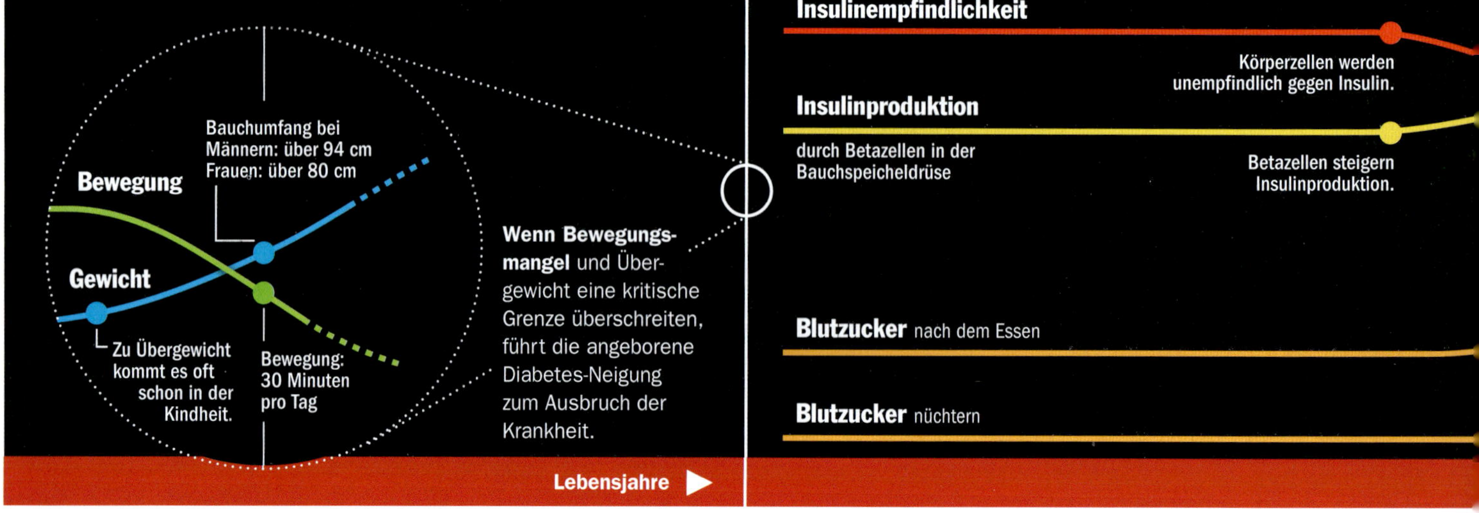

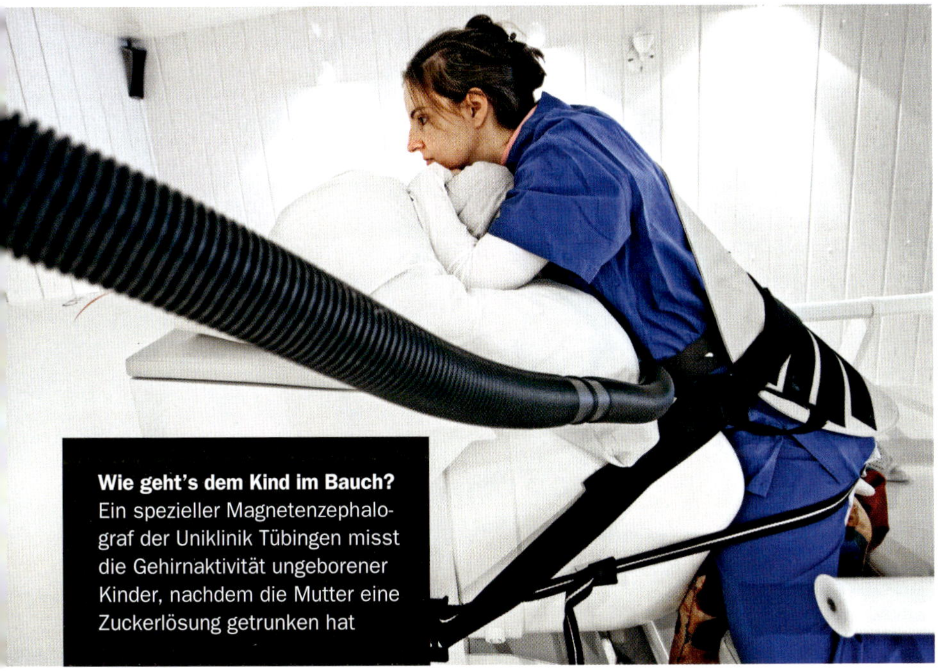

Wie geht's dem Kind im Bauch? Ein spezieller Magnetenzephalograf der Uniklinik Tübingen misst die Gehirnaktivität ungeborener Kinder, nachdem die Mutter eine Zuckerlösung getrunken hat

Foto: Heinz Heiss/FOCUS-Magazin

Gleichzeitig steigt die Konzentration von Botenstoffen wie Ghrelin an.

Diese Hormonverschiebung scheint den Appetit nachhaltig anzukurbeln. „Der Körper sendet nach einer Diät eine Botschaft an das Gehirn. Sie lautet: Iss, so viel du kannst", erläutert Spranger. Willentlich könne das nicht überwunden werden. „Jeder noch so starke Vorsatz bricht hier zusammen." Langfristige, sachte Ernährungsumstellung sei daher der erfolgversprechendste Weg.

Die Verteilung überschüssiger Pfunde bestimmt Untersuchungen der Tübinger Diabetologen zufolge, ob Übergewicht eine Gefahr für die Gesundheit ist. Bei Teilnehmern des Tübinger Diabetes-Präventionsprogramms stellten sie fest, dass vor allem Fettgewebe am Nacken und im Bauch, um innere Organe und Blutgefäße die Diabetes-Neigung erhöht. Insbesondere eine verfettete Leber gilt nun als Risiko.

„Patienten mit dieser speziellen Fettverteilung verloren weniger Gewicht und verbesserten ihren Stoffwechsel kaum", berichtet Studienleiter Fritsche. „In einer bundesweiten Studie des Deutschen Zentrums für Diabetesforschung werden wir jetzt versuchen, gezielt diese Non-Responder zu erkennen und ihnen zu helfen." Wichtigste Maßnahme für Hochrisikopersonen ist ein rigoroses Sportprogramm: Leberfett reagiert auf Diäten nur zögerlich, bei Bewegung schmilzt es aber dahin.

Der Präventionsexperte rät: „Sport und eine gesündere Ernährung können helfen, Diabetes zu verzögern oder gar zu verhindern. Allerdings: Manche Menschen müssen auf Grund ihrer Anlagen noch mehr für ihre Gesundheit tun als andere." ■

JOCHEN NIEHAUS / ULRIKE BARTHOLOMÄUS

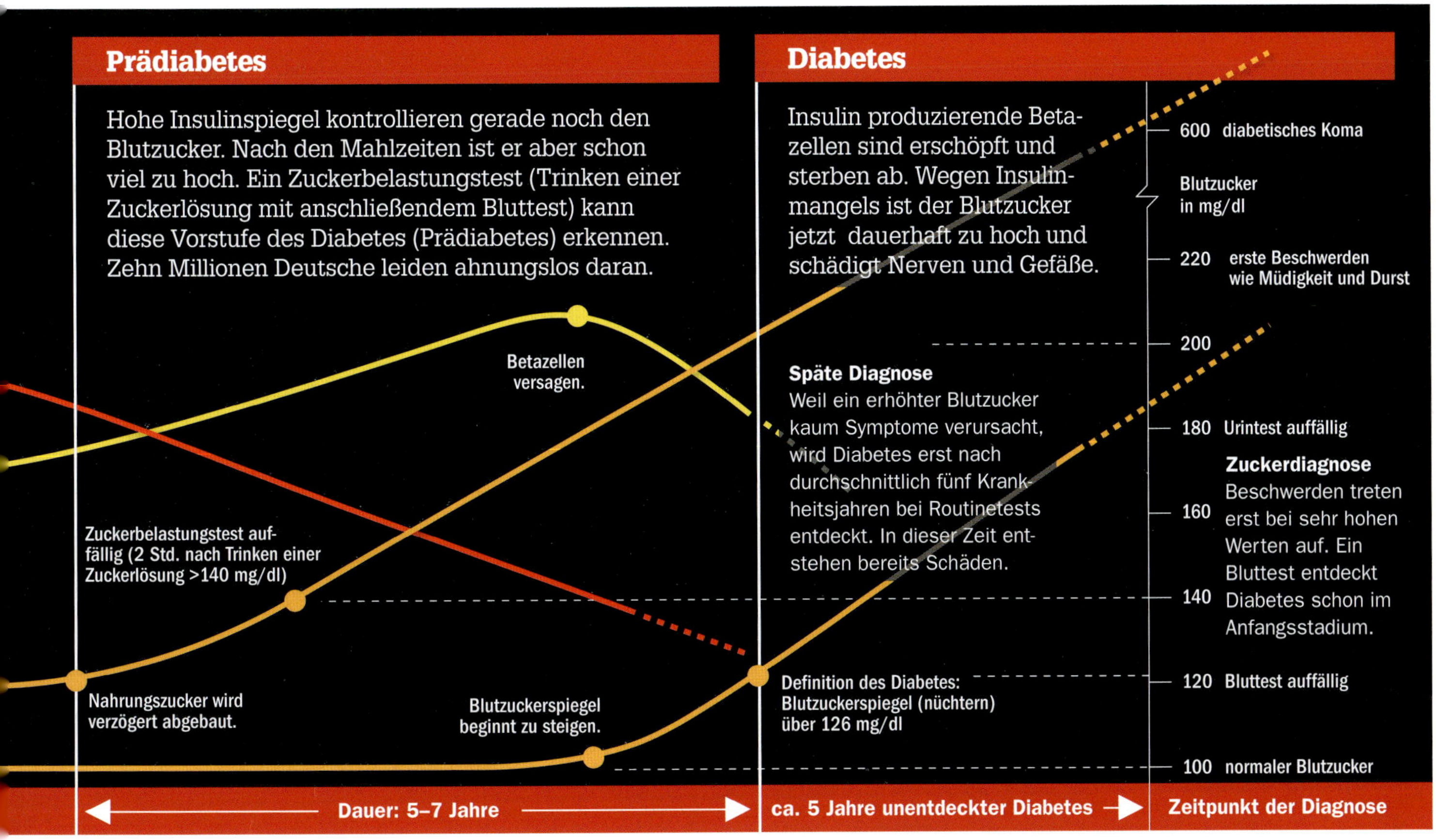

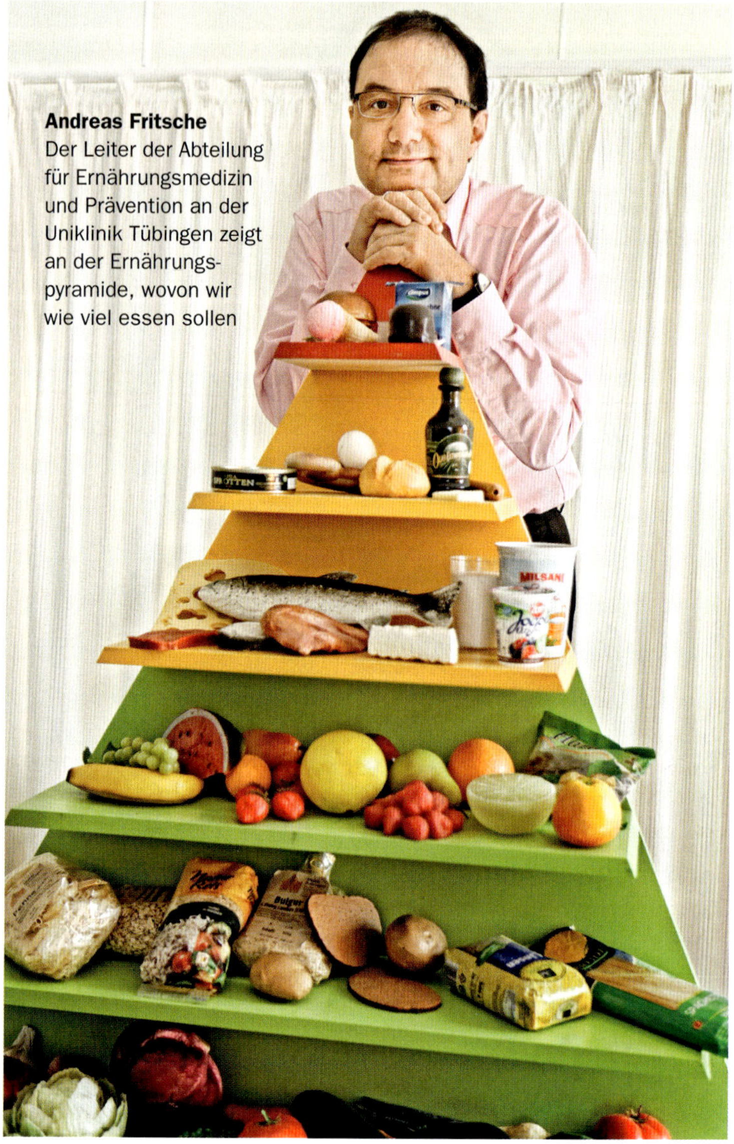

Andreas Fritsche
Der Leiter der Abteilung für Ernährungsmedizin und Prävention an der Uniklinik Tübingen zeigt an der Ernährungspyramide, wovon wir wie viel essen sollen

So bleiben Sie **gesund**

Maßnahmen gegen Diabetes:
Mit Normalgewicht und einer halben Stunde Sport pro Tag kann man vorbeugen. Wer das nicht schafft, braucht Hilfe

Essen und Trinken

MEHR FRISCHES: Beginnen Sie jede Mahlzeit mit Obst, Gemüse oder Salat, und essen Sie möglichst viel davon. Ideal wäre, wenn die komplette Mahlzeit aus diesen Zutaten bestünde.

FETTE REDUZIEREN: Bei Milchprodukten und Fleischwaren auf fettarme Varianten achten und diese nur in Maßen genießen. Tierische Erzeugnisse enthalten vor allem gesättigte Fettsäuren, die höchstens zehn Prozent in der Nahrung ausmachen dürfen. Der Gesamtfettanteil darf hingegen bei bis zu 30 Prozent liegen. Verwenden Sie vor allem Oliven- oder Rapsöl mit einem hohen Anteil an ungesättigten Fettsäuren. Beim Braten lässt sich Fett durch Pfannen mit Antihaftbeschichtung einsparen.

FISCH ESSEN: Mindestens einmal in der Woche sollte Fisch mit seinen gesunden Fetten auf den Tisch kommen.

GESUNDES ZWISCHENDURCH: Karotten, Äpfel und Körnerbrot statt Kalorienbomben wie Fast Food oder Fertiggerichte. Sie sollten jeden Tag 30 Gramm an Ballaststoffen zu sich nehmen, das entspricht vier bis fünf Scheiben Vollkornbrot und zusätzlich Obst und Gemüse, die weitere Ballaststoffe enthalten.

ZUCKERFREIE DURSTLÖSCHER: Trinken Sie hauptsächlich Mineralwasser, ungezuckerte Säfte oder Kräutertees. Kaffee hat eine gewisse Schutzwirkung, ebenso ein Glas Wein pro Tag. Unter dem Strich gilt: Kilos runter, jedes zählt.

Mehr Bewegung

ACHTEN SIE AUF REGELMÄSSIGEN SPORT: Mindestens 30 Minuten an wenigstens fünf Tagen der Woche sollten Sie aktiv sein und dabei zumindest leicht ins Schwitzen kommen.

WÄHLEN SIE SPORTARTEN, die sich gut in Ihren Alltag integrieren lassen. Fahren Sie mit dem Rad zur Arbeit, oder gehen Sie eine Haltestelle zu Fuß.

PLANEN SIE FESTE TRAININGSTERMINE EIN: Treten Sie einem Sportverein bei oder verabreden Sie sich mit Bekannten. So bleiben Sie auch in motivationsschwachen Momenten am Ball.

SETZEN SIE SICH REALISTISCHE ZIELE: Vorsätze, die Sie auf Dauer nicht durchhalten können, lassen einen schnell aufgeben. Ist Ihr Sport alltagstauglich genug?

PROFESSIONELLE HILFE finden Sie über Prädias (www.diabetes-praevention.de) und DDS (www.diabetes-risiko.de). Fragen Sie Ihre Krankenkasse nach Angeboten.

IN DER GRUPPE: Das M.O.B.I.L.I.S.-Programm hilft beim „bewegten Abnehmen". Es besteht aus: Bewegungseinheiten, Gruppensitzungen und Aufgaben für zu Hause. www.mobilis-programm.de

IM ALLTAG: Das Risiko steigt nachweislich durch bewegungsloses Sitzen – etwa vor dem Fernseher. Nutzen Sie die Bewegungschancen des Alltags: Rad fahren, Treppen steigen, zu Fuß gehen.

BEIM ARZT sollten neben dem Blutzucker regelmäßig auch die anderen Risikofaktoren für Herz- und Gefäßkrankheiten kontrolliert werden. Kennen Sie Ihren Bauchumfang, die Cholesterin- und Blutdruckwerte?

Foto: Heinz Heiss/FOCUS-Magazin

Selbst-Test

Machen Sie den Diabetes-Risiko-Check

Der Findrisk-Fragebogen der Deutschen Diabetes Stiftung (DDS) benennt präzise das eigene Risiko, in den nächsten zehn Jahren an Diabetes zu erkranken, und das ohne Arzt und aufwendige Labortests. Die Wahrscheinlichkeit steigt dabei mit dem Alter an, weitere wichtige Faktoren sind Übergewicht, insbesondere der Bauchumfang, Bewegungsmangel und Fehlernährung. Die Frage nach Diabetikern in der Verwandtschaft bewertet das erbliche Risiko. Ab dem Punktwert von zwölf sind Vorbeugemaßnahmen dringend empfohlen. Menschen mit mehr als 20 Punkten sind womöglich bereits an Diabetes erkrankt, ohne davon zu wissen. Ein Blutzuckertest beim Arzt oder in der Apotheke kann Klarheit bringen. Wer sichergehen will, macht beim Arzt einen Zuckerbelastungstest, der auch den Prädiabetes erkennt.

Wie alt sind Sie?

	Punkte	
unter 35 Jahre	**0**	☐
35 bis 44 Jahre	**1**	☐
45 bis 54 Jahre	**2**	☐
55 bis 64 Jahre	**3**	☐
älter als 64 Jahre	**4**	☐

Haben Sie Verwandte mit Diabetes?

nein	**0**	☐
in der nahen Verwandtschaft	**5**	☐
in der entfernteren Verwandtschaft	**3**	☐

Wie groß ist Ihr Bauchumfang?

Frau	**Mann**		
unter 80 cm	unter 94 cm	**0**	☐
80 bis 88 cm	94 bis 102 cm	**3**	☐
über 88 cm	über 102 cm	**4**	☐

Sind Sie täglich mehr als 30 Minuten körperlich aktiv?

ja	**0**	☐
nein	**2**	☐

Wurden Ihnen schon einmal Medikamente gegen Bluthochdruck verordnet?

nein	**0**	☐
ja	**2**	☐

Wie oft essen Sie Obst, Gemüse oder dunkles Brot? (Roggen oder Vollkorn)

	Punkte	
jeden Tag	**0**	☐
nicht jeden Tag	**1**	☐

Wurden bei ärztlichen Untersuchungen schon einmal zu hohe Blutzuckerwerte festgestellt?

nein	**0**	☐
ja	**5**	☐

Wie hoch ist Ihr BMI? (siehe Tabelle)

unter 25	**0**	☐
25 bis 30	**1**	☐
über 30	**3**	☐

Body-Mass-Index $\text{BMI} = \frac{\text{Gewicht in kg}}{(\text{Größe in m})^2}$

Adipositas · Übergewicht · Normalgew. · Untergewicht

Gewicht in kg / Körpergröße in Metern	1,50		1,60		1,70		1,80		1,90		2,00
110	48	45	43	40	38	36	34	32	30	29	27
	46	43	41	38	36	34	32	31	29	28	26
100	44	41	39	37	34	33	31	29	28	26	25
	42	39	37	35	33	31	29	28	26	25	24
90	40	37	35	33	31	29	28	26	25	24	23
	38	35	33	31	29	28	26	25	24	22	21
80	35	33	31	29	28	26	25	23	22	21	20
	33	31	29	28	26	25	23	22	21	20	18
70	31	29	27	26	24	23	22	21	20	19	18
	29	27	26	24	23	21	20	19	18	17	16
60	27	25	24	22	21	20	19	18	17	16	15
	25	23	22	20	19	18	17	16	16	15	14
50	23	21	20	19	18	17	16	15	14	13	13
	20	19	18	17	16	15	14	14	13	12	12

Quelle: DDS (www.diabetes-risiko.de)

Auswertung

So hoch ist Ihr Diabetes-Risiko in den nächsten zehn Jahren.

unter 7 Punkte — **1 Prozent**

Sie sind kaum gefährdet. Eine spezielle Vorsorge oder Vorbeugung ist in Ihrem Fall nicht nötig. Trotzdem schadet es natürlich nicht, auf eine gesunde Ernährung und auf ausreichend Bewegung zu achten.

7 bis 11 Punkte — **4 Prozent**

Ihr Diabetes-Risiko ist nur leicht erhöht. Dennoch ist ein wenig Vorsicht angebracht: Behalten Sie Ihr Gewicht im Auge, und bewegen Sie sich regelmäßig. Verzichten Sie auf fette Nahrungsmittel, und essen Sie mehr Obst, Gemüse und Vollkornprodukte.

12 bis 14 Punkte — **17 Prozent**

Vorsorgemaßnahmen dürfen jetzt nicht mehr aufgeschoben werden. Wenn Sie übergewichtig sind, sollten Sie versuchen, sieben Prozent Ihrer Kilos abzubauen. Mit täglich einer halben Stunde Bewegung, die Sie ins Schwitzen bringt, sinkt Ihr Risiko weiter ab.

15 bis 20 Punkte — **33 Prozent**

Einer von drei Menschen mit Ihrem Risiko erkrankt innerhalb der nächsten zehn Jahre an Diabetes. Es ist höchste Zeit, etwas gegen diese erhebliche Gefahr zu tun! Machen Sie einen Zuckertest bei der Vorsorgeuntersuchung („Check-up ab 35"). Wenn es Ihnen nicht gelingt, deutlich Gewicht abzunehmen und täglich Sport zu treiben, ist professionelle Hilfe ratsam.

über 20 Punkte — **50 Prozent**

Diabetes ist für Sie eine akute Gefahr! Ein Drittel der Menschen mit Ihrem Punktwert ist bereits zuckerkrank, viele, ohne es zu wissen. Gehen Sie umgehend zum Arzt, und lassen Sie dort Ihren Zuckerstoffwechsel überprüfen. Mit deutlicher Gewichtsreduktion und viel Bewegung lässt sich Diabetes im Anfangsstadium noch rückgängig machen. Nutzen Sie Ihre Chance auf eine gesunde Zukunft, und lassen Sie sich von Profis bei der Umstellung Ihrer Ernährung helfen.

Abgenommen
Markus Linke, 44

Pizza, Pommes und Abhängen vor dem Fernseher stehen bei dem IT-Berater aus Coesfeld nur noch selten auf dem Programm. Stattdessen gibt es viel Obst, und er betreibt fünfmal die Woche intensiven Sport, z. B. Jogging, Krafttraining oder Nordic Walking. Durch die Umstellung von Ernährung und Lebensweise nahm Linke 48 Kilo ab. Seine Blutzuckerwerte muss er nur noch dreimal im Monat messen – zuvor jeden Tag.

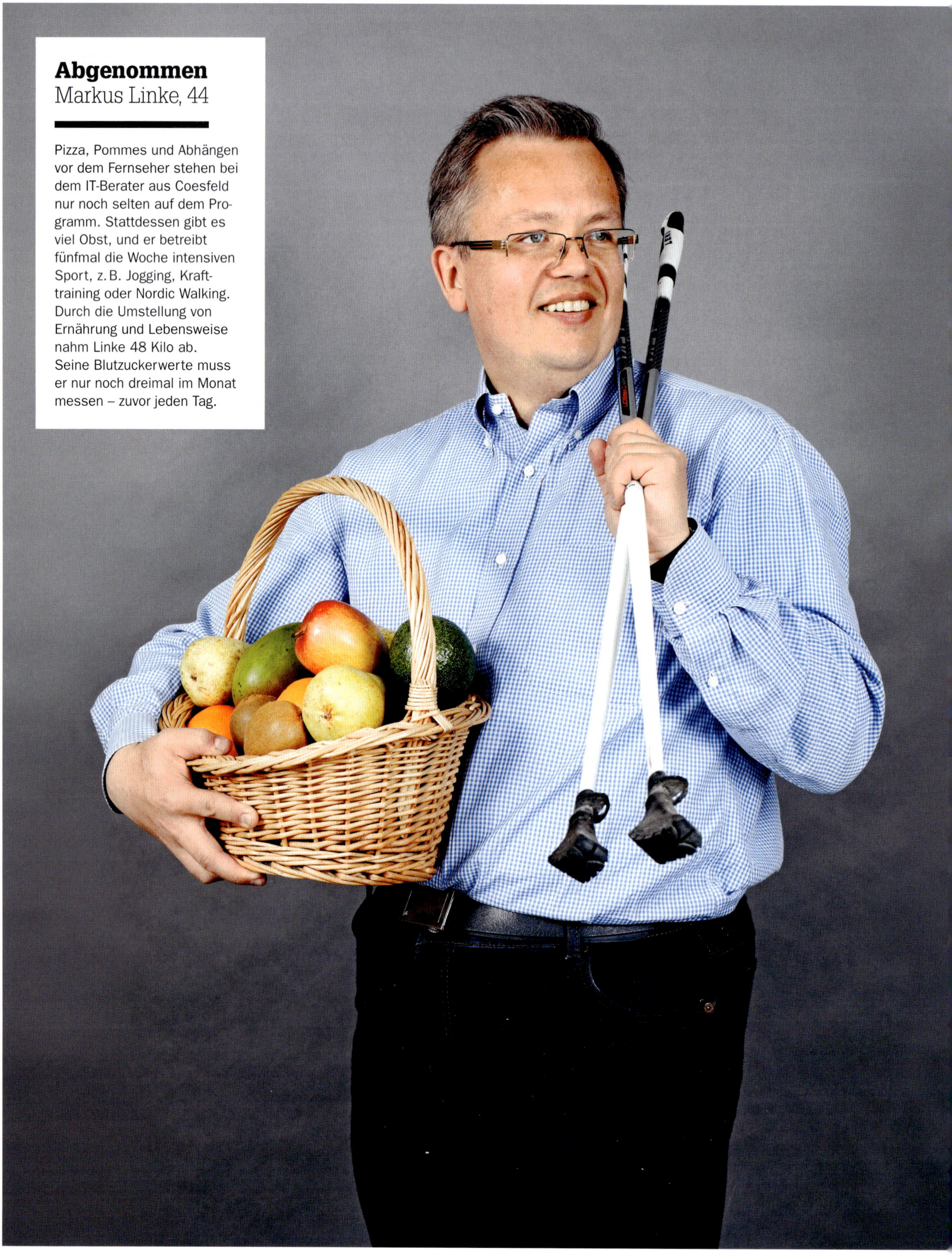

Gesund werden nach der Diagnose

Wer erfährt, dass er Typ-2-Diabetes hat, sollte sein Leben ändern. Doch nur wenigen gelingt das – auch weil die **Betroffenen** auf sich allein gestellt bleiben

Da war dieser Tag am Flughafen London Heathrow. Vielflieger Markus Linke war aus Dublin gelandet, der Anschlussflug ging knapp eine Stunde später. Die Gates lagen eine lange Fußstrecke auseinander. Linke musste sich beeilen, er hatte viel Gepäck, vor allem auf den Rippen, 143 Kilo. Als er am Abflugschalter ankam, lief ihm der Schweiß in Bächen runter, er rang nach Luft, sein Gesicht glühte. „So können wir Sie nicht an Bord lassen", hörte er die Dame am Schalter sagen, „Sie sind krank!" In diesem Moment, sagt Linke heute, habe es bei ihm „klick" gemacht. „Ich wusste, ich muss mein Leben ändern."

Markus Linke ist IT-Berater und 44 Jahre alt. Schon einige Zeit vorher, vor heute sieben Jahren, hatte ihm sein Hausarzt mitgeteilt, er sei an Typ-2-Diabetes erkrankt. Anfangs habe er das verdrängt, sagt Linke. „Ich hatte es mir gut eingerichtet in meiner Wohlfühlzone."

Drei, vier Tage die Woche war er auf Reisen. Viele Geschäftsessen, reichhaltige Frühstücksbüfetts im Hotel, Durchhalte-Pizzen an langen Büroabenden. So ging das jahrelang. Wenn Linke spätnachts nach Hause kam, hatten nur noch die Burger-Buden um die Ecke offen. Wenn er kochte, hieß das „Beutel auf, heiß Wasser drauf".

Er hatte versucht, sich zu bremsen, mehrere Male sogar. Ein paar Kilo abgehungert, aber schon wenige Wochen später waren sie zurück. Kurz vor seinem Londoner Wende-Erlebnis hatte ihm sein Arzt eröffnet, dass er demnächst von den antidiabetischen Tabletten auf die Insulinspritze werde umsteigen müssen. Anders waren die hochschießenden Blutzuckerwerte nicht mehr in den Griff zu kriegen.

Spritzen, das wollte Linke nicht. Und er wollte auch nicht noch einmal erleben, dass ihn eine Transitpassage zwischen zwei Abflugschaltern an den Rand des Kreislaufkollapses bringen würde.

Wer Markus Linke, der in Coesfeld bei Münster lebt, heute sieht, würde ihn nach den Schilderungen kaum wiedererkennen. Er ist fast ein anderer Mensch geworden. Äußerlich ohnehin. 48 Kilo ließ er in den letzten anderthalb Jahren im Wortsinn auf der Strecke. Durch tägliche Bewegung, Laufen, Fitness- und Krafttraining sowie eine grundlegende Umstellung seiner Ernährung. „Ich fühle mich jünger, fitter und ausgeglichener als früher", erzählt er.

Vor sechs Monaten setzte er die Tabletten ab, sein Langzeitzuckerwert HbA1c sackte von vormals bedrohlichen 8,7 auf inzwischen unbedenkliche 5,6 Prozent. „Man muss den Absprung schaffen", sagt Linke. Den Absprung von dem, was einmal das eigene Leben war.

Dem Gros der Typ-2-Diabetiker fällt diese Umstellung unendlich schwer. „Viele Patienten stufen ihre Krankheit ähnlich ein wie einen lästigen Schnupfen", berichtet Susanne von Brand, Sprecherin der Deutschen Diabetes-Stiftung. „Ein nicht medikamentös behandelter Typ-2-Diabetes gilt auch bei manchen Ärzten immer noch als leichter Diabetes. Dabei gibt es leichten Diabetes genauso wenig, wie eine Frau leicht schwanger sein kann."

Mehr als sieben Millionen Menschen in Deutschland werden aktuell wegen eines Typ-2-Diabetes behandelt. Hinzu kommen weitere drei bis vier Millionen – ihre exakte Zahl ist unbekannt –, deren Diabetes bisher nicht diagnostiziert, sprich erkannt, wurde. Das heißt: Mindestens jeder zehnte Bundesbürger ist betroffen. In der älteren Bevölkerung erkranken pro Jahr 270 000 Menschen neu an Typ-2-Diabetes.

Es ist eine Pandemie, die sich da still und heimlich ausbreitet. Und Experten beklagen, dass zu wenig gegen die Seuche Zucker getan wird. „Der Prävention wird immer noch nicht die gebührende Priorität eingeräumt", kritisiert ▶

Krankheit der Massen

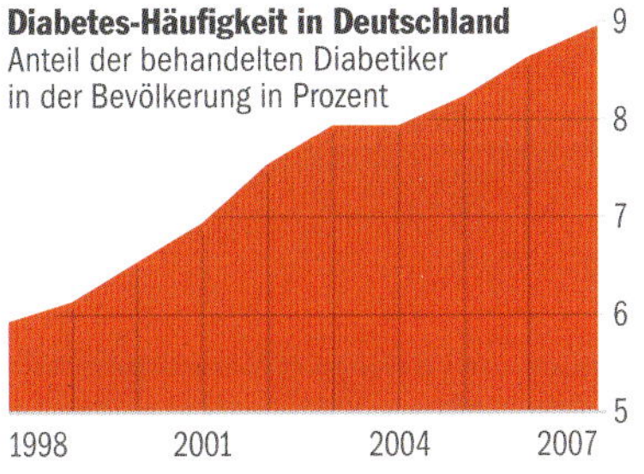

Zunahme In Deutschland gibt es immer mehr Diabetes-Patienten

Quelle: Deutscher Gesundheitsbericht 2012

Foto: Dominik Asbach/FOCUS-Magazin

... fertig, los!
Ingrid Knetsch, 65

Übergewicht war nie ihr Problem, aber ihre Blutzuckerwerte bekam sie schwer in den Griff. Bis sie gemeinsam mit anderen Diabetikern für einen Halbmarathon in Mainz zu trainieren begann. Jetzt sind die Werte im Lot, und Knetsch joggt weiter, bei Wind und Wetter. „Wenn ich laufen gehe, brauche ich weniger Insulin, kann auch mal ein Stück Kuchen essen." Und nicht nur das: „Ich schwebe regelrecht, wenn ich heimkomme."

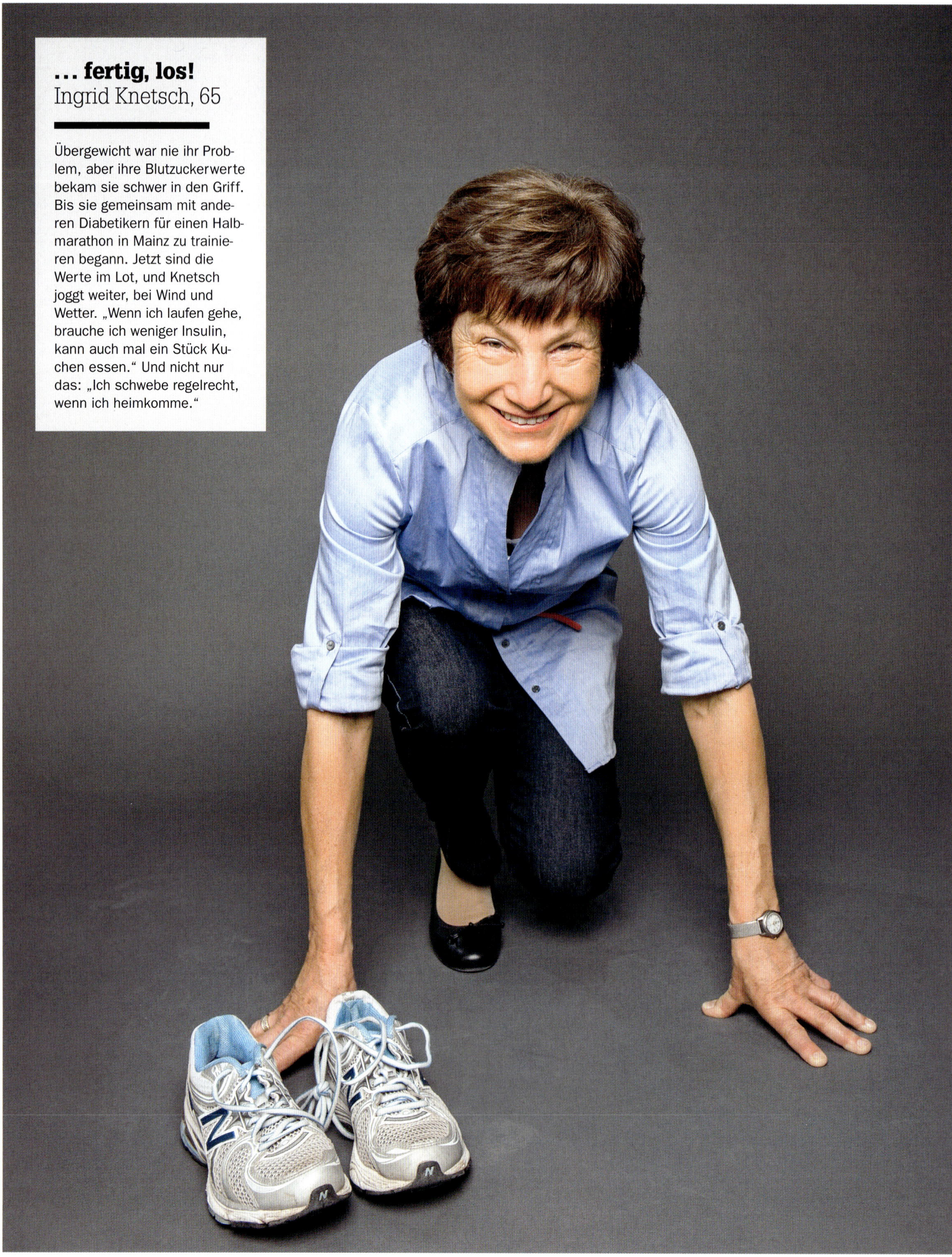

Rüdiger Landgraf, Vorstand der Deutschen Diabetes-Stiftung in München.

Das Tückische dieser Stoffwechselerkrankung ist, dass sie sich gerade in der Anfangszeit kaum negativ bemerkbar macht. Im Gegensatz zu den Typ-1-Diabetikern, die ihr Leben sofort nach der Erkennung radikal umstellen müssen, spüren die Typ-2-Erkrankten die Konsequenzen eines weiterhin ungesunden Lebenswandels nicht unmittelbar.

Die Folgen, die aus der schleichenden Schädigung des Körpers resultieren, stellen sich oft erst viele Jahre später ein – und sind dann umso gravierender. Sie betreffen viele lebenswichtige Organe, insbesondere die Nieren, die Augen (bis hin zur Erblindung), die Nerven und die Blutversorgung. Herz-Kreislauf-Erkrankungen und Gefäßkrankheiten, die zu einem diabetischen Fuß und zu Amputationen führen können, treten bei Diabetikern bis zu 30-mal häufiger auf als bei der restlichen Bevölkerung (mehr dazu und was sich dagegen tun lässt: ab S. 74). Von den gut 42 Milliarden Euro diabetesbedingter Krankheitskosten (2007) entfallen etwa zwei Drittel auf die Folgeerkrankungen.

„Die Motivation zur Lebensstiländerung zu finden und durchzuhalten ist für Typ-2-Diabetiker oft sehr schwer, da sie völlig auf sich allein gestellt sind", beklagt Marion Köstlmeier, Regionalvorsitzende des Diabetiker Bundes Bayern. Es fehlten längerfristige, engmaschige Unterstützungsprogramme. „Typ-2-Diabetiker versuchen oft, die Erkrankung zu verdrängen – bis Folgeschäden manifest werden. Viele haben Angst, dass ein Teil der Lebensqualität mit der notwendigen Lebensstiländerung verloren geht." Dabei seien die Rückmeldungen derer, die es geschafft haben, eindeutig: „Sie gewinnen an Lebensqualität", erklärt Köstlmeier.

Rund 50 Prozent der Typ-2-Diabetiker, das ist aus der Forschung bekannt, könnten auf ihre Medikamente verzichten, wenn sie ihre Ernährung umstellen, ihr Gewicht reduzieren und sich mehr bewegen würden. Allein: Dies zu schaffen ist nicht ganz einfach. Anders als die Typ-1-Erkrankten, die bei Diabetologen in Behandlung sind, werden die Typ-2-Patienten von den Hausärzten betreut – nicht immer mit der gleichen Intensität. Jeder Arzt hat im Schnitt 100 Patienten mit Diabetes, rechnet der Gesundheitsbericht der Diabetes Stiftung vor. „In manchen Praxen herrscht so hoher Durchlauf, dass die Diabetiker schnell durchgeschleust werden", kritisiert Rosalie Lohr, Diabetes-Beraterin im Diabetes Zentrum des Klinikums Innenstadt der Münchner Ludwig-Maximilians-Universität.

»Wir müssen früher ansetzen. Prävention von schlechter Ernährung und Bewegungsarmut sollten ein Thema in Familie, Kitas und Schulen sein«

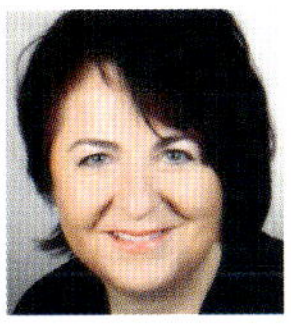

Rosalie Lohr, Diabetes-Beraterin an der Klinik Innenstadt der LMU München

50 %

der Typ-2-Diabetiker könnten komplett auf ihre Medikamente verzichten

Seit 21 Jahren betreut sie Diabetiker. Früher waren die meisten um die 60, heute kämen schon 30-Jährige mit „super entgleisten" Blutzuckerwerten in die Notaufnahme. Eine Woche bleiben sie im Schnitt, und Lohrs Aufgabe ist es, in dieser Zeit den einen oder anderen Schalter umzulegen. Kein leichter Job, denn: „Wenn man erst mal stark übergewichtig ist, muss man sich sehr am Riemen reißen, um wieder in Bewegung zu kommen."

Lohr beginnt mit einfachen Übungen. Im Sitzen die Hände bewegen, locker gehen, beim Stehen einen Fuß heben – „Bewegungen, bei denen man nicht gleich ins Schwitzen kommt". Sie betreibt mit den Patienten „Einkaufstraining" im nahe gelegenen Supermarkt, sie steht in der Lehrküche und zeigt, dass Naturjoghurt mit frisch geschnittenem Obst viel besser schmeckt (und satter macht) als aromatisierter Pseudofruchtjoghurt. Und oft duftet es in den Schulungsräumen nach frischen Vollkornsemmeln, die von Patienten gebacken wurden. „Die Gruppendynamik hilft vielen Patienten", weiß Lohr.

Auch die 65-jährige Typ-2-Diabetikerin Inge Knetsch wäre ohne die Gemeinschaft nicht dahingekommen, wo sie heute steht – oder besser: läuft. „Allein hätte ich das nie durchgehalten." Vor zwei Jahren absolvierte Knetsch zusammen mit anderen Diabetikern einen Halbmarathon in Mainz. Fünf Monate hatten die „D-Runner", also Diabetes-Läufer, allesamt Marathondebütanten, dafür unter Anleitung von Ex-Profi-Leichtathlet und 400-Meter-Hürden-Europameister Harald Schmid trainiert. Jeder von ihnen hatte dadurch seine Blutzuckerwerte und Medikamente reduzieren, Letztere mitunter sogar absetzen können. Viele machen munter weiter, auch Inge Knetsch, die dreimal die Woche jeweils zwischen 50 und 110 Minuten läuft. „Ohne Diabetes wäre ich nie zum Laufen gekommen", sagt sie, „für mich ist das ein Lebenselixier." ▶

Fotos: Kai Hartmann/FOCUS-Magazin, privat

Gesund mit Sport

Josef Rehmeier, 64

Seit 16 Jahren kommt er ohne Medikamente aus. Er will die Spätfolgen des Diabetes so lange wie möglich hinauszögern. Bisher gelingt ihm das sehr gut. Rehmeier bewegt sich ausgiebig, er geht Radfahren, Bergsteigen und macht Krafttraining. Weil er über seine Blutzuckerwerte akribisch Buch führt, kann er inzwischen oft auch ohne Teststreifen einschätzen, wie sein Körper auf bestimmte Speisen oder Sport reagiert.

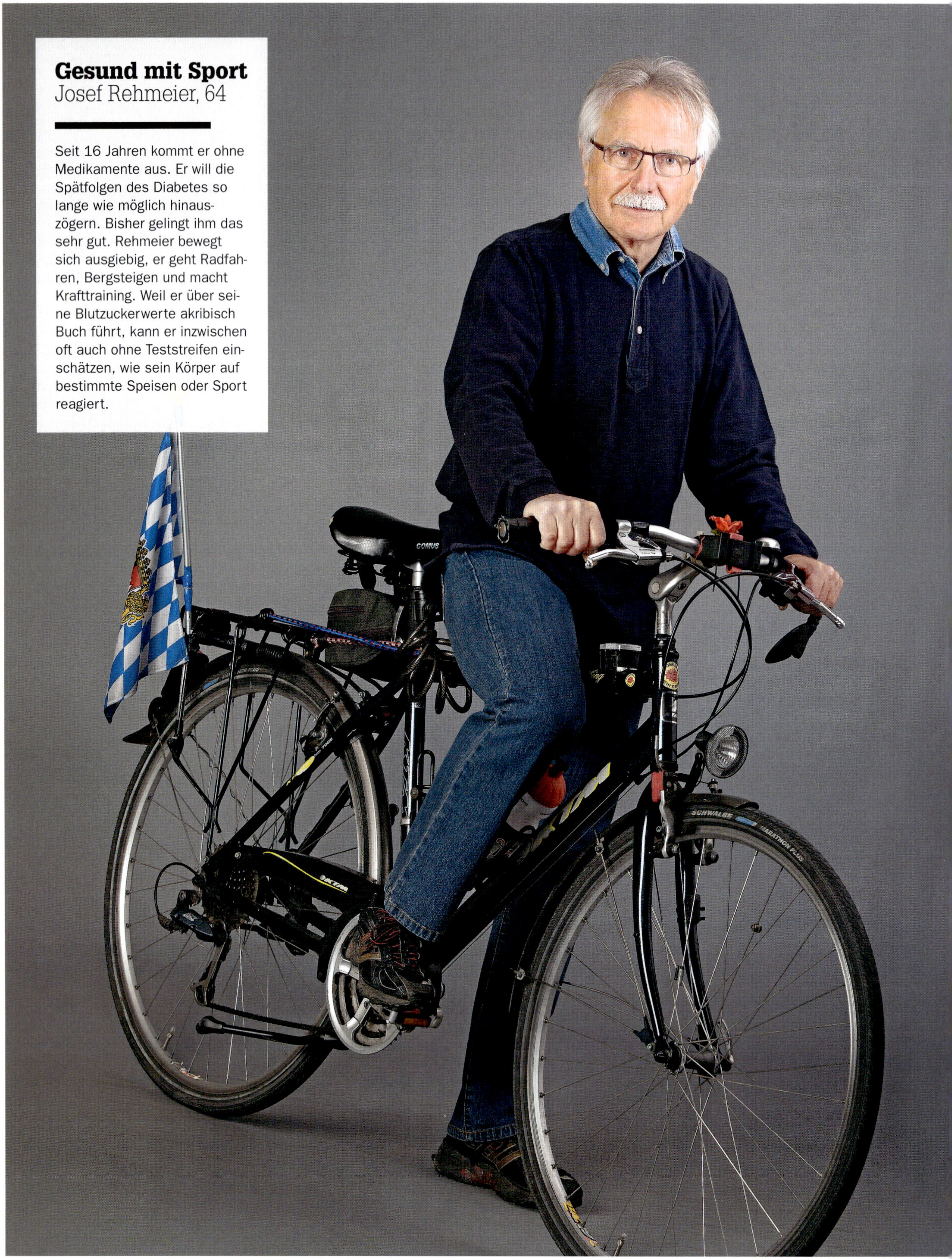

Ein neues Lebensgefühl – wahrscheinlich wirkt diese Zielsetzung nachhaltiger als abschreckende Fotos von faltig und alt aussehender Haut und halb verfaulten Füßen, die Diabetikern gezeigt werden, um sie zu mehr Disziplin anzuspornen. „Der psychologische Aspekt wird bei der Betreuung von Typ-2-Diabetikern oft unterschätzt", bemängelt Bernhard Kulzer, der als Psychologe am Diabetes Zentrum in Bad Mergentheim tätig ist (s. auch Interview S. 70).

Gängige Schulungsangebote zielten meist zu sehr auf die Vermittlung von Wissen und Fertigkeiten, eine gezielte Unterstützung bei der Änderung von Lebensgewohnheiten im Alltag erfolge häufig nicht. „Ein gutes Programm sollte sich über ein Jahr erstrecken, damit es wirksam ist", rät Kulzer. „Selbstbeobachtung – etwa mit einem Schrittzähler – frühe Erfolgserlebnisse, realistische Ziele und die Vermittlung von positiven Strategien bei einem Rückfall in alte Gewohnheiten sind entscheidend."

Leider würde auch das Gros der Diabetes-Selbsthilfegruppen diesen Anforderungen nicht gerecht. „Für die Veränderung von Lebensgewohnheiten bieten Selbsthilfegruppen fast keine Angebote, da sind sie nicht am Puls der Zeit", kritisiert Kulzer. „Zudem erreichen sie deutlich weniger als ein Prozent aller Menschen mit Diabetes, das sind leider viel zu wenig Betroffene."

Im Diabetes-Zentrum im bayerischen Bad Heilbrunn setzt man auf eine Kombination aus „Selbsterfahrung und Lernpsychologie" – so beschreibt es der dort tätige Arzt Bernhard Gehr. Viele Patienten kämen tief frustriert an, weil die Werte trotz redlicher Bemühung immer wieder schwanken. Frustriert seien oft auch die einweisenden Ärzte, von denen mancher den Verdacht hege, dass der Patient seine Ratschläge in den Wind schreibe. Dabei, betont Gehr, „gibt es kein Patentrezept, weil Typ-2-Diabetes kein homogenes Krankheitsbild ist. Dem einen fällt es leichter, seine Werte in den Griff zu bekommen, der andere hat von Haus aus schlechtere Karten."

In der Bad Heilbrunner Fachklinik verordnen sie Neuankömmlingen, die sehr große Mengen Insulin benötigen, häufig zunächst drei „Hafertage". Die Erfahrung zeigt, dass das Insulin danach wieder besser wirkt und viele Insulinresistenzen sogar durchbrochen werden können. Fitnessgeräte und Schwimmbad stehen zur Verfügung, dazu gibt es Gruppenprogramme und Ernährungsberatung. „Wir wollen zeigen, dass die Patienten das Ruder selbst in der Hand haben", so Gehr, „und dass immer noch etwas geht." Krafttraining zum Beispiel, von dem man inzwischen weiß, dass es in seiner Stoffwechselwirkung vergleichbar mit Ausdauersport ist, eignet sich gut für Übergewichtige.

1%

der Menschen mit Diabetes sind in Selbsthilfegruppen organisiert

»Hausärzte haben meist zu wenig Zeit und zu wenig Expertise, um Typ-2-Diabetiker zu betreuen«

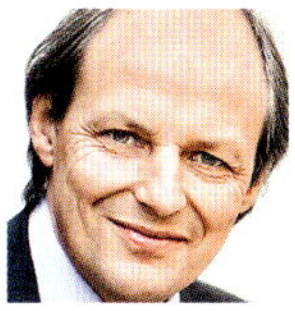

Bernhard Kulzer
Psychologe am Diabetes-Zentrum in Bad Mergentheim

Manchmal reicht auch ein einschneidendes Erlebnis, um die Weichen dauerhaft umzustellen. Bei Josef Rehmeier war es die Begegnung mit einem frisch operierten Patienten, den er im Bad Mergentheimer Diabetes Zentrum traf. 16 Jahre ist das her. Rehmeier, der kurz zuvor seine Diabetes-Diagnose erhalten hatte, war angereist, um sich beraten zu lassen. Im Aufzug traf er einen Mann im Rollstuhl, dem beide Beine abgenommen worden waren. Ein Schock.

„Sepp, das passiert dir nicht!", schwor sich Rehmeier – und baute daraufhin sein Leben um. Er reduzierte die Überstunden im Job und ging dafür häufiger Radfahren. Er ersetzte die morgendliche Wurstsemmel durch Obst und Vollkornprodukte. In sechs Monaten nahm er 20 Kilo ab, und noch im selben Jahr gründete in seinem Wohnort Dingolfing eine Selbsthilfegruppe. Seit 16 Jahren kommt Rehmeier, heute 64, nun ohne Medikamente aus, der Langzeitzuckerwert liegt dauerhaft unter dem unbedenklichen Wert von 6,2 Prozent. Auch wenn die Krankenkasse Teststreifen nicht zahlt, misst Rehmeier seinen Blutzucker mehrmals am Tag, um sein Verhalten anzupassen. Ist der Spiegel zu hoch, trainiert er ihn auf der Hantelbank im Keller auf tolerierbares Niveau. „Man hat es selbst in der Hand", sagt Rehmeier.

Er wird nicht müde, dies auch den Neuankömmlingen in seiner Selbsthilfegruppe zu versichern, von denen die meisten erst viele Jahre nach ihrer Typ-2-Diagnose erscheinen. Rehmeier bedauert das. „Je früher man reagiert, desto besser sind die Chancen auf ein gutes Leben", weiß er – und verweist dann gern auf seinen eigenen Werdegang: „Ich bin durch Diabetes erst gesund geworden." ■

BARBARA ESSER

Weltweite **Bürde**

Die Diabetes-Fallzahlen steigen, vor allem in Entwicklungs- und Schwellenländern. Experten warnen vor der **größten medizinischen Herausforderung** des 21. Jahrhunderts

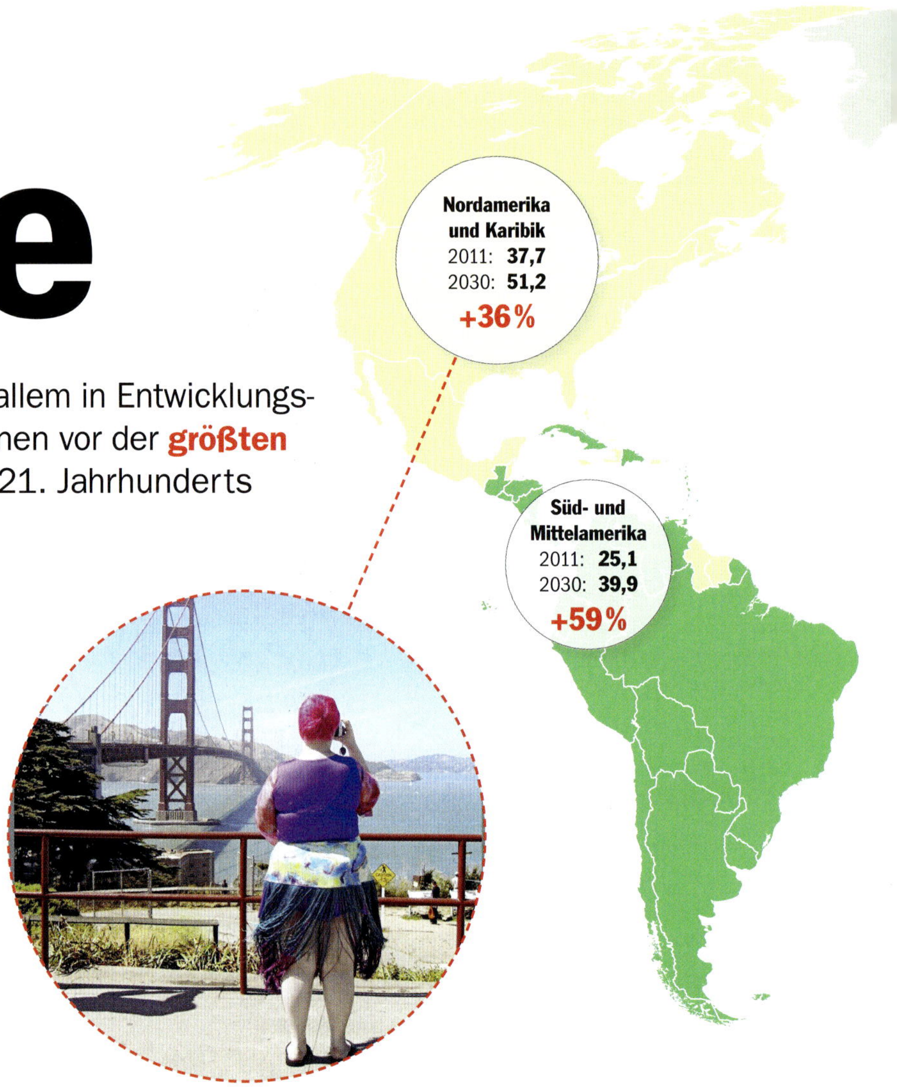

Der Auftritt zieht die Blicke auf sich. Als todbringender Sensenmann verkleidet, postiert sich der Demonstrant vor dem Hauptquartier der Vereinten Nationen in New York. Rhythmisch schwingt er eine weiße Plastiksense. Auf drastische Weise will der anonyme „Aktionskünstler" die Dringlichkeit der Diskussion unterstreichen, die bei dem UN-Gipfel an diesem 19. September 2011 auf der Agenda steht. Es geht um die globale Bedrohung der Stoffwechselkrankheit Diabetes – ein Leiden, das alle acht Sekunden ein Todesopfer fordert.

Nie zuvor sahen die Vereinten Nationen die Gesundheit der Weltbevölkerung durch eine nicht infektiöse Krankheit derart bedroht, dass sie deshalb ein Treffen auf höchster Ebene einberiefen. „Es ist eine einzigartige Gelegenheit, um eine globale Bewegung ins Rollen zu bringen", kommentiert die International Diabetes Federation (IDF) die Resolution der Gipfelteilnehmer.

Zu viele Menschen weltweit unterschätzen das Risiko, an Diabetes zu erkranken. Auch in Deutschland ist die Angst vor Krebs und Schlaganfall viel größer als die vor der Zuckerkrankheit, zeigt eine Forsa-Umfrage im Auftrag der Krankenkasse DAK. Als „Epidemie des 21. Jahrhunderts" bezeichnet die IDF die Ausbreitung der Stoffwechselkrankheit, die nahezu unbemerkt von der Weltöffentlichkeit in atemberaubendem Tempo den Globus erfasst. 366 Millionen Menschen leben derzeit weltweit mit Diabetes, zehnmal so viele wie noch vor knapp ▶

Fotos: Getty Images, Ullstein, AP, Gruppe28

183 Mio. Menschen leiden weltweit an Diabetes, ohne es zu wissen.

80 % aller Diabetiker leben in Ländern mit einem niedrigen oder mittleren Durchschnittseinkommen.

78 000 Kinder erkranken jedes Jahr an **Typ-1-Diabetes.**

Alarmierende Prognose

Geschätzte Anzahl der Diabetes-Patienten im Alter von 20 bis 79 Jahren (nach Weltregionen, in Mio.)

Experten rechnen damit, dass die Zahl der Diabetes-Erkrankungen weltweit drastisch steigen wird: **von 366 Millionen im Jahr 2011 auf 552 Millionen 2030.** Das entspricht circa drei neuen Diagnosen alle zehn Sekunden oder knapp zehn Millionen pro Jahr. In Afrika, einer der ärmsten Regionen der Welt, werden die Fallzahlen voraussichtlich um 90 Prozent zunehmen.

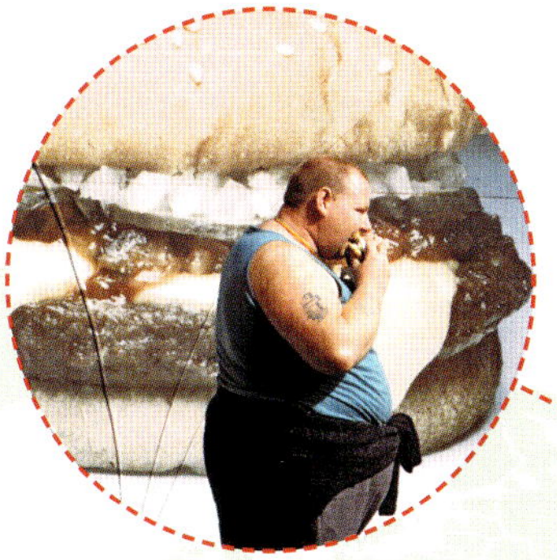

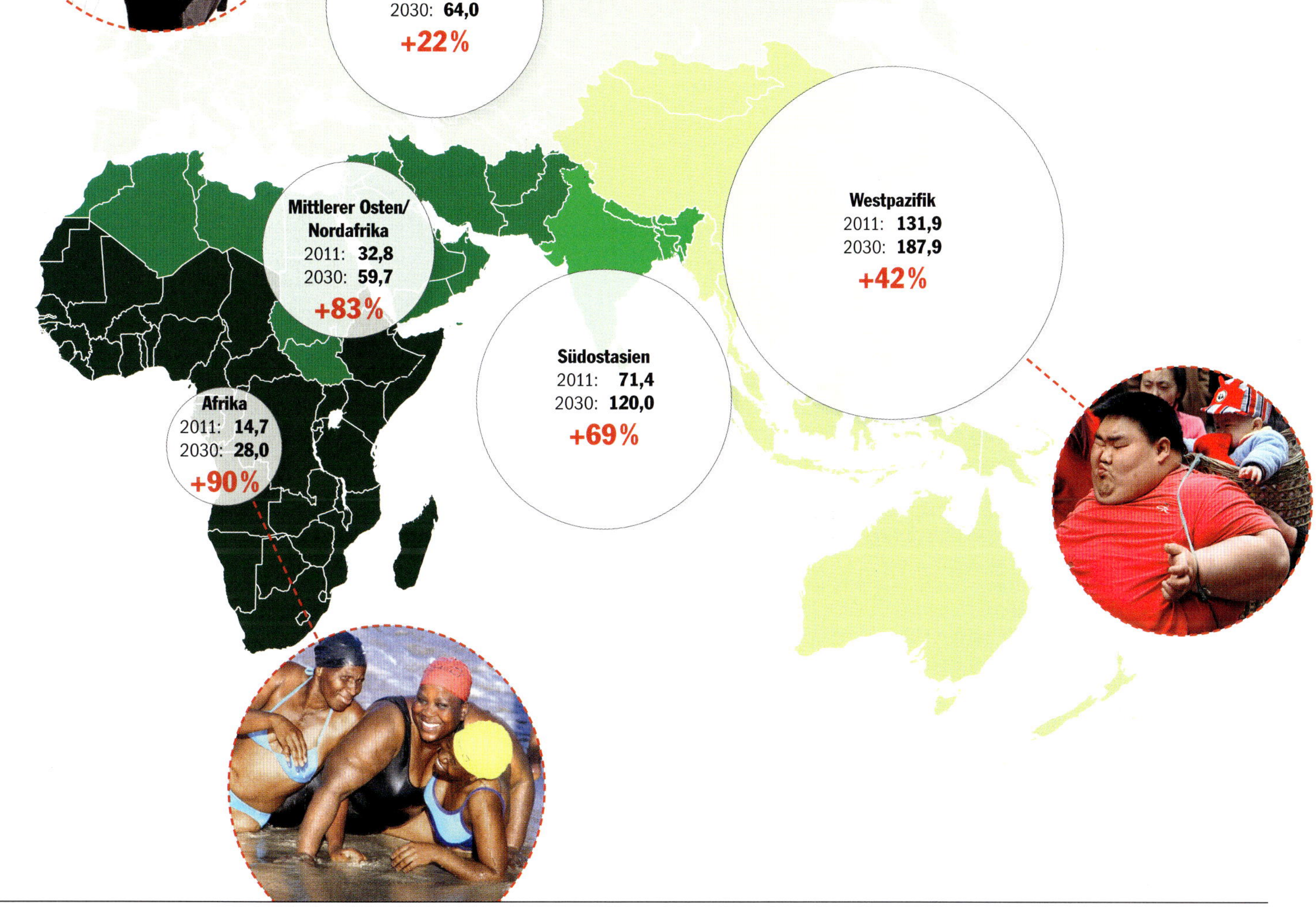

Die Stoffwechselstörung Diabetes und ihre Folgekrankheiten verursachten **4,6 Millionen Todesfälle** im Jahr 2011.

Die meisten Menschen mit Diabetes sind zwischen 40 und 59 Jahre alt.

Ausgaben für die Gesundheitsversorgung von Diabetes nach Einkommensstärke der Länder
nach Klassifikation der Weltbank, in Mrd. US-Dollar

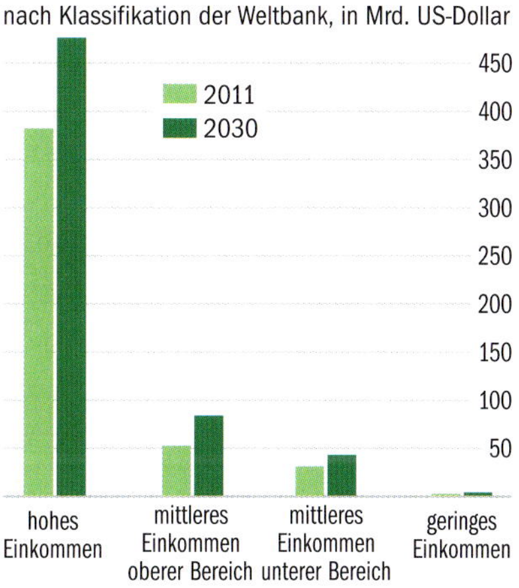

383,8 Milliarden US-Dollar geben Länder mit hohem Durchschnittseinkommen weltweit für die Gesundheitsversorgung von Diabetes aus. **In Ländern mit niedrigem Durchschnittseinkommen** sind es nur 1,1 Milliarden US-Dollar. Die fehlenden Investitionen in Vorsorge und Behandlung erklären die hohe Sterblichkeitsrate von Diabetikern in armen Teilen der Welt.

Quelle: sämtliche Zahlen aus „The IDF Diabetes Atlas. Fifth Edition". International Diabetes Federation, 2011

25 Jahren. Eine Besserung ist nicht in Sicht, im Gegenteil. Die IDF-Experten fürchten, dass die Zahl der Erkrankten bis 2030 auf über eine halbe Milliarde anwächst.

Am schwersten lastet die globale Bürde auf Entwicklungs- und Schwellenländern. Dort leben heute bereits 80 Prozent aller Zuckerkranken. Im Mittleren Osten, in Indien und in Afrika wird sich die Erkrankungsrate bis 2030 fast verdoppeln, prognostiziert die IDF. Drastisch zunehmen werden die Neuerkrankungen auch in Lateinamerika, dem karibischen Raum sowie Süd- und Zentralasien. In diesen Regionen wird eine Steigerung der Fallzahlen von über zwei Dritteln erwartet. „Die Epidemie ist außer Kontrolle geraten", klagt IDF-Präsident Jean Claude Mbanya. „Wir verlieren bei unserem Kampf gegen die Ausbreitung von Diabetes immer mehr an Boden."

Abgesehen vom Leid der Patienten und ihrer Familien verursacht die Krankheit explosionsartige Kosten für die Gesundheitssysteme. „Diabetes ist heute die teuerste chronische Krankheit, weil sie immer mehr junge Menschen betrifft", erklärt der Dresdner Mediziner Peter Schwarz, Europas erster Professor für Prävention und Versorgung des Diabetes. „Junge Betroffene leben über einen sehr viel längeren Zeitraum hinweg mit der Stoffwechselstörung als Patienten, bei denen die Krankheit erst im Alter ausbricht", erklärt der Wissenschaftler. „Dadurch steigt die Wahrscheinlichkeit, dass irgendwann schwere Folgeerkrankungen hinzukommen, die die Behandlungskosten weiter in die Höhe treiben." Das Weltwirtschaftsforum hält Diabetes sogar für „bedrohlicher als die Finanzkrise" und bezifferte 2009 die Belastungen auf bis zu eine Billion US-Dollar – eine Eins mit zwölf Nullen.

In Zukunft könnte noch eine Null dazukommen. Allein in den USA werden sich in den nächsten Jahrzehnten die Kosten für die Behandlung von Diabetes verdreifachen. In dieser düsteren Prognose von Forschern der Universität Chicago wird die Summe bis zum Jahr 2034 auf 336 Milliarden Dollar steigen. In zahlreichen Niedrig- und Mittellohnländern überfordern die Behandlungskosten schon heute die labilen Gesundheitssysteme und auch die Betroffenen. In den meisten Schwellenländern, etwa auf dem afrikanischen Kontinent, sind viele Patienten gezwungen, einen Großteil der Kosten für Insulin und Teststreifen selbst zu tragen. In besonders armen Ländern wie beispielsweise der Republik Kongo müssen die Familien sogar vollständig für die Versorgung aufkommen oder sind auf Sponsoren angewiesen. Denn oft verschlingt der Erwerb der Insulinampullen mehr als die Hälfte des durchschnittlichen Monatseinkommens.

Bei der rasanten Ausbreitung der Diabetes-Erkrankungen muss zwischen zwei Varianten der Stoffwechselstörung unterschieden werden. Zum einen nimmt – mit drei bis fünf Prozent pro Jahr – die Häufigkeit von Typ-1-Diabetes schneller zu als erwartet. Wenn Experten von der explosionsartigen Diabetes-Epidemie sprechen, ist aber der Typ 2 gemeint. Von dieser Variante sind rund 95 Prozent aller Diabetiker betroffen. Als Ursache der Erkrankung gelten zum einen genetische Einflüsse, vor allem aber der Lebensstil.

„Typ-2-Diabetes tritt immer häufiger als Folge von Übergewicht und ungesundem Lebenswandel auf", erklärt Ernährungsmediziner Hans Hauner von der TU München. Das Erkrankungsrisiko steige dramatisch mit dem Körpergewicht, betont auch Andreas Pfeiffer vom Deutschen Institut für Ernährungsforschung in Potsdam: „Mit jeder Gewichtszunahme von vier Kilogramm verdoppeln übergewichtige Menschen ihr Diabetes-Risiko."

Mehr als 1,5 Milliarden Erwachsene und knapp 700 Millionen Kinder sind weltweit übergewichtig, so eine Untersuchung der Universität Melbourne. „Dicke Bäuche in Industrienationen sind nichts Neues", sagt Diabetologe Hellmut Mehnert vom HelmholtzZentrum München. „Aber dort entwickelte sich der Trend zum Übergewicht allmählich, über Jahrzehnte hinweg." Das ist in den Entwicklungs- und Schwellenländern jetzt ganz anders. „In einem nie da gewesenen Tempo vollzieht sich in diesen Regionen eine Ernährungsumstellung hin zu kalorienreichem und überzuckertem Essen", analysiert Präventionsmediziner Schwarz. „Ungesunde Nahrung, kombiniert mit Bewegungsmangel, ist eine hochgefährliche Mischung." Diese „Verwestlichung des Lebensstils" trägt laut Weltgesundheitsorganisation (WHO) den wesentlichen Teil zur Verbreitung des Diabetes bei.

In keinem anderen Land gibt es so viele Betroffene wie in China. Das Reich der Mitte ist das Epizentrum der Pandemie. Mit 92 Millionen Diabetikern führt China das weltweite IDF-Ranking an. Innerhalb einer Generation hat sich der Lebensstil hier radikal gewandelt. Viele Chinesen ziehen von Bauernhöfen in die Stadt, wo sie meist sitzenden Tätigkeiten nachgehen. Zudem verdrängt

Blick auf Europa

Häufigkeit von Diabetes-Erkrankungen in 15 europäischen Ländern
geschätzter Anteil in der Bevölkerungsgruppe der 20- bis 79-Jährigen, in Prozent

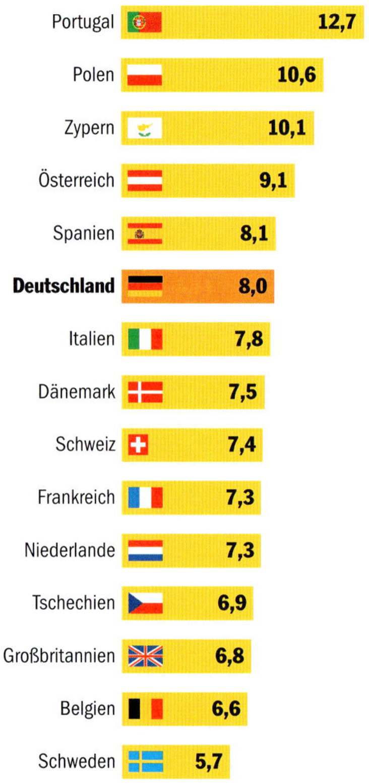

Portugal, Polen und Zypern sind die europäischen Länder mit der höchsten Diabetes-Häufigkeit, bezogen auf den Anteil in der Bevölkerung. Deutschland liegt im oberen Mittelfeld, in Schweden ist Diabetes seltener

Quelle: „The IDF Diabetes Atlas. Fifth Edition", 2011

Fast Food das selbst gemachte Wok-Gemüse. „Auch viele chinesische Kinder sind mittlerweile übergewichtig", analysierte Gesundheitsökonom Franz Benstetter von dem weltgrößten Rückversicherer Münchener Rück. Pekings sogenannte 1-Kind-Politik hat dazu geführt, dass die verwöhnten Einzelkinder heute stärker gesundheitsgefährdet sind als ihre Großeltern. Übergewicht als gesellschaftliches Problem in China und im Westpazifik mag auf den ersten Blick verwundern. Asiaten haben eigentlich den Ruf, klein und schlank zu sein. Doch der vermehrte Verzehr von Milch- und Fleischprodukten ließ das Bauchfett wachsen. „Dieses Fett beeinträchtigt den Stoffwechsel und die Insulinverwertung besonders stark", erklärt Biomedizinerin Lesley Russell von der Universität Sydney. „Bei Asiaten bricht der Diabetes deshalb schon bei weniger auffälligen Körperproportionen aus."

In den Arabischen Emiraten leiden 60 Prozent der Bevölkerung an Übergewicht und vermutlich noch mehr Menschen an Diabetes, als die offiziellen Zahlen belegen. „Zahlreiche einheimische Ärzte gehen davon aus, dass die Diabetes-Rate die 50-Prozent-Marke längst überschritten hat", so ein Report zur Gesundheitsmesse „Arab Health". Auch in den Überflussgesellschaften der ölreichen Golfnationen hat sich binnen weniger Jahrzehnte viel verändert. Vor dem Ölboom besaß fast niemand ein Auto. Heute gilt es als chic, zum Fast-Food-Drive-in zu fahren. Die traditionelle arabische Küche war schon immer opulent, ölig und süß. Jetzt aber fehlt den Menschen als Ausgleich die Bewegung.

Die Problematik hat selbst den afrikanischen Kontinent erfasst, den man eigentlich eher mit Unterernährung und HIV in Verbindung bringt. Doch wie in den meisten Entwicklungsländern der Welt, so mehren sich auch in den Städten Afrikas die Dickbäuchigen. Die hohe Dunkelziffer nicht diagnostizierter Diabetiker schätzen Experten hier besonders hoch. Oft fehlt es an Kliniken in erreichbarer Nähe und den Betroffenen an Geld für die Behandlung. Für viele Afrikaner kommt Diabetes deshalb einem Todesurteil gleich. „Die Sterblichkeitsrate ist in Afrika zehnmal höher als etwa in England", sagt die IDF-Biostatistikerin Leonor Guariguata und schockiert mit einer Anekdote. „Ein Vater, dessen Tochter Diabetikerin ist, erzählte mir glücklich: ‚Meine Tochter ist tot!' Ich fragte ihn, warum er sich darüber so freue, und er sagte: ‚Weil ich nun kein Insulin mehr kaufen muss und endlich meinen fünf anderen Kindern die Schule bezahlen kann.'" In immer mehr unterentwickelten Ländern gilt Diabetes inzwischen als eine ebenso todbringende Krankheit wie Aids – weil sie schlichtweg „unbezahlbar" ist.

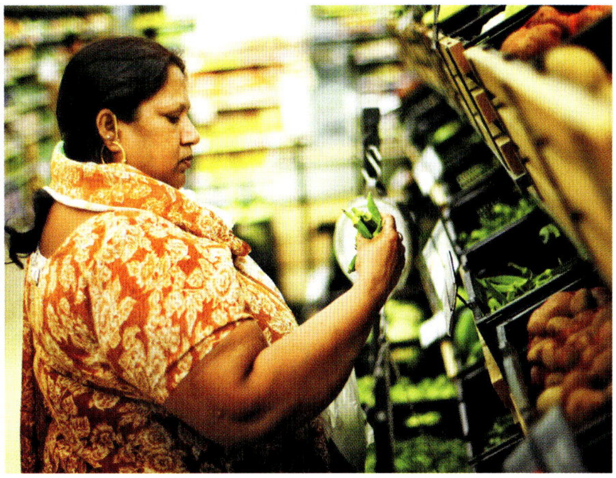

Übergewicht mit Folgen In Indien leben 61,3 Millionen Erwachsene mit Diabetes. 983 000 Todesfälle im Jahr 2011 sind der Stoffwechselstörung zuzuschreiben

»Das nötige Wissen für einen gesunden Lebensstil ist der Schlüssel im Kampf gegen die Epidemie«

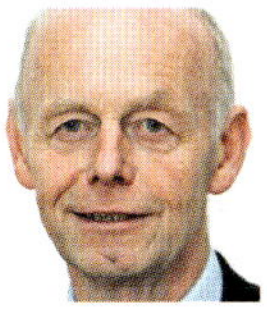

Detlev Ganten, Molekularmediziner und ehemaliger Vorstandsvorsitzender der Charité Berlin

In Europa ist die Versorgungslage zwar deutlich besser, alarmierende Diabetes-Zahlen gibt es trotzdem. Portugal belegt mit 12,7 Prozent Bevölkerungsanteil den ersten Platz im europäischen Ranking (siehe Grafik S. 36). Der Wert ist doppelt so hoch wie in Schweden. Ein Nord-Süd-Gefälle lässt sich allerdings nicht ausmachen. Deutschland und Spanien beispielsweise liegen mit acht Prozent fast gleichauf. „Solche Ungereimtheiten in der Verteilung können wir bislang noch nicht erklären", räumt Epidemiologe Mehnert ein.

Der globale Blutzuckeranstieg ist die vielleicht größte Bedrohung der Menschheit. Doch es gibt ein geeignetes Gegenmittel. „Bildung ist der Schlüssel", bekräftigt Detlev Ganten, Molekularmediziner und ehemaliger Vorstandsvorsitzender der Charité Berlin. „Wissen über eine gesunde Ernährung und Lebensweise sind die Haupteinflussfaktoren auf das Körpergewicht." Bei der Aufklärung und Prävention müsse Europa mehr Verantwortung übernehmen, fordert der Wissenschaftler, der derzeit an der Gründung eines deutsch-französischen Zentrums für Public-Health-Forschung beteiligt ist. Dort sollen unter anderem Diabetes-Experten für die Dritte Welt ausgebildet werden.

Derartige Sofortmaßnahmen sind dringend notwendig, um die Diabetes-Krise aufzuhalten. Vorstöße wie die deutsch-französische Zusammenarbeit und der weltweite Alarmruf der UN lassen hoffen, dass der Kampf gegen die Epidemie erfolgreich ist. ■

JOSEPH SCHEPPACH

Fotos: privat, J. Silberberg/Panos Pictures/Visum

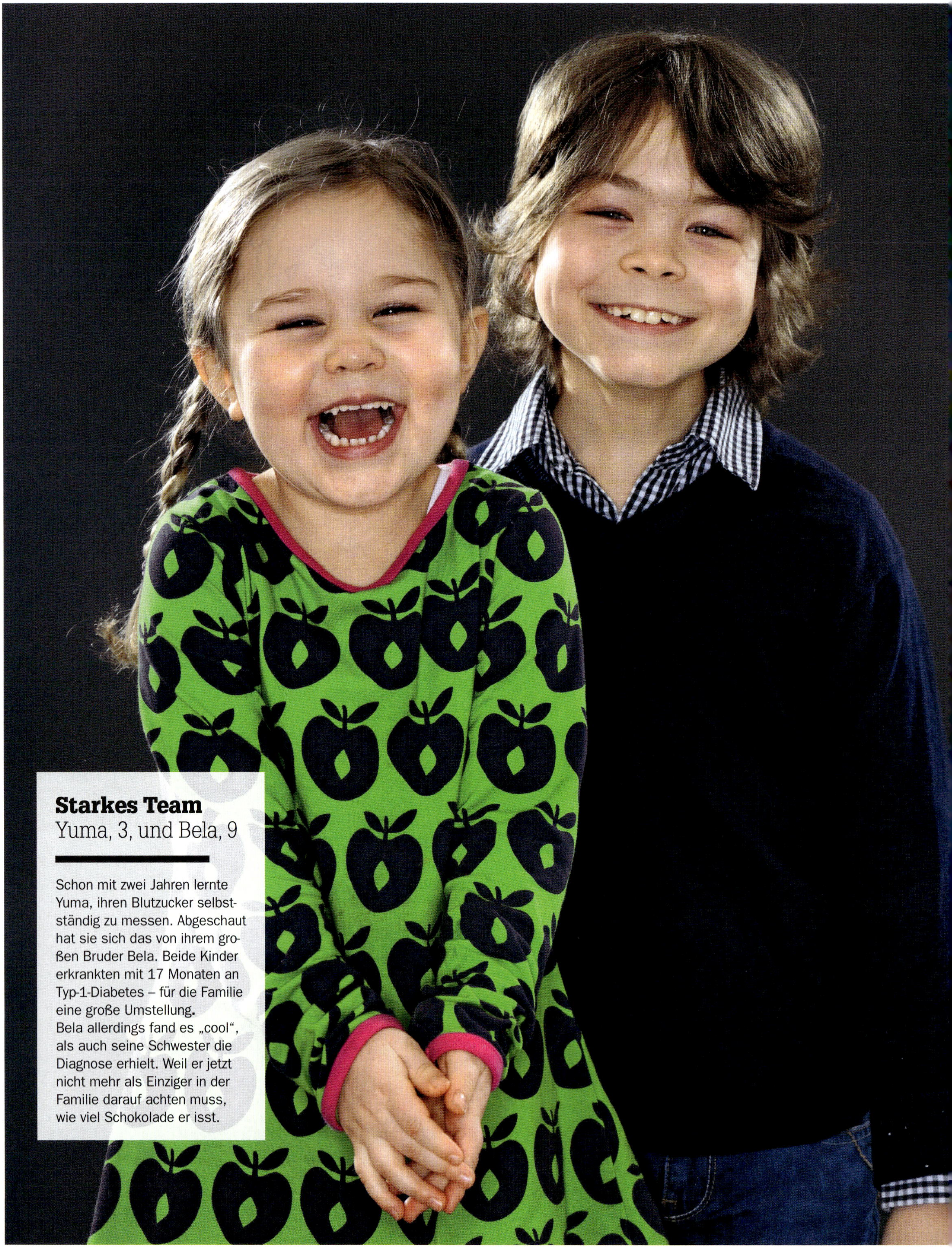

Starkes Team
Yuma, 3, und Bela, 9

Schon mit zwei Jahren lernte Yuma, ihren Blutzucker selbstständig zu messen. Abgeschaut hat sie sich das von ihrem großen Bruder Bela. Beide Kinder erkrankten mit 17 Monaten an Typ-1-Diabetes – für die Familie eine große Umstellung. Bela allerdings fand es „cool", als auch seine Schwester die Diagnose erhielt. Weil er jetzt nicht mehr als Einziger in der Familie darauf achten muss, wie viel Schokolade er isst.

Kinder zwischen Spritze und **Gummibär**

Wenn Kinder und Jugendliche an Typ-1-Diabetes erkranken, muss **die ganze Familie** ihren Alltag neu erlernen. Forscher versuchen, die Umstellung mit neuen Therapien zu erleichtern

Yuma ist eine kleine Heldin. Ihrem Namen macht die Dreieinhalbjährige alle Ehre. Denn der wurzelt bei den Yuma-Indianern, furchtlosen Kriegern im Südwesten Amerikas. Als die Nadel aus der Stechhilfe schießt, zuckt das Mädchen kaum mit der Wimper. Wie selbstverständlich pikst sie sich in den Mittelfinger, quetscht einen kleinen Blutstropfen aus der Einstichstelle und hält ihn routiniert an den Teststreifen. Nur beim Ablesen muss Mama noch helfen. „Darf ich jetzt malen gehen?", nuschelt Yuma hinter ihrem Schnuller und lächelt ein gewinnendes Kinderlächeln.

„Blutzuckermessen konnte Yuma schon mit zwei Jahren", sagt Mutter Britta Bungenberg, während sie Papier, Wachsstifte und Tuschkasten für die tapfere Künstlerin vorbereitet. „Als ich es das erste Mal gesehen habe, konnte ich es selbst kaum glauben", erzählt die 40-Jährige. Seit Yuma 17 Monate alt ist, leidet sie an Typ-1-Diabetes, genau wie ihr großer Bruder Bela. Von dem Neunjährigen hat sie sich vieles abgeschaut. Den Umgang mit der Krankheit lernt sie deshalb fast spielerisch – so auch das „Piksen".

Typ-1-Diabetes ist die häufigste Stoffwechselerkrankung bei Kindern und Jugendlichen. Allein in Deutschland sind rund 25 000 junge Menschen betroffen. Mehr als die Hälfte davon, etwa 15 000, sind jünger als 14 Jahre. Und die Zahlen steigen. Seit den frühen 1990er-Jahren haben sich die Neuerkrankungen bereits verdoppelt, bis zum Jahr 2020 erwarten Mediziner eine weitere Verdopplung, insbesondere bei den Kleinsten unter fünf Jahren.

Die Frage nach den Ursachen der Krankheit und den steigenden Fallzahlen beschäftigt Wissenschaftler weltweit.

Anders als bei Typ-2-Diabetes, früher auch Altersdiabetes genannt, liegt diese Art der Stoffwechselstörung nicht in falschen Ernährungsgewohnheiten, Bewegungsmangel und dem resultierenden Übergewicht begründet. Typ-1-Diabetes ist eine Autoimmunerkrankung. Die körpereigenen Abwehrzellen, die den Organismus eigentlich gegen Krankheitserreger wie Viren und Bakterien verteidigen sollen, richten sich gegen das eigene Gewebe. Das Immunsystem attackiert die sogenannten Betazellen der Bauchspeicheldrüse und vernichtet sie (siehe Kasten Seite 42). Da diese Zellen Insulin produzieren, ist ein Mangel des Hormons die Folge – und der kann lebensgefährlich werden. Denn Insulin ist dafür verantwortlich, Zuckermoleküle aus dem Blut als Energiequelle in alle Zellen des Körpers zu schleusen. Fehlt das Hormon, verbleibt der überschüssige Zucker in der Blutbahn, und der gesamte Stoffwechsel gerät aus dem Gleichgewicht. Ohne Insulinzufuhr von außen können Typ-1-Diabetiker in ein lebensbedrohliches Koma fallen. Bleibt der Blutzucker dauerhaft erhöht, drohen gravierende Langzeitschäden, etwa an Augen, Nieren, Füßen und dem Herz-Kreislauf-System (siehe auch S. 74). Den Patienten bleibt deshalb nichts anderes übrig, als selbst die Arbeit ihrer Bauchspeicheldrüse zu übernehmen. Sie müssen regelmäßig ihren Blutzuckerspiegel kontrollieren und per Spritze oder Pumpe für ausreichenden Insulinnachschub sorgen.

300 000 bis 400 000 Menschen **in Deutschland leiden** an Typ-1-Diabetes

Yuma war erst eineinhalb Jahre alt, als sich der Diabetes bemerkbar machte. „Sie war extrem müde und quengelig und hat dann auf einmal an einem Nachmittag einen halben Liter Apfelsaft getrunken", erinnert sich ihre Mutter Britta Bungenberg. Alarmiert durch die Vorzeichen, die sie schon von Sohn Bela kannte, kontrollierte sie Yumas Blutzucker. Tatsächlich lag er bei über 300 Milligramm pro Deziliter. Normal wäre ein Wert zwischen 60 und 120. Die Eltern machten sich sofort auf den Weg ins Krankenhaus.

„Trinkt ein Kind auffallend viel und wacht sogar nachts auf, weil es Durst hat, ist das ein deutliches Warnzeichen", bestätigt Kinderarzt Ralph Ziegler, der in Münster im St.-Franziskus-Hospital und in seiner eigenen diabetologischen ▶

Foto: Stefan Thomas Kroeger/FOCUS-Magazin

Schwerpunktpraxis seit fast 20 Jahren junge Diabetes-Patienten behandelt. Aufmerksam sollten Eltern auch werden, wenn ihr Kind vermehrt auf die Toilette muss oder wieder zum Bettnässer wird, obwohl es schon längst trocken war. Ist es dann noch über einen längeren Zeitraum hinweg schlapp, krankheitsanfällig und nimmt plötzlich ab, muss sofort ein Arzt aufgesucht werden. „Je früher ein Kind zu uns gebracht wird, desto besser können wir helfen und ein lebensbedrohliches Koma vermeiden", betont Kinderdiabetologe Ziegler. Mit der Arbeitsgemeinschaft für Pädiatrische Diabetologie (AGDP) treibt er eine Kampagne voran, die Eltern, aber auch Lehrer und Betreuer in Kindergärten und Krippen für die Symptome von Typ-1-Diabetes sensibilisieren soll.

Die Gründe für den Angriff des Immunsystems auf die Insulin produzierenden Betazellen sind noch nicht alle bekannt. Das Ergbut spielt definitiv eine Rolle. Sind Eltern oder Geschwister betroffen, erhöht sich das Erkrankungsrisiko deutlich, ebenso wenn ein Kind bestimmte Genvarianten besitzt. Als Auslöser der Krankheit bei erblich vorbelasteten Menschen werden jedoch Umwelteinflüsse vermutet. Unter Verdacht stehen unter anderem übertriebene Hygiene und die frühkindliche Ernährung. Die Auswirkungen zahlreicher Faktoren untersuchen Forscher derzeit im Rahmen der internationalen Langzeitstudie TEDDY (siehe Seite 100). Aus den Ergebnissen sollen Therapieansätze entstehen, um Typ-1-Diabetes einmal ganz zu verhindern.

Derzeit ist das noch Zukunftsmusik. Doch erblich vorbelastete Kinder profitieren schon jetzt von der Studienteilnahme, da sie von Geburt an regelmäßig Vorsorgeuntersuchungen erhalten. So lässt sich der Ausbruch der Krankheit früh diagnostizieren, noch bevor der Stoffwechsel ganz aus der Bahn gerät.

Dies kam auch der fünfjährigen Frieda Heyart zugute. Ihre ältere Schwester Emma hat Typ-1-Diabetes, ebenso der Vater. „Da lag es für mich nahe, Frieda zu der Studie anzumelden", sagt ihre Mutter, Heike Heyart. Als Frieda neun Monate alt war, entdeckten die Studienärzte erstmals verdächtige Antikörper in ihrem Blut. Die Zerstörung der Zellen ihrer Bauchspeicheldrüse schritt – wie bei der Erkrankung typisch – mehrere Jahre lang ohne Symptome weiter fort (siehe Verlaufsgrafik Seite 45). Erst vor wenigen Wochen schnellte der Blutzuckerspiegel des mittlerweile fünfjährigen Mädchens dann in die Höhe. Bei den meisten Diabetikern wird die Erkrankung erst zu diesem Zeitpunkt bemerkt und die Diagnose Typ-1-Diabetes gestellt.

„Darf ich eine Nussecke haben?", fragt Frieda artig ihre Mutter und blickt sie aus großen Augen erwartungsvoll an. Von klein auf hat sie bei ihrem Vater und der älteren Schwester Emma beobachtet, was es bedeutet, zuckerkrank zu sein. Viele Dinge, gegen die sich andere Kinder sträuben, sind für sie ganz normal. Zum Beispiel, dass man nicht einfach heimlich naschen darf. Mutter Heike Heyart nickt die Nussecke ab, aber mahnt: „Dann müssen wir messen und dir eine Spritze geben." Für Frieda ist das ein fairer Deal. Klaglos nimmt sie den Piks des Messgeräts im Mittelfinger und die Insulinspritze in den Kinderdpo in Kauf – und mampft zufrieden ihr süßes Teilchen.

Nicht immer läuft die Sache so rund wie bei Frieda oder der kleinen Yuma aus Hannover. Gerade die erste Zeit nach der Diagnose ist für die Familien oft von Angst, Unsicherheit und Hilflosigkeit geprägt. „Das Schlimmste war für mich, als meine ältere Tochter Emma am ersten Tag nach der Diagnose im Krankenhaus die Insulininfusion bekam," erinnert sich der zweifache Vater Jörg Heyart. „Sie war ja erst zwei Jahre alt, hatte Angst, schrie und wehrte sich, und ich musste hinter einer Glastür zusehen und konnte nichts tun!" In dem Moment habe ihm die Erfahrung mit seiner eigenen Typ-1-Diabetes-Erkrankung wenig geholfen. Auch Ehefrau Heike berichtet, sie sei damals regelrecht in ein Loch gefallen. Die extreme Sorge um das kranke Kind, aber auch die Angst vor der eigenen Verantwortung ließen ihr keine Ruhe. Erst als sie sich klarmachte, wie gut ihr Mann seit Jahrzehnten mit der Stoffwechselstörung leben kann, konnte sie wieder positiv in die Zukunft blicken.

Ihre Gefühle übermannten auch Britta Bungenberg, als ihr Sohn Bela mit 17 Monaten die Diagnose erhielt. „Ich hatte ja keine Ahnung, was diese Krankheit bedeutet, und dachte nur: Mein armes Kind! Nie mehr Süßigkeiten und Kindergeburtstage!", erinnert sich die Mutter. ▶

Zerstörte Zellen

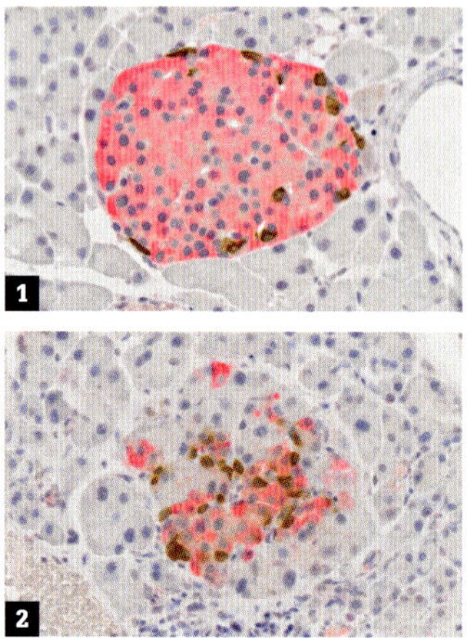

Quelle: Helmholtz Zentrum München, DZD

Mikroskopische Abbildung einer gesunden (1) und einer krankhaft veränderten (2) Langerhans'schen Insel in der Bauchspeicheldrüse einer Maus. Die Insulin produzierenden Betazellen sind rosa gefärbt.

Die Ursache ...

... des Typ-1-Diabetes ist eine Autoimmunerkrankung. Die körpereigene Abwehr attackiert fälschlicherweise die Insulin produzierenden Betazellen der Bauchspeicheldrüse und vernichtet diese. Insulinmangel ist die Folge. Die Gründe für den Angriff sind noch nicht geklärt. Eine genetische Veranlagung gilt als Basis. Auslöser der Erkrankung scheinen jedoch Umwelteinflüsse zu sein (s. Interview S. 100). Mit den Ursachen des Typ-2-Diabetes (fett- und zuckerreiche Ernährung und Bewegungsmangel) hat Typ-1-Diabetes nichts zu tun.
Die Erkrankung kann in jedem Alter auftreten, trifft aber vor allem Kinder und Jugendliche. Die Stoffwechselstörung ist derzeit nicht heilbar, Betroffene müssen ein Leben lang Insulin spritzen. Die Sonderform LADA-Diabetes (**L**atent **A**utoimmune **D**iabetes in **A**dults), die meist im Alter von 25 bis 40 Jahren auftritt, lässt sich hingegen lange mit einer Diät und Tabletten behandeln.

Foto: Stefan Thomas Kroeger/FOCUS-Magazin

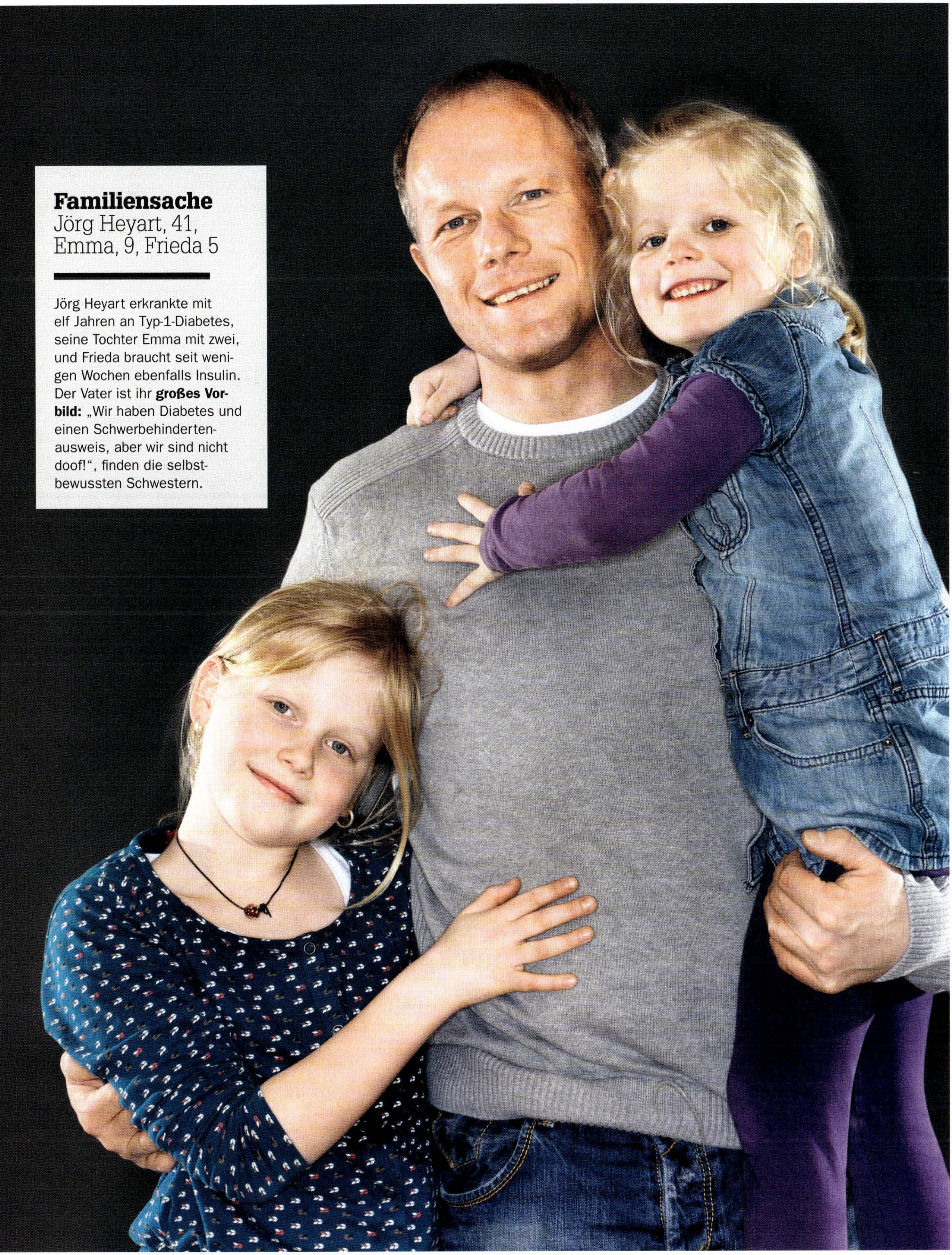

Familiensache

Jörg Heyart, 41, Emma, 9, Frieda 5

Jörg Heyart erkrankte mit elf Jahren an Typ-1-Diabetes, seine Tochter Emma mit zwei, und Frieda braucht seit wenigen Wochen ebenfalls Insulin. Der Vater ist ihr **großes Vorbild:** „Wir haben Diabetes und einen Schwerbehindertenausweis, aber wir sind nicht doof!“, finden die selbstbewussten Schwestern.

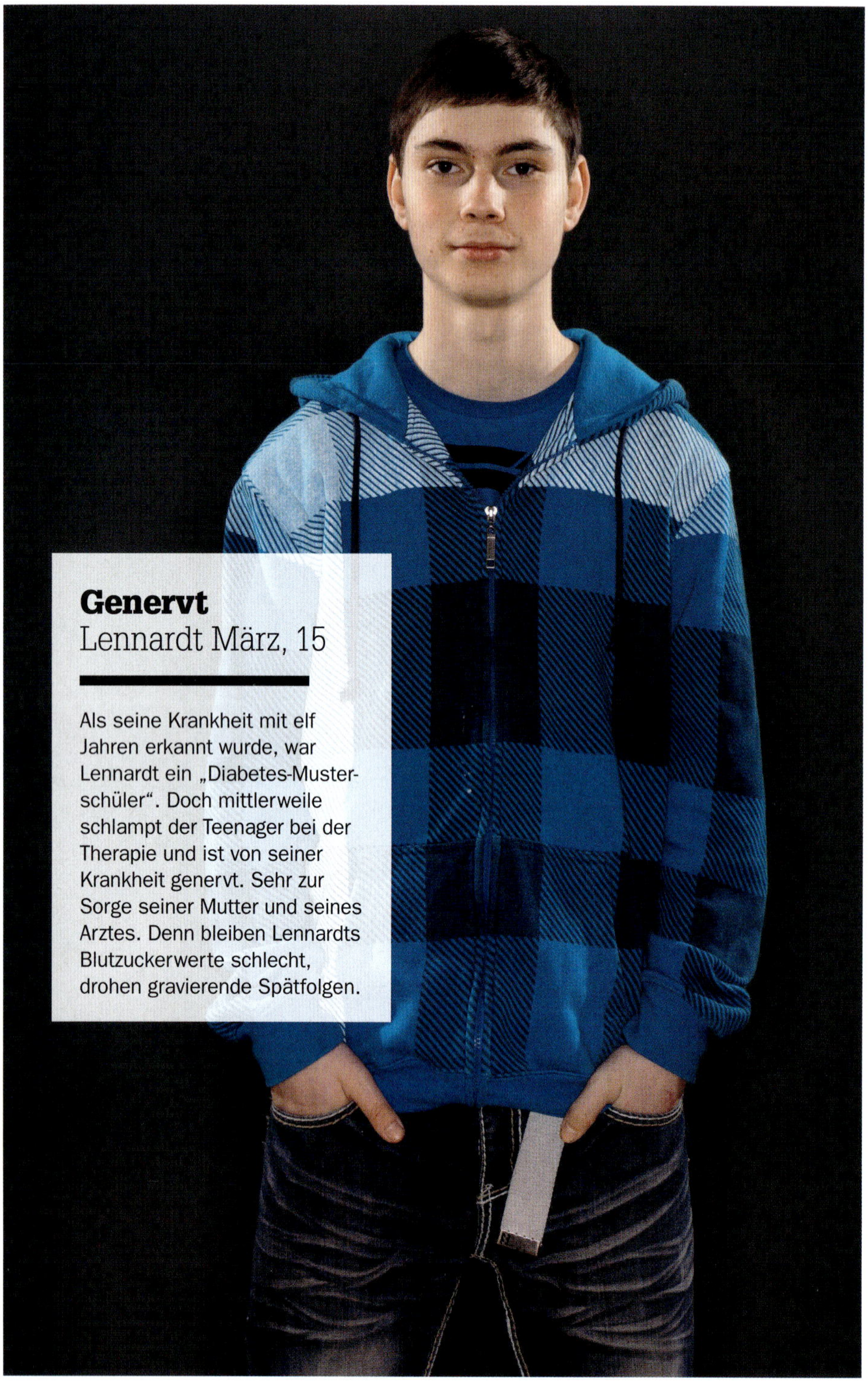

Genervt
Lennardt März, 15

Als seine Krankheit mit elf Jahren erkannt wurde, war Lennardt ein „Diabetes-Musterschüler". Doch mittlerweile schlampt der Teenager bei der Therapie und ist von seiner Krankheit genervt. Sehr zur Sorge seiner Mutter und seines Arztes. Denn bleiben Lennardts Blutzuckerwerte schlecht, drohen gravierende Spätfolgen.

Die Bungenbergs entschlossen sich, Rat bei Thomas Danne zu suchen, dem Chefarzt im Kinderkrankenhaus auf der Bult in Hannover, einem der größten Zentren für Kinderdiabetologie in Deutschland. Die Entscheidung der Eltern war richtig, denn die Versorgung zuckerkranker Kinder und Jugendlicher gehört in die Hände eines Spezialisten und eines erfahrenen kinderdiabetologischen Teams. „Junge Diabetes-Patienten zu behandeln bedeutet weit mehr, als Blutzucker zu messen und Insulin zu verabreichen", betont Chefarzt Danne, der seit 25 Jahren in diesem Bereich arbeitet und mehr als 700 zuckerkranke Kinder betreut. Zur Therapie gehört auch die psychologische Unterstützung der Angehörigen. In besonderen Schulungen lernen die Eltern, wie sie ihr Kind optimal versorgen und mit Situationen wie Kindergeburtstagen, Schulausflügen und Klassenfahrten umgehen. Ebenso sind Kurse für Großeltern, Paten, Kindergärtner und Lehrer im Angebot – also für all diejenigen, die außer den Eltern das Kind betreuen. „Auch die jungen Patienten selbst müssen von Anfang an mit einbezogen werden, damit sie früh lernen, Verantwortung für den eigenen Körper zu übernehmen", so Kinderarzt Danne. „Das beginnt bereits in der Klinik, in der jedes Kind nach der Erstdiagnose für einige Wochen behandelt wird."

Im Kinder- und Jugendkrankenhaus auf der Bult in Hannover wird deshalb immer gemeinsam gegessen. Am Tisch hat sich eine munter schwatzende Runde versammelt. Doch statt sich einfach ihr Lieblingsgericht auf den Teller zu schaufeln, wiegen die Kinder und Jugendlichen zuckerhaltige Lebensmittel wie Reis, Kartoffeln oder Nudeln exakt ab. Unterstützt durch die Diabetes-Beraterin Sarah Bläsig ermitteln sie die sogenannten Kohlenhydrateinheiten. Sie bestimmen, wie viel Insulin der Körper vor jeder Mahlzeit benötigt, um die Zuckermoleküle abzubauen. „Das gemeinsame Messen und Wiegen übt für den Alltag zu Hause, und die Kids erleben, dass sie mit ihrem Schicksal nicht allein sind", erklärt Bläsig. Und ruft laut in die Runde: „Habt ihr daran gedacht, dass es gleich noch Nachtisch gibt?"

Typ-1-Diabetes ist nicht heilbar, die Behandlung wird jedoch immer besser. Neue Insulinvarianten mit unterschiedlicher Wirksamkeitsdauer helfen ebenso wie moderne Mess- und Injektionsgeräte, den Blutzuckerhaushalt noch exakter einzustellen. Ärzte sind zuversichtlich, dass die jungen Patienten lange Zeit gut leben können – ohne die gefürchteten Spätfolgen. So stellte der heutige Chefarzt Danne vor 30 Jahren bereits bei zahlreichen 18-jährigen Diabetikern Veränderungen der Netzhaut und der dahinterliegenden Blutgefäße fest. Langfristig können sich aus diesen Anzeichen ernsthafte Augenschäden entwickeln. „Aber solche Befunde haben wir heute so gut wie gar nicht mehr", bekräftigt Danne.

Der Diabetologe tüftelt gemeinsam mit Kollegen aus Israel und Slowenien an Geräten, die automatisch den Blutzucker bestimmen und entsprechend korrigieren. Damit, so hofft er, wird sich die Therapie immer weiter an die natürlichen Stoffwechselabläufe annähern (siehe auch Seite 94). Noch gilt es, einige technische Schwierigkeiten zu überbrücken und die Wirksamkeit zu prüfen, bis solche „künstlichen Bauchspeicheldrüsen" für Patienten zur Verfügung stehen. Doch schon jetzt könne man mit Insulinpumpen sehr viel erreichen, betont Danne.

Bela, Yuma und Emma haben längst eine solche Pumpe. Und Bela führt seine auch gern vor. Er trägt das Gerät in einer kleinen Tasche um den Bauch und ist über einen dünnen Katheter damit verbunden. Durch den feinen Schlauch gibt die Pumpe automatisch sogenanntes Langzeit- oder Basisinsulin ab, das den Tag über für einen stabilen Blutzuckerwert sorgt. Noch steht der endgültige Beweis aus, ob Insulinpumpen der herkömmlichen Therapie mit Spritzen überlegen sind. Eine Meta-Analyse aus dem Jahr 2008, bei der polnische Wissenschaftler sechs Studien zur Pumpentherapie unter die Lupe nahmen, brachte ein klares Ergebnis: Diabetiker mit dem Gerät konnten ihren Stoffwechsel besser kontrollieren und brauchten außerdem insgesamt weniger Insulin als Kontrollpersonen, die sich spritzen mussten. Langzeiterfolge wie die Vermeidung von Spätschäden sind jedoch noch nicht erfasst.

Bela und Emma, die beiden Neunjährigen, sind inzwischen echte Profis im Umgang mit dem Diabetes. Und doch graust den Eltern vor dem, was noch kommt: der Pubertät. Denn dann läuft die Diabetes-Therapie bei vielen aus dem Ruder. Der Körper verändert sich rasant; die korrekte Insulindosis ist schwieriger zu finden. Zudem hadern die Jugendlichen in dieser Phase öfter mit ihrer Krankheit und damit, dass sie anders sind als ihre Freunde. Erste Liebesbeziehungen machen Pumpe und Spritze zum Tabuthema oder veranlassen die Betroffenen, den Zuckerspiegel lieber etwas zu hoch zu lassen, um nur ja nicht umzukippen. Sich vor dem anderen Geschlecht nicht zu blamieren wird wichtiger als die Therapie. „Pubertierende Jugendliche wollen ihren Diabetes am liebsten vergessen", sagt Kinderdiabetologe Danne. „Wenn sie dann noch Alkohol trinken oder die Nächte durchtanzen, ist eine wirksame Behandlung kaum noch möglich."

Der 15-jährige Lennardt März gibt offen zu, dass er mit seiner Insulintherapie nicht sehr sorgfältig umgeht. Dabei war er als Elfjähriger, als seine Zuckerkrankheit diagnostiziert wurde, ein regelrechter Diabetes-Musterschüler. Er durfte sogar früher aus dem Krankenhaus nach Hause, weil alles so gut klappte. Doch das ist Vergangenheit, sehr zur Verzweiflung seiner Mutter. „Lennardts HbA1c-Werte sind sehr schlecht", erzählt Karen März. „Aber von Spätfolgen will er nichts wissen, das ist alles viel zu weit weg für ihn."

Der 15-Jährige hätte gern eine Insulinpumpe. Er hofft, dass sie ihm das Leben leichter macht. Doch die Krankenkasse ebenso wie Danne, der den Jungen behandelt, stellen dafür Bedingungen: Zuerst müssen die Blutzuckerwerte und vor allem die Mitarbeit besser werden.

Lennardt weiß das, aber wirklich aktiv wird er trotzdem nicht. „Das Spritzen nervt einfach, und dann vergess ich es eben", erklärt der Teenager.

„Die Pubertät war auch für mich eine schlimme Zeit", erinnert sich Jörg Heyart. „Aber das geht zum Glück vorbei." Der 41-Jährige hat längst Frieden geschlossen mit seiner Krankheit. Sie hält ihn nicht davon ab, Ausdauersport zu treiben und sogar zu tauchen. „Wer seinen Körper kennt, kann mit Diabetes fast alles machen, was Spaß macht", so Vater Heyart. Diese Einstellung vermittelt er auch seinen beiden Töchtern. Mit Erfolg.

Emma, die Große, hat sie schon so gut wie verinnerlicht. Sie möchte einfach nur behandelt werden wie jedes andere Kind auch. Extrawürste, die auf das Konto ihres Diabetes gehen, bringen sie auf die Palme. So wie kürzlich, als eine Lehrerin einen Streit schlichtete und ihre Mitschüler bat, auf Emma Rücksicht zu nehmen, denn die sei schließlich krank. „Ich habe zwar Diabetes und einen Schwerbehindertenausweis", empört sich die Neunjährige, „aber deswegen bin ich noch lange nicht doof!" ■

STEFANIE REINBERGER

Schleichender Verlauf

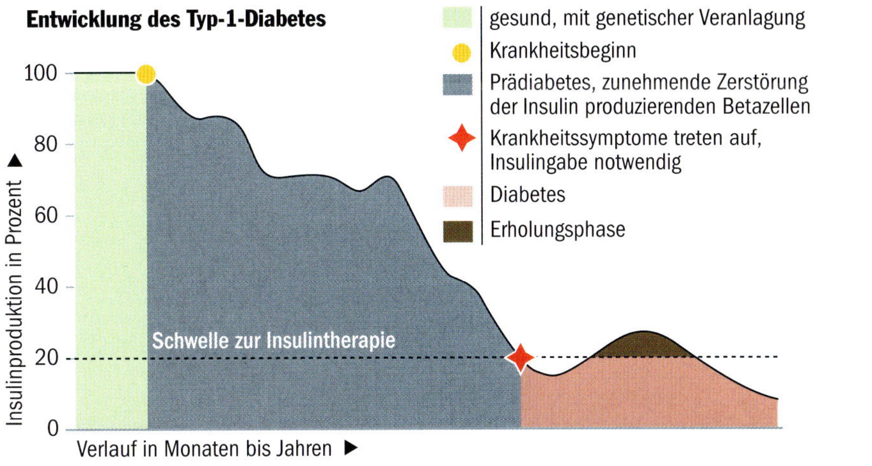

Eine genetische Veranlagung ist Grundlage des Typ-1-Diabetes. Aber erst wenn zusätzlich Umwelteinflüsse auf den Körper einwirken, bricht die Krankheit aus, und die Zerstörung der Insulin produzierenden Betazellen in der Bauchspeicheldrüse beginnt. Welche Faktoren diesen Prozess auslösen, wird derzeit erforscht. **Sind nur noch 20 Prozent der Zellen intakt,** zeigen sich die Diabetes-Symptome; eine Insulintherapie wird nötig. Nach Beginn der Therapie erholen sich noch vorhandene Betazellen oft wieder, jedoch nur vorübergehend. Manche Patienten glauben während dieser Erholungsphase fälschlicherweise, sie seien geheilt.

Quelle: Kursbuch Diabetologie

Foto: Stefan Thomas Kroeger/FOCUS-Magazin

Mit FOCUS fit in den Frühling!

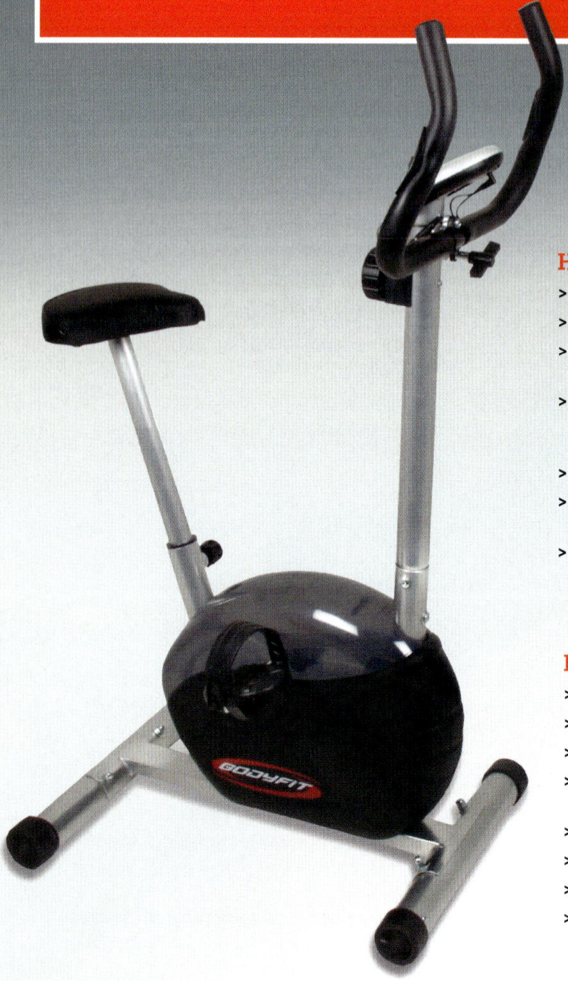

Heimtrainer, Zuzahlung € 19,– (E762)

- Magnetischer Heimtrainer mit Handpulsmesser
- 8-fach Schwierigkeitseinstellung
- Bequemer Sitz, ergonomischer Lenker, Sitz und Lenker individuell einstellbar
- Elektronischer Computer mit 5 Funktionen: Zeit, Geschwindigkeit, zurückgelegte Strecke, Kalorienverbrauch, Scan-Funktion
- Pulsmesser | Transportrollen
- Metall-Gehäuse | Tretgehäuse aus schlagfesten Kunststoff und blaues transparentes Sichtfenster
- Maße: ca. 121,5 × 86,0 × 51,0 cm

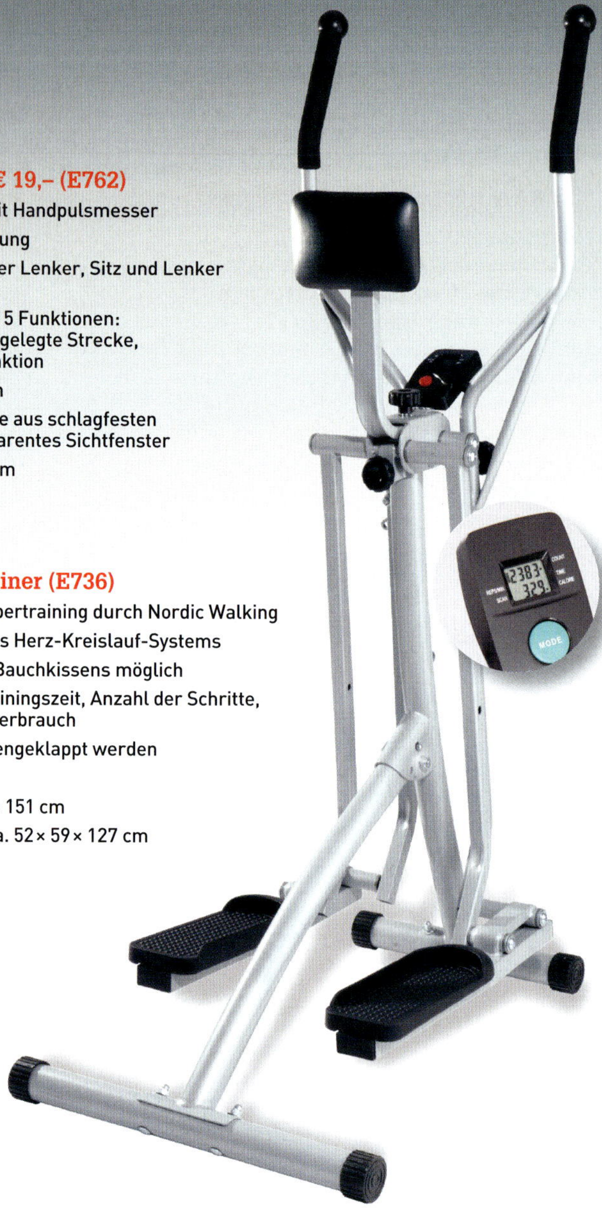

Nordic Walking Crosstrainer (E736)

- Gelenkschonendes Ganzkörpertraining durch Nordic Walking
- Training der Muskeln und des Herz-Kreislauf-Systems
- Individuelle Anpassung des Bauchkissens möglich
- Inkl. Trainingscomputer: Trainingszeit, Anzahl der Schritte, durchschnittlicher Kalorienverbrauch
- Kann platzsparend zusammengeklappt werden
- Max. Belastung: 120 kg
- Maße: aufgebaut ca. 80 × 59 × 151 cm
- Maße: zusammengeklappt ca. 52 × 59 × 127 cm

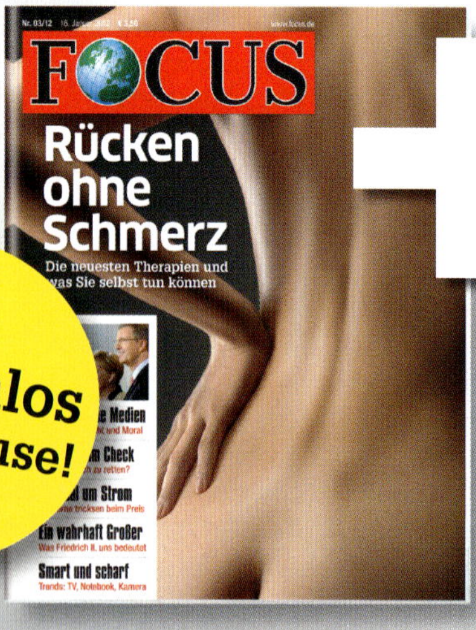

Kostenlos nach Hause!

Erleben Sie die Vorteile des neuen FOCUS

- Hohe Aktualität, klare Haltung, hochwertiger Journalismus
- Exklusive Berichte, Analysen und Beiträge von prominenten Gastautoren aus Politik, Gesellschaft, Wirtschaft und Kultur
- Packende Bilder internationaler Top-Fotografen und leidenschaftliche Artikel zum aktuellen Weltgeschehen
- Beste Recherchen und klare Fakten

Noch mehr Prämien finden Sie unter:

www.focus.de/praemie

Einfach per Telefon bestellen:

0180 5 480 1000*

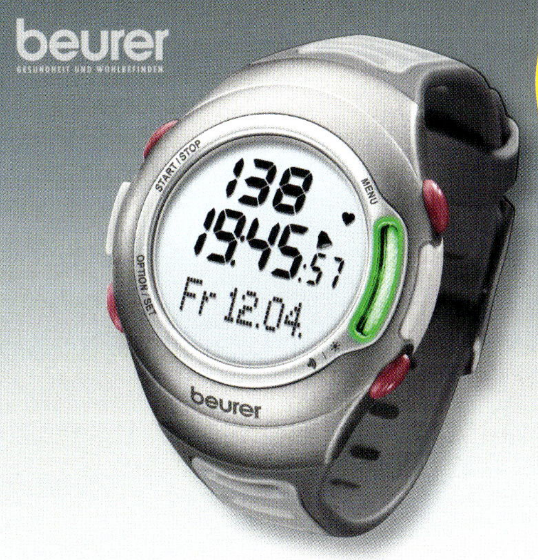

Prämie zur Wahl

FOCUS

Ihre Vorteile

- Keine Ausgabe mehr verpassen
- Wöchentliche Lieferung frei Haus
- Die beste Prämienauswahl
- Werben, ohne selbst Abonnent zu sein

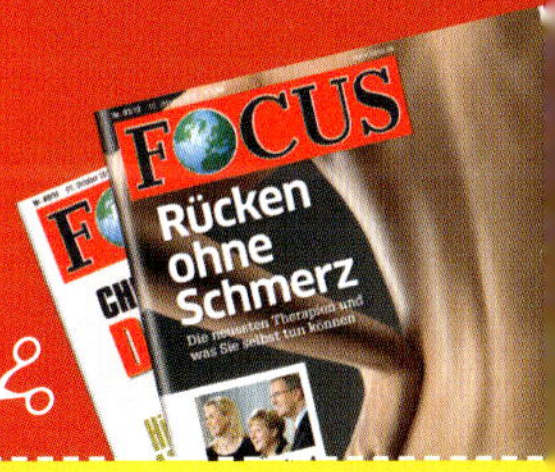

Bitte hier ausschneiden

BEURER Pulsuhr „PM70" (E251)

- EKG-genaue Herzfrequenz-Messung inkl. Herzrhythmus LED: rot oder grün
- Individueller Trainingsbereich einstellbar (inkl. Alarm)
- Durchschnittliche/maximale Herzfrequenz
- Kalorienverbrauch in Kcal
- Ermittlung eines Fitnesslevels (1-5) inklusive Interpretation
- Automatischer Trainingszonenvorschlag
- BMR (Basal Metabolic rate), AMR (Active Metabolic rate)
- Inkl. Uhrzeit, Kalender, Weckalarm, Stoppuhr
- Wasserdicht bis zu 30 m, Fahrradhalterung, Displaybeleuchtung, Speedbox kompatibel
- Digitaler Brustgurt mit flexiblem Spanngurt

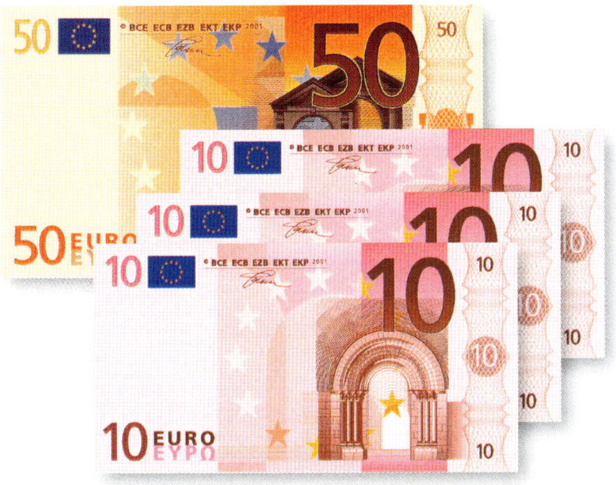

Verrechnungsscheck über € 80,– (7640)

- Erfüllen Sie sich Ihre ganz persönlichen Wünsche
- Willkommene Fakten für Ihre Kasse
- Bequem bei Ihrer Bank einzulösen

Oder Coupon ausfüllen und faxen:

0180 5 480 1001*

* € 0,14/Min. aus dem dt. Festnetz. Aus dem Mobilnetz max. € 0,42/Min.

Aktionsnummer 634724 F03
FOCUS Magazin Verlag GmbH, Hauptstraße 130, 77652 Offenburg, GF: Burkhard Graßmann, Andreas Mayer

Gleich bestellen!

Ja, ich abonniere FOCUS ab sofort für zunächst 1 Jahr versandkostenfrei zum Preis von zzt. € 3,50 pro Ausgabe. Wenn ich das FOCUS Abo nicht spätestens 6 Wochen vor Ablauf der Bezugszeit schriftlich kündige (Datum des Zugangs), verlängert sich das Abo automatisch um je 1 weiteres Jahr. Alle Preise inkl. MwSt.

Name | Vorname

Straße, Nr.

PLZ | Ort

Telefon (bitte für evtl. Rückfragen angeben) | Geb.-Datum

E-Mail (für unseren kostenlosen Info-Service)

Ich zahle bequem per Bankeinzug:
(Nur im Inland möglich. Berechnung jährlich, zzt. € 182,00.)

Geldinstitut

BLZ | Kontonummer

☐ Ja, ich bin einverstanden, dass mich die Hubert Burda Media Holding KG und Tochtergesellschaften künftig schriftlich, telefonisch oder per E-Mail über weitere Serviceleistungen und interessante Medienangebote informieren. Mein Einverständnis ist freiwillig und kann jederzeit widerrufen werden (z.B. per E-Mail an meine-daten@burda.com).

Ja, ich habe einen neuen Abonnenten geworben. Der Versand der Prämie erfolgt, ca. 2 Wochen nachdem der neue FOCUS Abonnent bezahlt hat. Der Anspruch auf die Prämie entsteht erst dann, wenn das Abo vollständig bezahlt ist. Hinweis: Prämienempfänger und neuer FOCUS Abonnent dürfen nicht identisch sein. Das Angebot gilt nur in Deutschland. Auslandskonditionen auf Anfrage. Die Bestellung kann binnen 4 Wochen ohne Angabe von Gründen schriftlich widerrufen werden. Die Frist beginnt mit dem Bestelldatum. Zur Wahrung der Widerrufsfrist genügt die rechtzeitige Absendung an FOCUS Magazin Verlag GmbH, Abonnentenservice, Postfach 290, 77649 Offenburg. Meine Prämie schicken Sie bitte an folgende Adresse. Ich bekomme sie auch, wenn ich selbst kein FOCUS Abonnent bin.

Name | Vorname

Straße, Nr.

PLZ | Ort

Telefon (bitte für evtl. Rückfragen angeben)

E-Mail

Als Prämie wünsche ich mir: (Bitte ankreuzen. Die evtl. Zuzahlung wird bei Auslieferung erhoben. Lieferung, solange Vorrat reicht. Versand nur in Deutschland.)

- Heimtrainer, Zuzahlung € 19,– (E762)
- BEURER Pulsuhr „PM70" (E251)
- Nordic Walking Crosstrainer (E736)
- Verrechnungsscheck über € 80,– (7640)

X
Datum, Unterschrift

634724 F03

Oder per Post einsenden: FOCUS Magazin Verlag GmbH, Postfach 290, 77649 Offenburg.

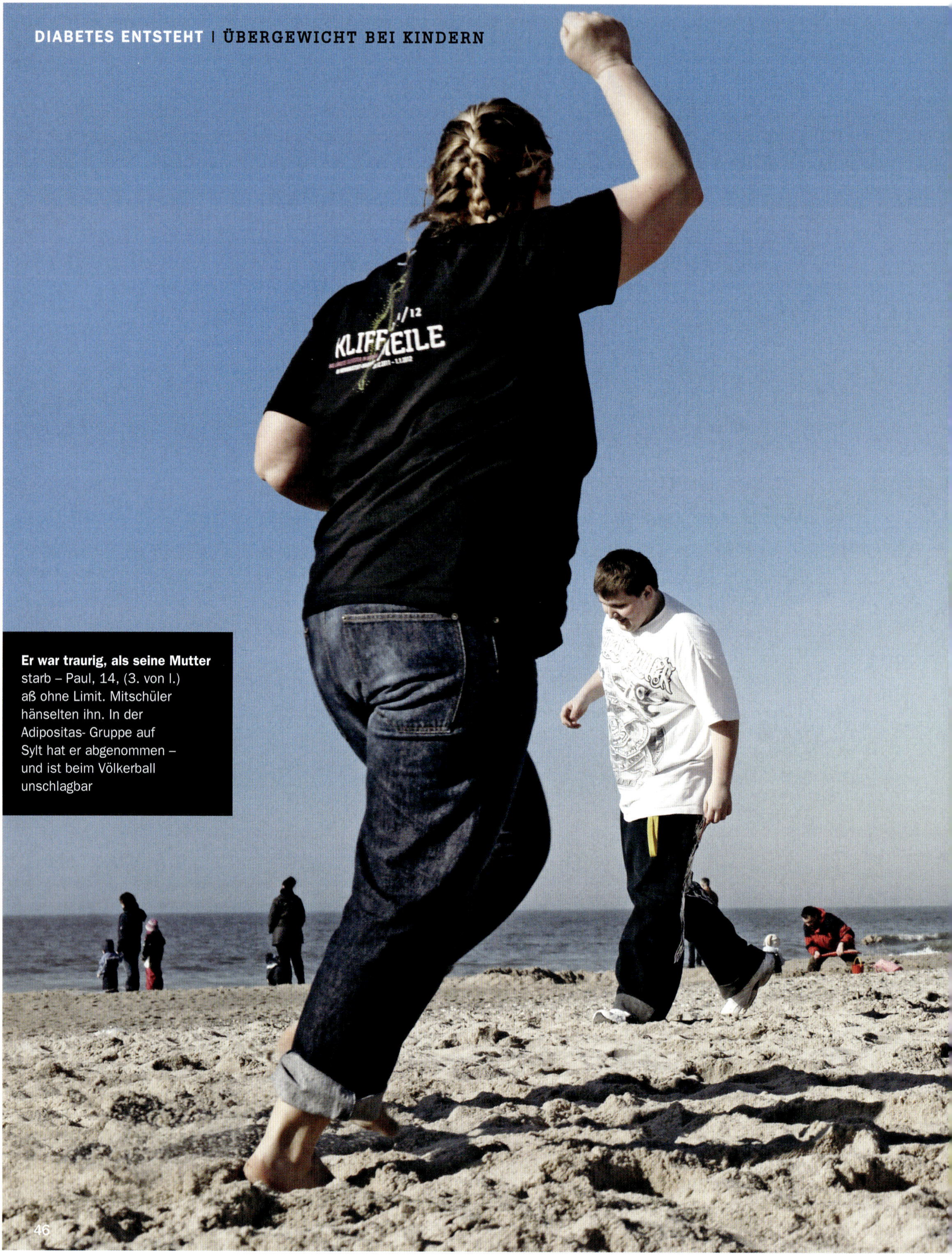

Er war traurig, als seine Mutter starb – Paul, 14, (3. von l.) aß ohne Limit. Mitschüler hänselten ihn. In der Adipositas- Gruppe auf Sylt hat er abgenommen – und ist beim Völkerball unschlagbar

Abnehmtraining an der **Nordseeküste**

In der Lehrküche kochen und pauken, was Fette tun. Eine **Fachklinik auf Sylt** unterrichtet übergewichtige Kinder und Jugendliche, wie man sich gesund ernährt und bewegt. Sie sollten vor allem eines nicht werden: Diabetes-Patienten

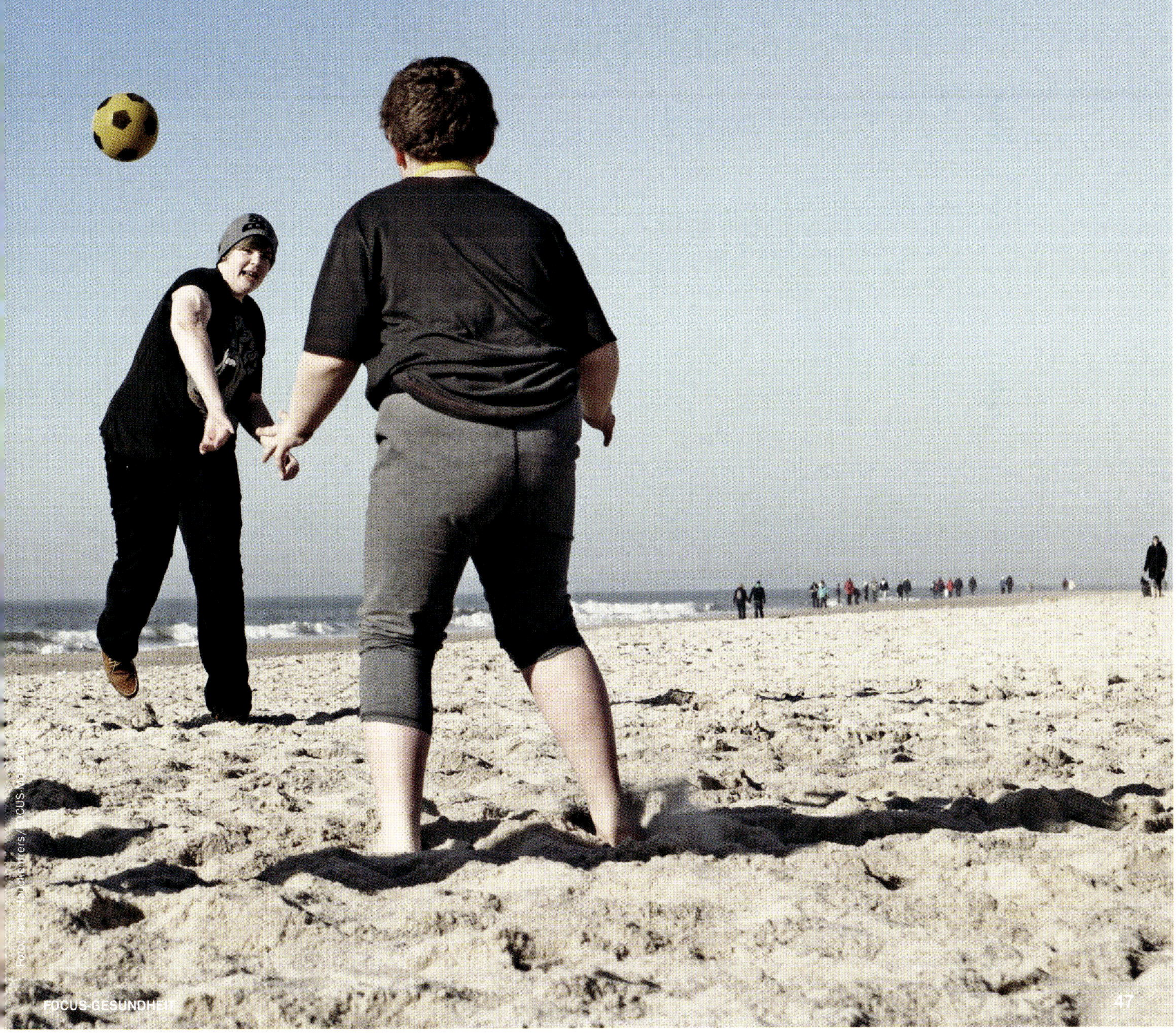

Foto: Jens Hauckentrers/FOCUS-Magazin

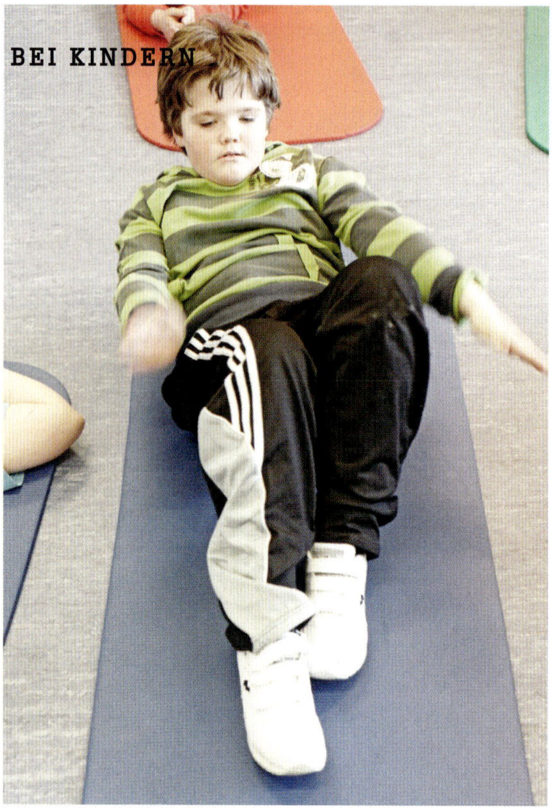

Morgensport Noel, 10, macht tapfer Sit-ups auf seiner Gymnastikmatte

Es ist 9.30 Uhr in der Fachklinik Sylt, als Leyla* an einer Dehnübung scheitert. Sie ist zu dick. Der Sportlehrer macht vor, wie man die Ferse an den Po führt, um dadurch den Oberschenkelmuskel zu dehnen. Leyla, 16 Jahre alt, 96 Kilogramm schwer, 1,58 Meter groß, versucht es ihm nachzumachen. Doch Po und Oberschenkel sind so füllig, dass sie mit der Hand ihren Fuß nicht erreicht. Sie zuckt die Achseln, lächelt, eine Zahnspange wird sichtbar. „Das kann ich nicht", sagt sie in die Runde von acht Jugendlichen. Keiner lacht oder macht eine Bemerkung.

Es ist die allmorgendliche Frühsport-Einheit der Adipositas-Gruppe „Tasmanien 1" der Fachklinik Sylt, einer Reha-Klinik für Kinder mit chronischen Erkrankungen. Sechs Wochen lang lernen hier übergewichtige Jugendliche, gesünder zu leben, langfristig abzunehmen – und dadurch die Gefahr zu senken, schon in jungen Jahren an Bluthochdruck zu erkranken, einen Herzinfarkt oder Schlaganfall zu erleiden – oder zuckerkrank zu werden. „Je höher der Body-Mass-Index, desto höher das Risiko für Typ-2-Diabetes", erklärt Rainer Stachow, Ärztlicher Leiter der Fachklinik Sylt. Fünf Prozent aller jungen Adipositas-Patienten sind bereits an Diabetes erkrankt, für alle anderen bedeutet die Reha-Maßnahme eine Chance, Diabetes abzuwenden, für Leyla vielleicht die letzte – ein Glukose-Belastungstest beim Hausarzt deutete schon auf einen Diabetes hin.

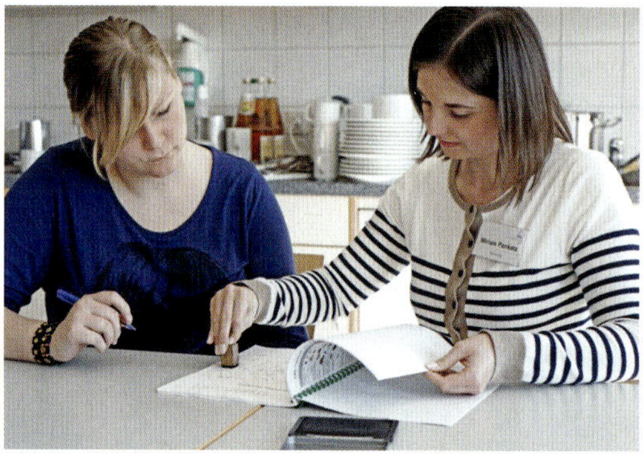

Smiley-Stempel Betreuerin Miriam Pankatz lobt das Ernährungsprotokoll von Hannah, 14

Kräuterküche Leyla, 16, lernt, frische Zutaten zu verwenden

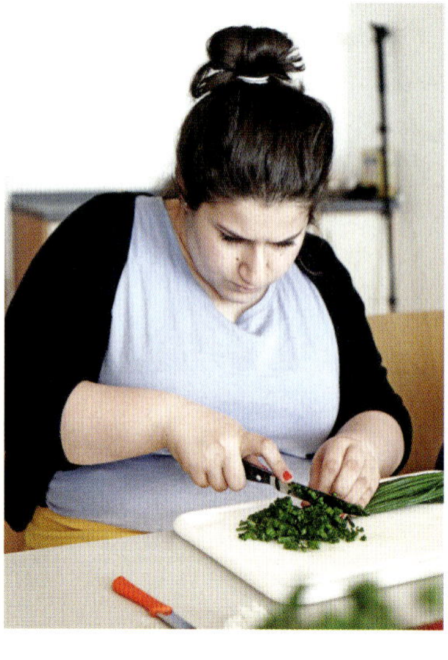

Leyla hat braune Augen, ihre schwarzen Haare trägt sie zu einem Dutt aufgetürmt, und wie sie manchmal den Jüngsten in der Gruppe in den Arm nimmt, wirkt sie warmherzig. Leyla ist in Leverkusen geboren, ihre Eltern stammen aus dem Libanon. Sie ist die Zweitjüngste von elf Geschwistern. „Die anderen sind schlank", sagt sie. „Aber meine Familie liebt mich, obwohl ich dick bin." Dann referiert sie ganz nüchtern, warum sie immer dicker geworden ist. „Ich habe den ganzen Tag in der Schule kaum etwas gegessen – und dann abends mit Heißhunger richtig reingehauen."

Leyla setzt sich auf ein Ergometer, aus den Lautsprechern kommt Shakira, wenn sie trainiert. Nach vier Minuten schaut sie skeptisch auf das Display, tritt schneller – sie will in fünf Minuten 12 Kilokalorien verbrennen auf dem Rad, am Ende schafft sie 11,9. Ihr gegenüber presst Paul die Lippen aufeinander. Dem 14-jährigen Jungen, 118 Kilo schwer, 1,88 Meter groß, rinnt ein Tropfen Schweiß die Wange hinunter, als er zum zehnten Mal 34 Kilo am Ruder zieht. Den Körper regelmäßig zu bewegen ist das eine Lernziel für die Kinder und Jugendlichen. Das zweite ist die Ernährung – neben dem normalen Schulunterricht, damit die Kinder nach ihrer Rückkehr nicht mit dem Lernstoff hinterherhängen.

Essverhaltenstraining ist im 3. Stock. Die Jugendlichen und Kinder müssen die Treppe nehmen, Aufzug fahren ist verboten. Dort wartet Diätassistentin Anja Biemer. Die Kinder setzen sich um einen rechteckigen Tisch. Biemer fragt: „Warum seid ihr hier?" Luka, 9, der Jüngste, sagt: „Ich will abnehmen, damit ich keinen Diabetes bekomme und nicht mehr gemobbt werde." Seinab, 14, möchte Sängerin werden, da behindere sie das Übergewicht. Leyla sagt: „Ich will Sozialpädagogik studieren, und wer soll mich später im Beruf ernst nehmen, wenn ich so vergammelt aussehe?" Betreuerin Biemer fragt: „Hey, hey – ist jemand vergammelt, wenn er ein paar Kilo zu viel hat?" „Jaaa!", ruft Seinab. Leyla runzelt die Stirn. „Jemand, der schlank ist, kann jedenfalls auch vergammelt aussehen." „Allerdings", sagt Anja Biemer, „doch es gibt Menschen, die sind strahlend schön, auch wenn sie übergewichtig sind – zum Beispiel du." „Das stimmt", ruft Seinab. „Ja, Leyla ist total hübsch!", ruft Sandra. Leyla wird ein bisschen rot, lächelt und bedankt sich leise. Es geht in der Klinik nämlich auch darum, dass die Kinder lernen, sich zu

* Namen aller Kinder geändert

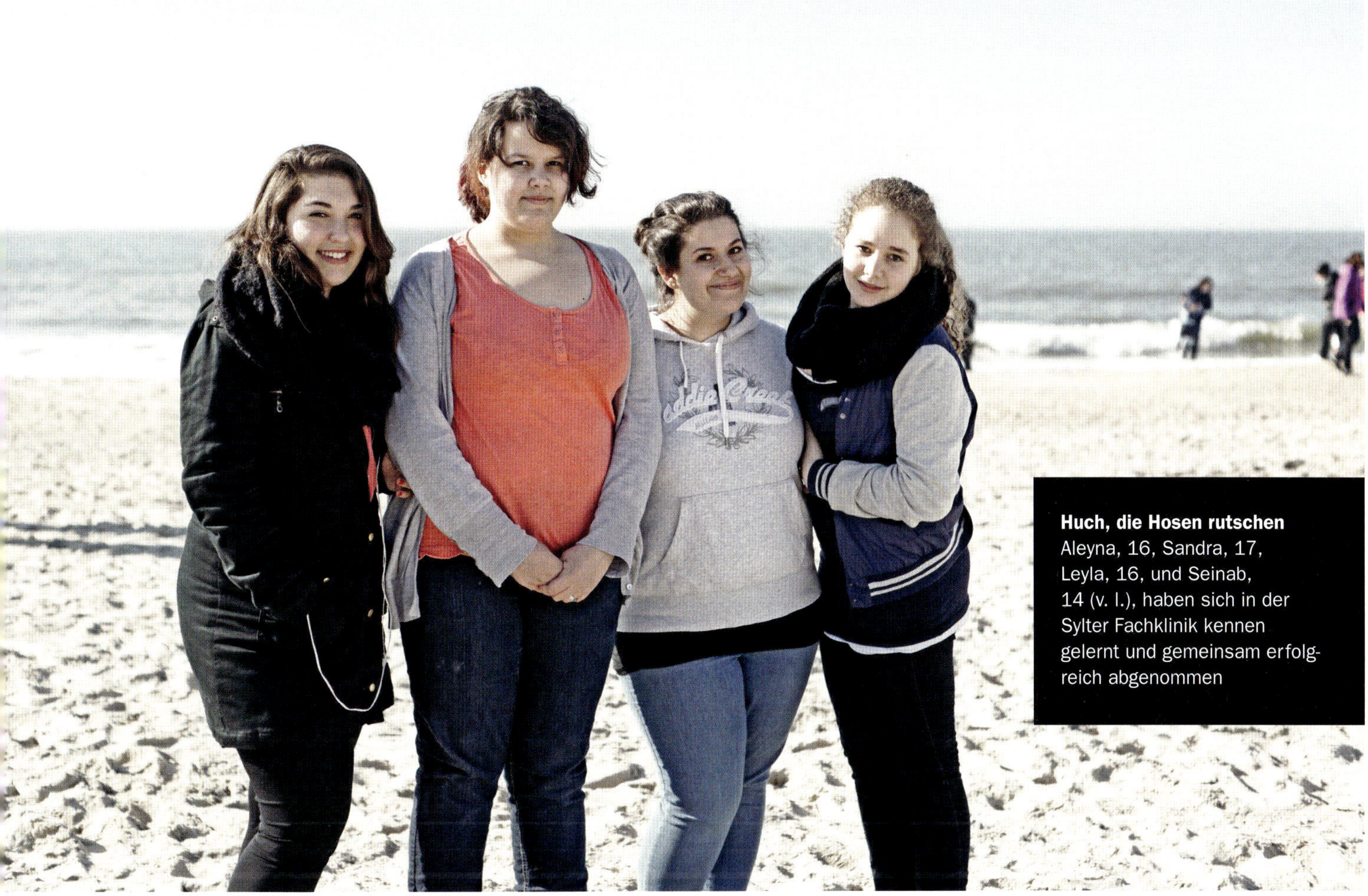

Huch, die Hosen rutschen Aleyna, 16, Sandra, 17, Leyla, 16, und Seinab, 14 (v. l.), haben sich in der Sylter Fachklinik kennen gelernt und gemeinsam erfolgreich abgenommen

mögen, ein gewisses Maß an Übergewicht zu akzeptieren – denn schlank im engeren Sinne werden die meisten nie werden.

Leyla teilt sich ein Zimmer mit Aleyna, 16, und Sandra, 17. Bei Sandra liegt ein großer Teddy im Bett, der Boxershorts und ein T-Shirt ihres Freundes anhat. Auf Leylas Nachttisch steht roter Nagellack, daneben eine Postkarte mit Herzen darauf und ein paar Muscheln. „Meine Schwester heiratet bald", sagt sie zu ihren Mitbewohnern. „Davor muss ich unbedingt noch abnehmen."

Die Mittagszeit rückt näher, jetzt steht Kochen in der Lehrküche an. In den Vitrinen liegen Produkte aus dem Supermarkt, Dosen mit Red Bull, Ravioli, Chips – Lehrmaterial, mit dem Kinder lernen sollen, wo sich besonders viele Kalorien verstecken. Auf dem Tisch liegen frisches Gemüse, Mehl und Zucker. Die Kinder sollen ein ausgewogenes Menü kochen, von der Vor- bis zur Nachspeise. An der Wand hängt ein Poster mit der Ernährungspyramide, sechs Quader unten mit Getränken (fünf Gläser Wasser und ein Glas Saft), darüber fünfmal Getreide und Kartoffeln, dann viermal Obst und Gemüse, darüber genauso viele Quader

Fotos: Jens Hauckenfrers/FOCUS-Magazin

»Ich habe den ganzen Tag in der Schule kaum etwas gegessen – und abends mit Heißhunger reingehauen«

Leyla, 16 Jahre, 96 Kilo bei 1,58 Meter Körpergröße (oben, 2. v. r.)

mit Milchprodukten und Fleisch, dann, rot markiert, zwei Quader für Fett und Öl. Und an der Spitze der Pyramide: ein Süßigkeiten-Quader.

Seinab bestreicht Nudelplatten abwechselnd mit Béchamel und Bolognese-Sauce. Es wird Lasagne als Hauptgang geben. Leyla schnipselt Gemüse für die Vorspeise, geschickt geht sie mit dem großen Messer um, man merkt, dass sie zu Hause in ihrer libanesischen Großfamilie oft beim Kochen hilft. Paul arbeitet an der Nachspeise: Er rührt Zucker, Mehl und Schokolade für den Muffinteig zusammen. Jemand ruft: „Die Hände sollten wir uns ja erst nach dem Kochen waschen, oder?" Ein Scherz, alle lachen. Keine Minute später präsentiert Luka – „ich koche nicht zum ersten Mal, ich bin Profi" – das von ihm geschnipselte Obst für die Nachspeise. Damit er keine weitere Kiwi mehr schneiden muss, werden die Fruchtstücke von Teller zu Teller immer kleiner, auf dem letzten liegt nur noch ein kleiner grüner Krümel, Gelächter. Betreuerin Biemer bittet Luka, noch eine Kiwi zu schneiden, Seinab leckt den Rührer ab, mit dem der Muffinteig bearbeitet wurde. „Mmm", sagt sie. ▶

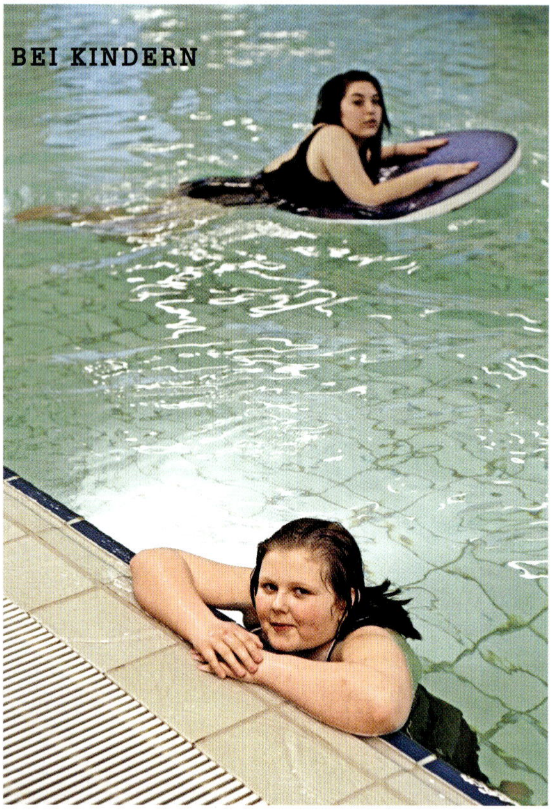

Auftrieb Im Wasser des Schwimmbads fühlen sich auch schwere Kinder leicht – und verlieren ihre Polster

Dann sitzen alle um den Tisch. „Was machen wir vor dem Essen?", fragt Biemer. „Etwas trinken", antwortet Leyla. „Ein Glas Saft", schreit Luka. „Aber mit Wasser gemischt!", ruft Hannah. „Genau", sagt Biemer. Dann nimmt sich jeder rohes Gemüse mit Dip, die Vorspeise. „Das schmeckt mir alles nicht", nörgelt Luka. „Keiner muss etwas essen, was er nicht mag", sagt Biemer. „Was kann Luka machen?" „Noch ein Glas Wasser trinken", sagt Sandra. „Genau", sagt Biemer. Alle essen Gemüse, nur Luka trinkt Wasser. Dann kommt die Lasagne aus dem Ofen, es wird ruhig. Die Kinder haben gelernt, bewusster zu essen und zu genießen, auch das will man den jungen Patienten hier vermitteln. Viele sind von zu Hause gewohnt, dass der Fernseher beim Essen läuft, dass es keine gemeinsamen Mahlzeiten gibt. Hier ist das anders.

Leyla isst nur die Hälfte ihrer Lasagne und des Nachtischs. Als ihre Tischnachbarin ihr zwei Stücke Ananas anbietet, lehnt sie ab. „Ich mag zwar Ananas, aber nein …" Leylas Disziplin zeigt sich in ihrem Essensprotokoll, das sie wie alle jungen Patienten führt. Für jede Kategorie der Nahrungspyramide gibt es darin eine Reihe, für jeden Tag eine Spalte – und Leylas Reihen enden fast immer mit einem Smiley. Nur manchmal gibt es keins, etwa wenn sie zu wenig Milchprodukte oder Getreide gegessen hat. Die Kinder sollen nicht zu wenig essen, damit sie keine Heißhungerattacken bekommen.

Anja Biemer fragt in die Runde: „Wo tragen wir die Lasagne ein?" „Fleisch und Getreide", sagt Paul. „Stimmt", sagt Biemer. „Aber ich habe auch anständig Gemüse reingetan, und obendrauf war Käse, bitte also ebenfalls ein Milchprodukt eintragen."

Nach dem Essen kommt die „pädagogische Zeit". Sie findet heute bei Sonnenschein am 100 Meter entfernten Strand statt. Die Brandung rauscht, das Meer schimmert blau. „Meine Hose rutscht", sagt Sandra, die in der Klinik schon zehn Kilogramm abgenommen hat. „Meine auch!", sagt Seinab. „Komm, wir gehen zu McDonalds!" Die anderen lachen. Hannah zieht ihre Schuhe aus, springt durch den Sand und jauchzt. Luka schreit: „Das nennt man Pädagogik!" Dann beginnt das Völkerball-Spiel. Leyla ist schnell abgeworfen und steht am Rand. Paul ist der König – wenn jemand ihn anwirft, fängt er den Ball, und beim Abwerfen verfehlt er niemanden. „Schießt ihn ab!", rufen die Mädchen, aber Paul bleibt als Letzter im Feld. Er ist sportlich, trotz seiner 118 Kilogramm.

Die Geschichte seines Übergewichts ist traurig – vor zwei Jahren ist seine Mutter an Krebs gestorben. „Ich habe mit niemandem geredet, sondern nur in mich reingestopft", sagt er. „Mehrmals am Tag war ich beim Imbiss." Irgendwann habe er 144 Kilogramm gewogen, Mitschüler verspotteten ihn, wenn sie an ihm vorübergingen. „Denen war egal, dass ich schon traurig war", sagt er. Er wechselte die Schule, begann mit Freunden zu reden. Alles geht aufwärts seitdem – nur sein Gewicht soll noch weiter abwärts gehen. „95 Kilo sind mein Ziel", sagt Paul. Viele Kinder, erklärt Klinikleiter Rainer Stachow, bekämen schnell mehr Selbstwertgefühl, wenn sie auf einmal nicht mehr Außenseiter seien, weil in der Gruppe alle Übergewicht haben.

»Die Reha-Maßnahme ist ihre große Chance, den Diabetes abzuwenden«

Rainer Stachow
Ärztlicher Leiter der Fachklinik Sylt

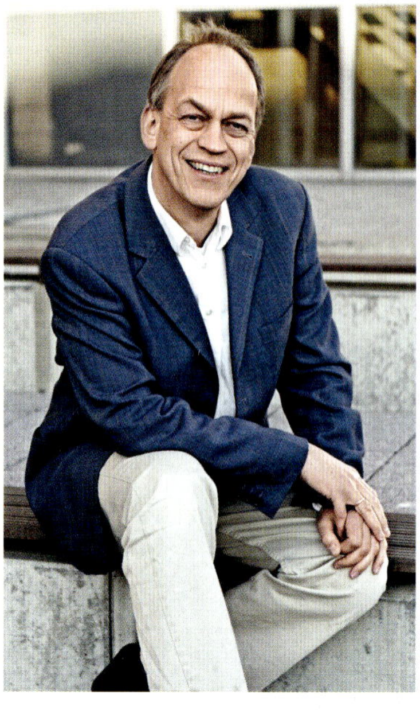

Paul liegt jetzt am Strand, schießt Fotos mit seiner Digitalkamera. Seinab blickt mit ihm durchs Display. „Das sieht süß aus", sagt sie. Sie bemüht sich dabei, mit ihrer Stirn seinen Kopf zu berühren.

Um 17 Uhr geht es zum Abendessen. Danach haben die Kinder frei, um zum Beispiel noch in die Stadt zu gehen, gemeinsam fernzusehen. Einmal in der Woche gibt es eine Disco. Leyla und drei andere Mädchen aus der Gruppe haben sich heute entschieden, im hauseigenen Hallenbad schwimmen zu gehen. Leyla steht auf dem Beckenboden, das Wasser reicht ihr bis über die Schultern. Sie wirft einen Gummiring ins Wasser, taucht nach ihm, wieder und wieder. Wenn sie hochkommt, lächelt sie versunken. Im Wasser ist auch der leicht, der schwer ist.

In diesem Moment wirkt es so, als ob Leyla den Auftrieb mitnehmen könnte in ihr Leben zu Hause. ■

FREDERIK JÖTTEN

Fotos: Jens Hauckenfrers/FOCUS-Magazin

Wissen

Die wichtigsten Begriffe zur Entstehung von Diabetes

Krankheitsbilder

Glukoseintoleranz: gestörte Glukoseverwertung, Vorstufe zur Zuckerkrankheit.

Prädiabetes: erhöhte Blutzuckerwerte ohne eindeutige Diagnose der Zuckerkrankheit. Gefäßschäden mit der Gefahr für entsprechende Folgeerkrankungen sind bereits möglich.

Insulinresistenz: Körperzellen sprechen unzureichend auf Insulin an.

Metabolisches Syndrom: auch Syndrom X oder Insulinresistenz-Syndrom. Charakterisiert durch Übergewicht, Bluthochdruck, erhöhte Blutfettwerte und Insulinresistenz. Risikofaktor für Herz- und Gefäßerkrankungen und Arteriosklerose.

Diabetes mellitus: dauerhafte Erhöhung des Blutzuckers. Führt unbehandelt zu schweren Begleit- und Folgeerkrankungen.

Typ-1-Diabetes: Insulinmangel, der durch die Zerstörung der Insulin produzierenden Zellen in der Bauchspeicheldrüse entsteht. Auslöser ist eine Fehlsteuerung des Immunsystems. Lebenslange Therapie mit Insulin notwendig. Beginnt häufig in jungen Jahren und wird auch als Juveniler oder Jugendlicher Diabetes bezeichnet. Auch IDDM (insulin-dependent diabetes mellitus).

Typ-2-Diabetes: Vom Körper ausgeschüttetes Insulin reicht nicht, um den Blutzucker zu senken, da eine Insulinresistenz vorliegt. Behandlung mit Tabletten oder Insulin. Tritt vorwiegend im mittleren bis späten Erwachsenenalter auf und wird daher auch Altersdiabetes genannt. Auch NIDDM (non-insulin-dependent diabetes mellitus).

Gestationsdiabetes: erstmals während der Schwangerschaft auftretende Glukoseintoleranz oder Zuckererkrankung, die sich nach der Geburt meist zurückbildet. Betroffene Frauen haben ein erhöhtes Risiko, später an Diabetes zu erkranken.

MODY (maturity onset diabetes of the young): Diabetes-Form bei jungen Menschen, die an Typ-2-Diabetes erinnert, aber durch Gendefekte ausgelöst wird.

LADA (latent autoimmunity diabetes in adults): verzögert auftretender Typ-1-Diabetes bei Erwachsenen, der zunächst meist keiner Insulintherapie bedarf.

JODA (juvenile-onset diabetes of adults): vor dem 40. Lebensjahr auftretender Typ-2-Diabetes.

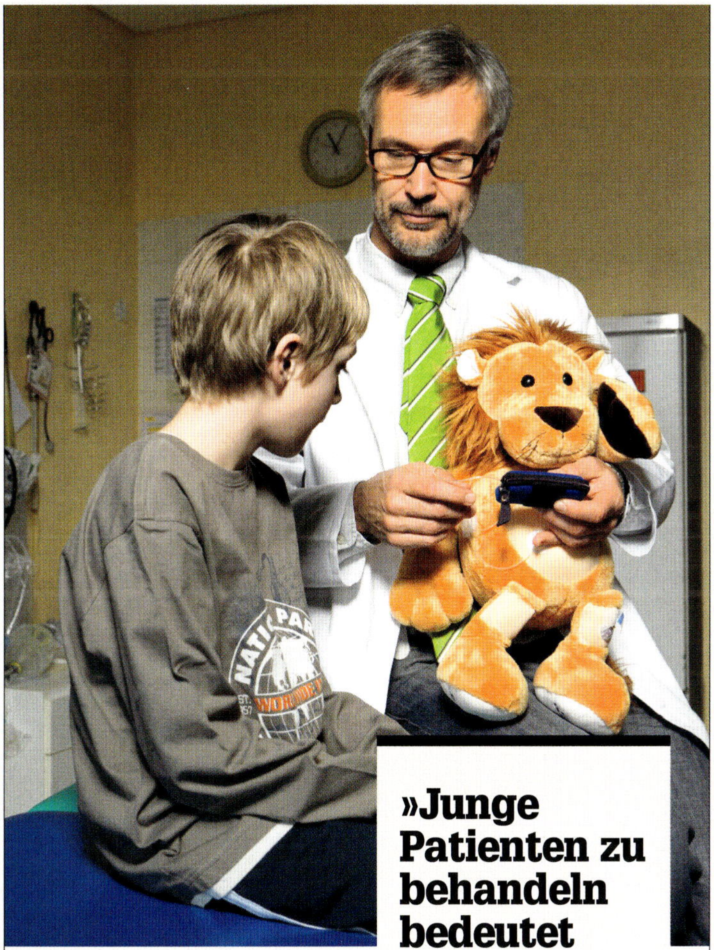

Foto: Stefan Thomas Kroeger/FOCUS-Magazin

»Junge Patienten zu behandeln bedeutet weit mehr als Blutzucker messen und Insulin geben«

Thomas Danne
Chefarzt im Kinderkrankenhaus auf der Bult in Hannover, einem der größten Zentren für Kinderdiabetologie in Deutschland

Diabetisches Koma: Bewusstseinseintrübung oder Bewusstlosigkeit durch hohen Blutzuckerspiegel oder Übersäuerung. Lebensbedrohlicher Zustand.

Ketoazidose: Abbau von Fetten und Eiweißen, wenn bei Insulinmangel keine Glukose verwertet werden kann. Dabei entstehende Ketonkörper übersäuern den Körper und sind in Blut, Urin und Atemluft nachweisbar. Mitunter lebensbedrohlicher Zustand.

Hypoglykämischer Schock: Bewusstlosigkeit infolge starker Unterzuckerung. Weitere Symptome sind Krämpfe, übertriebene Reflexe, feuchte, blasse Haut und Schwitzen.

Polydipsie: medizinischer Begriff für krankhaft erhöhten Durst, z. B. infolge einer Zuckerkrankheit.

Polyurie: vermehrte Ausscheidung von Urin, oft zusammen mit Polydipsie.

Behandlung

Diabetologe: Facharzt, der sich mit der Behandlung der Zuckerkrankheit beschäftigt.

Podologe: führt medizinische Pflegemaßnahmen am Fuß durch.

Nephrologe: Facharzt, der sich um die Diagnose und Therapie von Nierenerkrankungen kümmert.

Blutzuckerselbstmessung: Selbstkontrolle des Blutzuckers mit einem Blutzuckermessgerät, das den Blutzucker mit Hilfe von Teststreifen bestimmt.

Diabetes-Tagebuch: Aufzeichnung der Blut- und Urinzuckerwerte, eingenommenen Medikamente, Menge an gespritztem Insulin, außergewöhnlichen Vorkommnisse und Unterzuckerungen. Dient der Kontrolle der Krankheit.

Diabetes behandeln

+ Orale Therapie und Insuline + Schwangerschaftsdiabetes + Psyche + Folgekrankheiten +

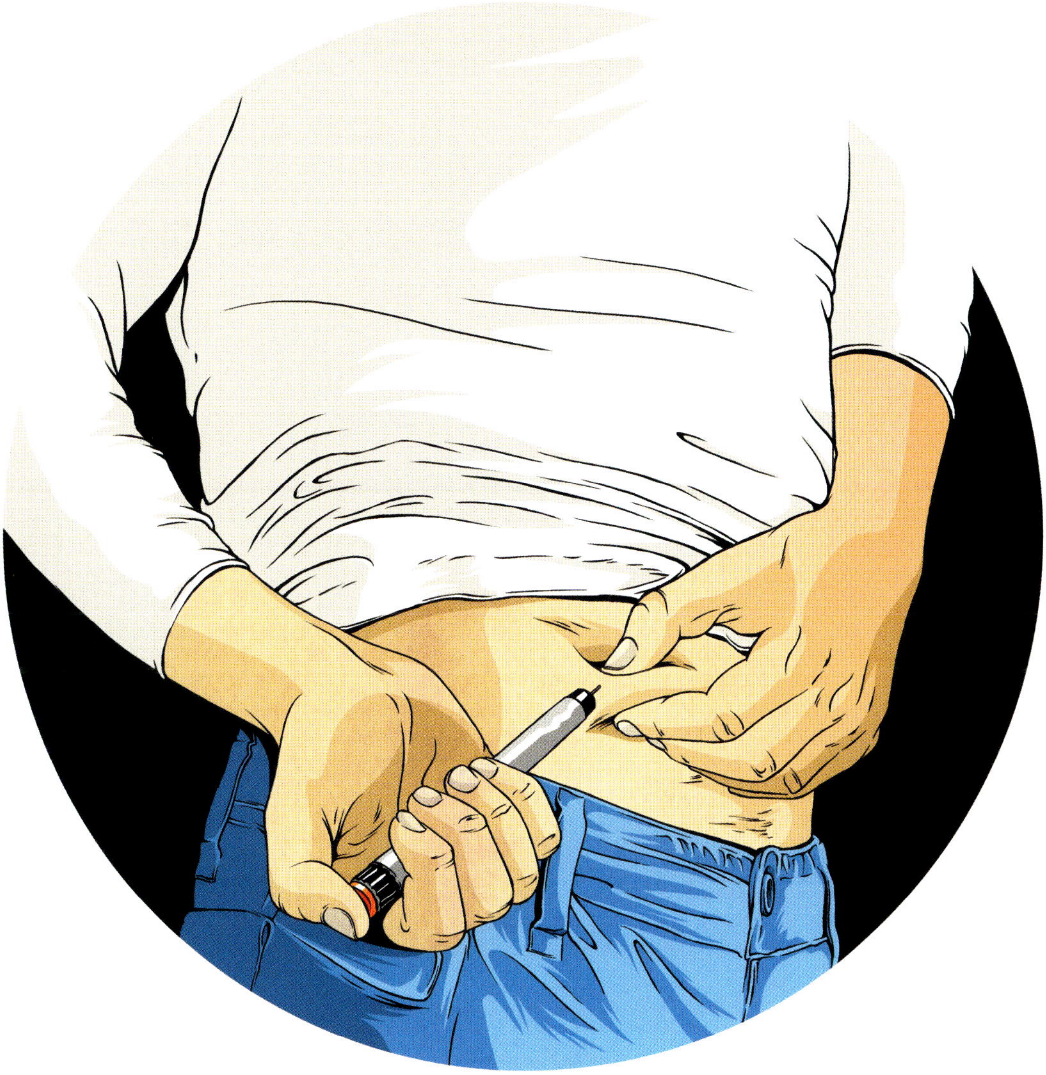

»Einige Antidiabetika senken auch das Übergewicht. Das allein reicht aber nicht, um die Stoffwechselstörung und ihre Folgen in den Griff zu bekommen«

Diethelm Tschöpe, Herz- und Diabeteszentrum NRW, Bad Oeynhausen **S. 54**

2,3 Millionen Menschen in Deutschland sind darauf angewiesen, **Insulin zu spritzen.** **S. 60**

Zur **Senkung des Blutzuckers** bei Typ-2-Diabetes sind Ernährungsumstellung und Sport erste Schritte. Sinken die Werte nach drei Monaten nicht, erhalten die Patienten **Tabletten.** Erst wenn auch die nicht helfen, muss **Insulin** gespritzt werden. **S. 60**

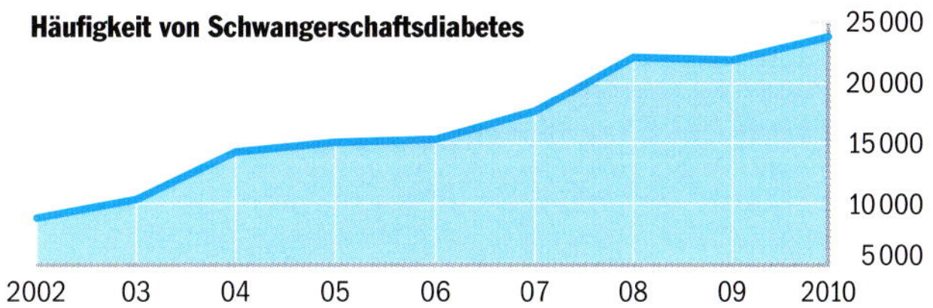

Quelle: Institut für angewandte Qualitätsförderung und Forschung im Gesundheitswesen (AQUA)

Immer mehr Frauen in Deutschland entwickeln einen **Schwangerschaftsdiabetes.** **S. 68**

Illustration: Jörn Kaspuhl/FOCUS-Magazin

Die neuen Tabletten gegen **den Zucker**

Millionen Typ-2-Diabetiker nehmen Medikamente, um die Stoffwechselstörung zu behandeln. **Welche Pillen eignen sich für wen?**

Drei Wochen Salsa tanzen auf Kuba, dieser Traum wird für Brigitte S. bald wahr. Einen Tanzlehrer hat sie von zu Hause organisiert. „Jetzt muss ich nur noch körperlich fitter werden, damit ich das stundenlange Schwofen durchhalte“, sagt die 48-Jährige.

Bewegung bedeutet für Brigitte S. nicht einfach nur Spaß – sie ist für die gelernte Werbekauffrau aus Berlin geradezu Verpflichtung. Frau S. ist an Typ-2-Diabetes erkrankt, und als solche steht sie unter einem strengen Diktat der Mediziner. Menschen mit der Stoffwechselstörung, so weiß die Forschung, sollen sich gesund ernähren und regelmäßig Sport treiben. Nehmen sie auf diese Weise ab, bekommen sie oft ihren krankhaft erhöhten Blutzucker in den Griff. Etwa die Hälfte aller Typ-2-Diabetiker könnte bei derartigem Wohlverhalten ohne Medikamente auskommen. Doch vielen fällt das extrem schwer – auch Brigitte S.

„Im Moment fehlt mir die Zeit, um mich regelmäßig zu bewegen“, gesteht sie. Dieser „Moment“ ist allerdings gar nicht so selten. Nach einem stressigen Tag in der Kampagnenabteilung einer internationalen Organisation schafft sie es abends häufig gerade noch, eine Runde mit dem Fahrrad durch den Park zu radeln. Meist findet der Sport nur am Wochenende statt.

Ärzte schauen solchen Nachlässigkeiten nicht lange zu. Gelingt es Typ-2-Diabetikern auch nach einem Vierteljahr nicht, ihr Gewicht zu normalisieren und so den Blutzucker zu senken, verschreiben sie Medikamente. Bevor Patienten das bekannte Insulin spritzen müssen, kommen sie jedoch häufig mit Tabletten aus. 40 bis 50 Prozent aller Typ-2-Diabetiker, das sind 3,5 Millionen Menschen, schlucken morgens und abends eine Tablette, um den Blutzucker zu regulieren. Ärzte sprechen von einer „oralen Therapie“.

Zur Auswahl stehen verschiedene Wirkstoffklassen. Sie alle setzen auf unterschiedliche Funktionsprinzipien, haben unterschiedliche Nebenwirkungen, wie etwa Gewichtszunahme, und müssen unterschiedlich oft eingenommen werden. Doch welches Mittel ist für wen geeignet? Welche Neuentwicklungen stehen vor der Markteinführung? Und was leisten die Wirkstoffe?

31 %
aller Diabetiker in Deutschland sind auf eine Behandlung mit **Insulinspritzen** angewiesen

Brigitte S. schluckt täglich eine Tablette Metformin – wie auch 40 Prozent aller tablettenpflichtigen Diabetiker. Das Mittel ist seit 40 Jahren auf dem deutschen Markt, lange erprobt und aktuellen Studien zufolge noch immer eines der wirksamsten Präparate: Es senkt den Blutzucker über verschiedene Mechanismen um durchschnittlich 20 Prozent. So verzögert es beispielsweise die Aufnahme von Glukose in die Darmzellen und senkt dessen Produktion in der Leber.

Daneben besitzt der Wirkstoff Studien zufolge eine positive Nebenwirkung: Er hemmt die Entstehung von Krebs und Alzheimer. Auf Patienten wie Frau S. passt die Arznei mithin optimal: jüngere Typ-2-Diabetiker, die mit ihrem Gewicht zu kämpfen haben.

Häufig ist Metformin das Einstiegsmedikament. Schreitet der Diabetes fort, sind weitere Pharmaka notwendig, die entweder mit Metformin kombiniert werden oder das Mittel ersetzen. Auch Nebenwirkungen, zum Beispiel Übelkeit, Magendrücken, Blähungen oder Durchfall, können ein Grund sein, das Medikament zu ändern.

Bei Brigitte S. ließ nach acht Jahren Metformin-Einnahme die Wirkung plötzlich nach. Ihr Blutzucker stieg stark an. Der Arzt kombinierte fortan das Mittel mit einem weiteren Präparat, einem Vertreter der Sulfonylharnstoffe. ▶

Foto: Marko Priske/FOCUS-Magazin

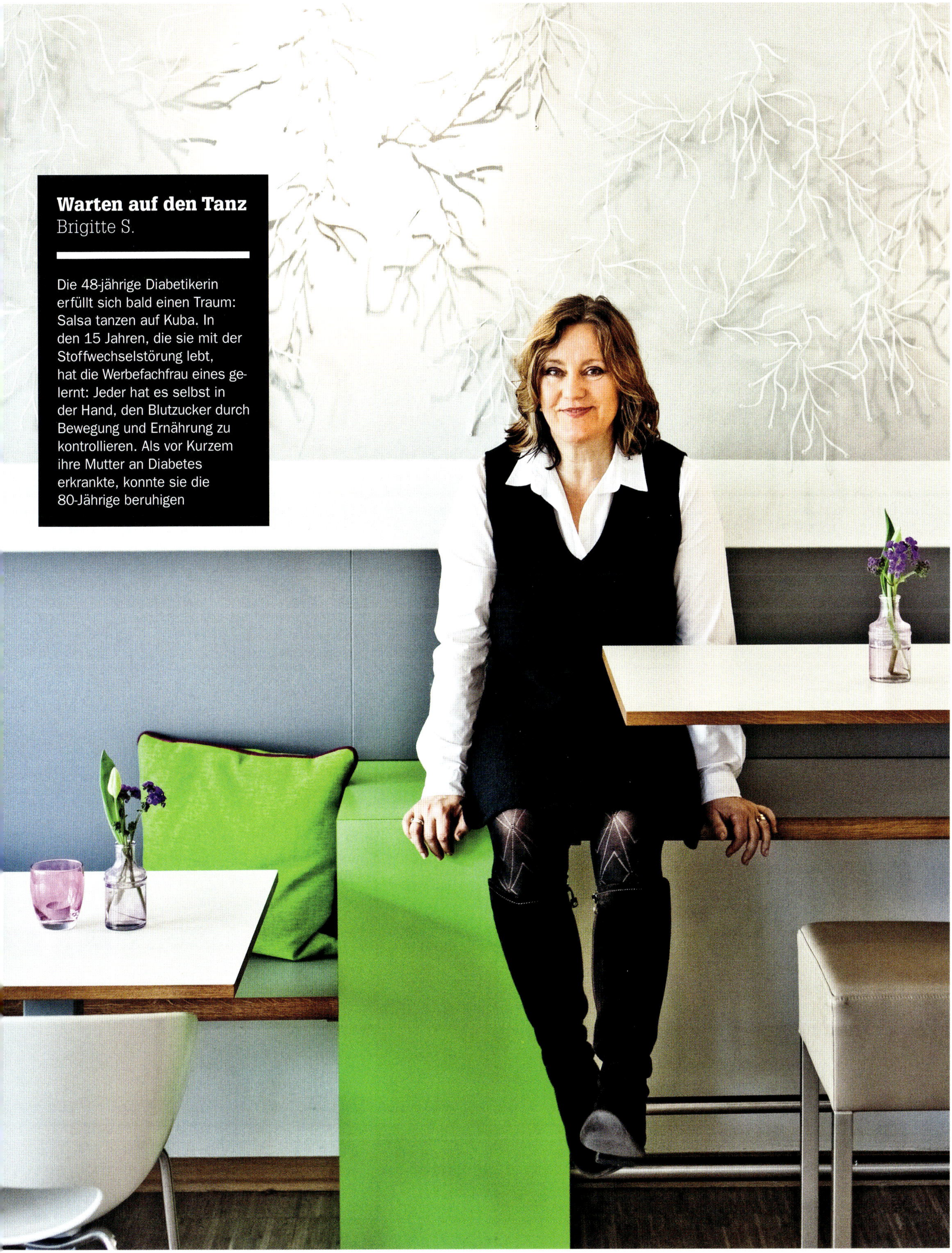

Warten auf den Tanz
Brigitte S.

Die 48-jährige Diabetikerin erfüllt sich bald einen Traum: Salsa tanzen auf Kuba. In den 15 Jahren, die sie mit der Stoffwechselstörung lebt, hat die Werbefachfrau eines gelernt: Jeder hat es selbst in der Hand, den Blutzucker durch Bewegung und Ernährung zu kontrollieren. Als vor Kurzem ihre Mutter an Diabetes erkrankte, konnte sie die 80-Jährige beruhigen

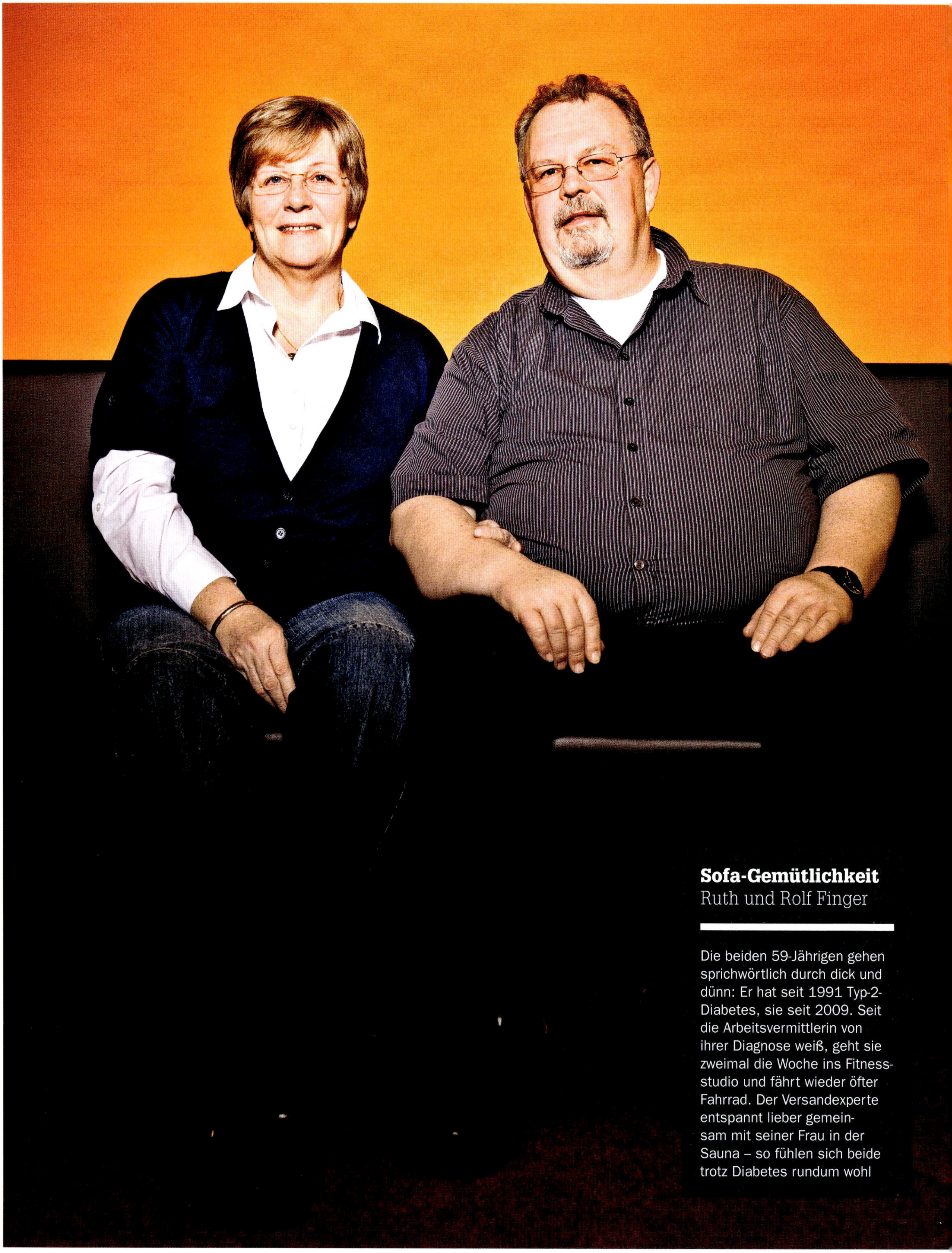

Sofa-Gemütlichkeit
Ruth und Rolf Finger

Die beiden 59-Jährigen gehen sprichwörtlich durch dick und dünn: Er hat seit 1991 Typ-2-Diabetes, sie seit 2009. Seit die Arbeitsvermittlerin von ihrer Diagnose weiß, geht sie zweimal die Woche ins Fitnessstudio und fährt wieder öfter Fahrrad. Der Versandexperte entspannt lieber gemeinsam mit seiner Frau in der Sauna – so fühlen sich beide trotz Diabetes rundum wohl

Diese Wirkstoffe regen die Bauchspeicheldrüse dazu an, mehr von dem Hormon Insulin freizusetzen. Problematisch ist, dass die Medikamente auch dann wirken, wenn nur wenig Zucker im Blut ist, sodass die Gefahr von Unterzuckerungen besteht. Patienten bemerken die beginnende Hypoglykämie durch Unruhe, Schweißausbrüche und Heißhunger. Extrem niedrige Blutspiegel können eine Bewusstlosigkeit verursachen. „Manchmal erwischt es mich abends vor dem Einschlafen", erklärt Brigitte S. „Dann ist mir flau im Magen, und ich habe Heißhunger." Ein Glas Milch und ein Stück Traubenzucker helfen ihr dann wieder auf die Beine. Solche Unterzuckerungen machen Experten auch für Herzrhythmusstörungen, Schlaganfall und Alzheimer verantwortlich.

Metformin und Sulfonylharnstoffe waren jahrelang die Spitzenreiter unter den zuckersenkenden Tabletten. Vor zwölf Jahren kamen Medikamente aus der Gruppe der Glitazone auf den Markt. Ihre Vertreter Rosiglitazon und Pioglitazon sensibilisieren die Zellen im Fettgewebe, in der Muskulatur und der Leber für Insulin. Die Zellen können den Zucker dadurch wieder besser verwerten, der Blutzuckerspiegel sinkt. Die Fachwelt hoffte darauf, dass sich mit der Einnahme von Rosiglitazon die Zuckerkrankheit sogar verhindern ließe.

Doch die Neuentwicklungen erfüllten die hohen Erwartungen nicht. „Die Glitazone sind ein unerfreuliches Beispiel dafür, dass die Entwicklung neuer Medikamente oft auch die Geschichte von geplatzten Träumen ist", sagt Stefan Bornstein, Chefarzt der Inneren Medizin an der Universitätsklinik Dresden. Erst bejubelte die Fachwelt das aufwendig entwickelte Rosiglitazon. „Dann stellte sich heraus, dass das Mittel das Risiko für Herzinfarkt und Schlaganfall steigert, also genau die Folgen hat, die die Ärzte mit der Therapie verhindern wollten."

Seit November 2010 ist das Präparat vom Markt verschwunden. Pioglitazon steht ein ähnliches Schicksal davor: Im Juli 2011 warnte die Europäische Arzneimittelagentur (EMA) davor, das Medikament würde das Risiko für Blasenkrebs leicht erhöhen. Seit Oktober 2011 darf die Arznei gemäß EMA nur noch dann verschrieben werden, wenn andere Medikamente nicht wirken oder

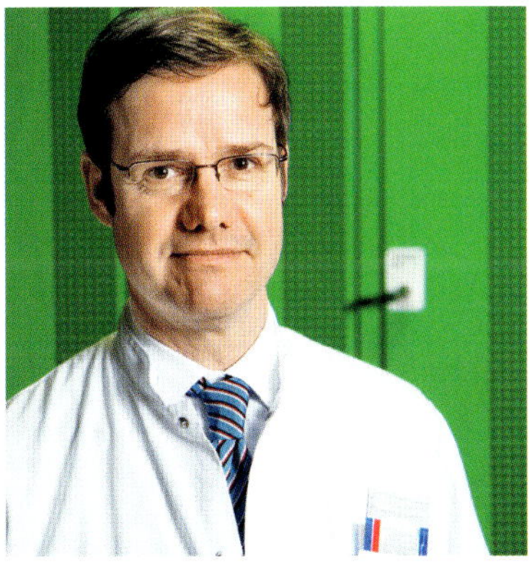

»Gewichtsabnahme und Bewegung machen die Körperzellen wieder sensibel gegenüber Insulin«

Prof. Martin Halle
Lehrstuhl für Präventive und Rehabilitative Sportmedizin, TU München

zu starke Nebenwirkungen hervorrufen. Der Gemeinsame Bundesausschuss (G-BA), Entscheider über alle Leistungen der gesetzlichen Krankenkassen, empfiehlt Pioglitazon nur noch in medizinisch begründeten Ausnahmefällen. Das Bundesinstitut für Arzneimittel und Medizinprodukte (BfArM) rät, keine neuen Patienten mehr damit zu behandeln. „Pioglitazon wird zukünftig immer seltener eingesetzt, denn es gibt längst bessere Alternativen", erklärt Bornstein.

Neue Hoffnung setzen die Experten in die Substanzgruppe der Inkretin-Mimetika. Diese Mittel senken den Blutzucker, indem sie das Hormonsystem des Darms beeinflussen – und zwar nur dann, wenn es nötig ist. Die Gefahr von Unterzuckerungen ist damit ebenso gebannt wie die der Gewichtszunahme. Exenatide ist seit 2007 auf dem Markt, Liraglutid seit 2009. Beide Präparate müssen gespritzt werden. Sitagliptin, Vildagliptin und Saxagliptin gibt es hingegen in Tablettenform.

Am Anfang der Therapie mit Exenatide ist den Patienten häufig übel, dennoch ist es beliebt. „Die Patienten verlieren damit schnell ein paar Pfunde", erklärt Diethelm Tschöpe, Experte vom Herz- und Diabeteszentrum in Bad Oeynhausen.

Rolf Finger ist begeistert von Exenatide. Zweimal täglich spritzt der 59-Jährige den Wirkstoff ins Unterhautfett. „Es hilft mir besser als jedes andere Medikament zuvor", schwärmt der Typ-2-Diabetiker, der seit 1991 mit der Krankheit lebt. Auch der Versandfachmann in Berlin begann seine Therapie mit einer täglichen Tablette Metformin. Seit zwei Jahren spritzt er zusätzlich Exenatide. „40 Kilo habe ich abgenommen", freut sich Finger – was nur teilweise dem Medikament zu verdanken ist. Seit seine Frau Ruth vor drei Jahren ebenfalls an Diabetes erkrankte, nehmen beide die Krankheit noch ernster. „Wir leben heute mit dem Diabetes und nicht dagegen", erklärt sie. Dennoch haben die Fingers nicht das Gefühl, auf irgendetwas verzichten zu müssen. „Wir verbieten uns nichts, wissen aber, was dem Blutzucker guttut", sagt Ruth Finger, „wir wählen sorgfältiger aus als früher."

„Es hilft, wenn antidiabetische Mittel auch das Übergewicht senken, aber das allein reicht nicht, um den Diabetes und seine Folgen in den Griff zu bekommen", gibt Diabetes-Experte Tschöpe zu bedenken. Ebenso wichtig sei die Therapie von Bluthochdruck und Blutfetten. „Nur wenn diese Werte ebenfalls im Normbereich sind, werden langfristig weniger Diabetiker am Herzinfarkt sterben", prophezeit der Vorsitzende der Stiftung „Der herzkranke Diabetiker".

Momentan sterben zwei Drittel aller Diabetiker am Herzinfarkt. Die Dunkelziffer dürfte noch höher sein: In einer jüngst publizierten Studie litt fast jeder zweite Herzkatheterpatient an einem unentdeckten Diabetes.

Tschöpe wäre daher glücklich, wenn es Diabetes-Mittel gäbe, die das kranke ▶

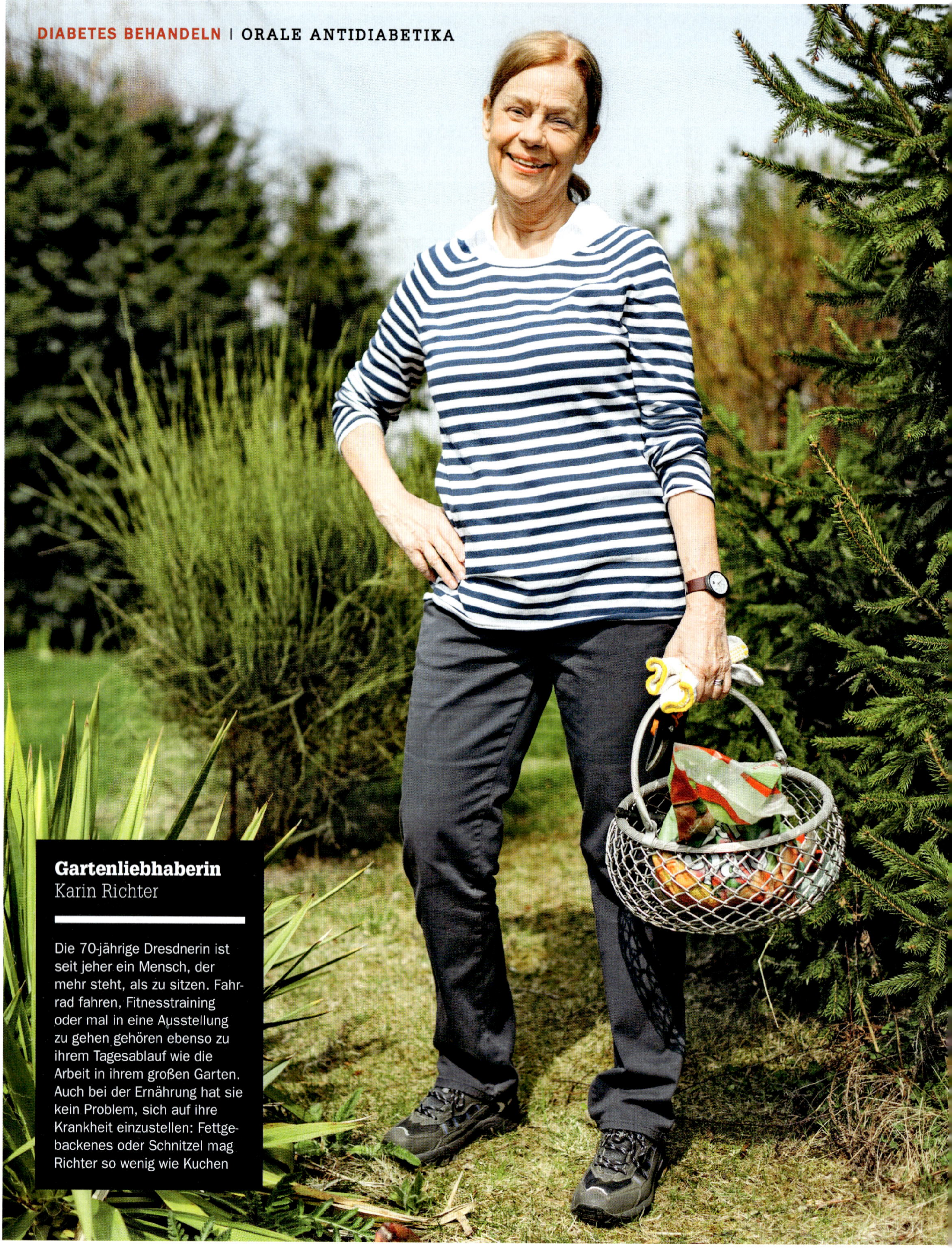

Gartenliebhaberin
Karin Richter

Die 70-jährige Dresdnerin ist seit jeher ein Mensch, der mehr steht, als zu sitzen. Fahrrad fahren, Fitnesstraining oder mal in eine Ausstellung zu gehen gehören ebenso zu ihrem Tagesablauf wie die Arbeit in ihrem großen Garten. Auch bei der Ernährung hat sie kein Problem, sich auf ihre Krankheit einzustellen: Fettgebackenes oder Schnitzel mag Richter so wenig wie Kuchen

Herz gleich mitbehandeln. Für Exenatide existieren zumindest Hinweise, dass es sich positiv auf die Gefäße und den Herzmuskel auswirkt. Eine Studie mit weltweit etwa 9500 Patienten prüft nun, ob diese Hypothese wirklich stimmt und ob Exenatide auch besser wirkt, wenn die Patienten es statt zweimal täglich nur einmal wöchentlich spritzen.

Für den wöchentlichen Einsatz ist seit Juni 2011 das Präparat Bydureon zugelassen. „Wir wissen allerdings noch nicht, ob es sich auch positiv auf die Entwicklung der Folgeerkrankungen auswirkt", warnt Tschöpe. Erste Daten gebe es frühestens in fünf Jahren.

Arzneimittelfachleute wie Michael Albrecht Nauck, Leitender Arzt des Diabeteszentrums Bad Lauterberg, erwarten nicht, dass das neue langwirksame Mittel Bydureon wesentliche medizinische Vorteile gegenüber den bereits länger zugelassenen Mitteln wie zum Beispiel Liraglutid hat – abgesehen von der längeren Wirkdauer und höheren Bequemlichkeit für die Patienten.

Eifrig arbeiten die Forscher an der Entwicklung zukünftiger Antidiabetika. Sie suchen nach Wirkstoffen, die die Zuckerproduktion in der Leber vermindern. Sie forschen nach Botenstoffen, die die Körperzellen für Insulin sensibilisieren oder das GLP-1-Hormon imitieren können.

Auch den Traum vom Insulin zum Schlucken haben Wissenschaftler noch nicht aufgegeben. „Das Problem ist nicht allein, oral eingenommenes Insulin in den Körper zu bringen", weiß der Diabetologe Nauck. „Es ist vor allem schwierig, die im Körper nötigen Auf und Abs des Insulins zeitgerecht hinzubekommen." Für die Passage der Nahrung durch den Magen ins Blut bräuchte eine Insulintablette bis zu einer Stunde Zeit.

Erst vor wenigen Wochen veröffentlichten Forscher der Michigan Medical School in Ann Arbor viel versprechende Ergebnisse mit dem sogenannten TAK-875, dem ersten Vertreter einer neuen Wirkstoffgruppe. Dieser bewirkt über einen bisher unbekannten Mechanismus, dass die Bauchspeicheldrüse Insulin nur nach den Mahlzeiten ausschüttet. In der Studie senkte der Wirkstoff den Blutzucker ebenso gut wie ein Vertreter der Sulfonylharnstoffe. Anders als das Altmedikament gab es aber keine gefährlichen Unterzuckerungen. Diabetologen hoffen daher, dass TAK-875 die Bauchspeicheldrüse weniger strapaziert. Damit sich das Mittel in der Praxis durchsetzt, müssen große Studien seinen Erfolg bestätigen.

Für Karin Richter ist das unerheblich. Die 70-jährige Dresdnerin lebt seit 20 Jahren mit Typ-2-Diabetes. Medikamente benötigt sie überhaupt nicht. „Den erhöhten Blutzucker stellte der Hausarzt zufällig fest", erinnert sich die ehemalige Industriekauffrau. Seit zehn Jahren informiert sie sich über Typ-2-Diabetes, besucht Schulungen zur Ernährung und lässt regelmäßig ihre Werte überprüfen. Sportlich war sie ohnehin schon immer.

„Als in den 1980er-Jahren die Aerobic-Bewegung in den Osten kam, habe ich mich zur Trainerin ausbilden lassen und jahrelang große Gruppen betreut", erinnert sich Richter. „Heute gehe ich zwei- bis dreimal die Woche ins Fitnessstudio", sagt sie. „Wahrscheinlich dankt mein Körper mir meine ausgesprochene Bewegungsfreude mit ordentlichen Blutzuckerwerten", vermutet Richter.

Die umtriebige Dresdnerin macht vor, was Sportmediziner Menschen mit Diabetes ohnehin raten. „Gewichtsabnahme und Bewegung machen die Zellen wieder sensibel für Insulin – schon vier Kilogramm weniger, und der Blutzucker purzelt merklich", versichert Martin Halle, Leitender Ärztlicher Direktor der Präventiven und Rehabilitativen Sportmedizin der Technischen Universität München.

Bei einem Viertel der Diabetiker genüge der geänderte Lebenswandel, sie kommen ganz ohne Medikamente aus. Für alle anderen hat Halle zusammen mit seinem Team ein Trainingsprogramm entwickelt, das seinen Schätzungen zufolge jeden zweiten Diabetiker auf deutlich verbesserte Blutzuckerwerte bringe. Halle ist sicher: „Würden die Patienten es schaffen, statt der täglichen zwei Tabletten morgens und abends 30 Minuten Bewegung in ihren Alltag einzubauen und Gewicht abzunehmen, könnten viele von ihnen nach sechs Monaten auf Medikamente verzichten." ■

BEATE WAGNER

Orale Antidiabetika

Die wichtigsten Wirkstoffe

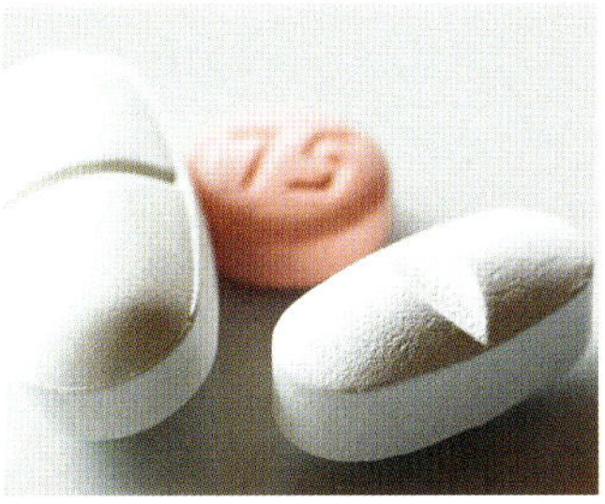

BIGUANIDE (METFORMIN) senken den Blutzuckerspiegel über verschiedene Wege, ohne in den Insulinhaushalt einzugreifen.

ALPHA-GLUKOSIDASEHEMMER (ACARBOSE, MIGLITOL) reduzieren die Aufnahme von Kohlenhydraten aus dem Darm und fangen Blutzuckerspitzen ab.

SULFONYLHARNSTOFFE regen die Ausschüttung von Insulin aus den Betazellen der Bauchspeicheldrüse an.

GLINIDE verstärken ebenfalls die Insulinfreisetzung aus der Bauchspeicheldrüse, daher auch als Sulfonylharnstoff-Analoga bezeichnet.

GLITAZONE sensibilisieren die Zellen von Leber, Muskulatur und Fettgewebe für Insulin. Sie dürfen wegen schwerer Nebenwirkungen aber nur in Ausnahmefällen verordnet werden.

GLIPTINE verzögern den Abbau des Hormons Glukagon-like Peptid 1 (GLP-1) durch das Enzym Dipeptidylpeptidase 4 (DPP 4), indem sie DPP 4 blockieren.

GLIFLOZINE regen die Nieren zu einer gesteigerten Zuckerausscheidung an. Die zunächst erteilte Zulassung wurde wieder zurückgenommen, da Verdacht auf schwere Nebenwirkungen besteht.

INKRETIN-MIMETIKA ahmen die blutzuckersenkende Wirkung der Inkretine GLP-1 und GIP nach.

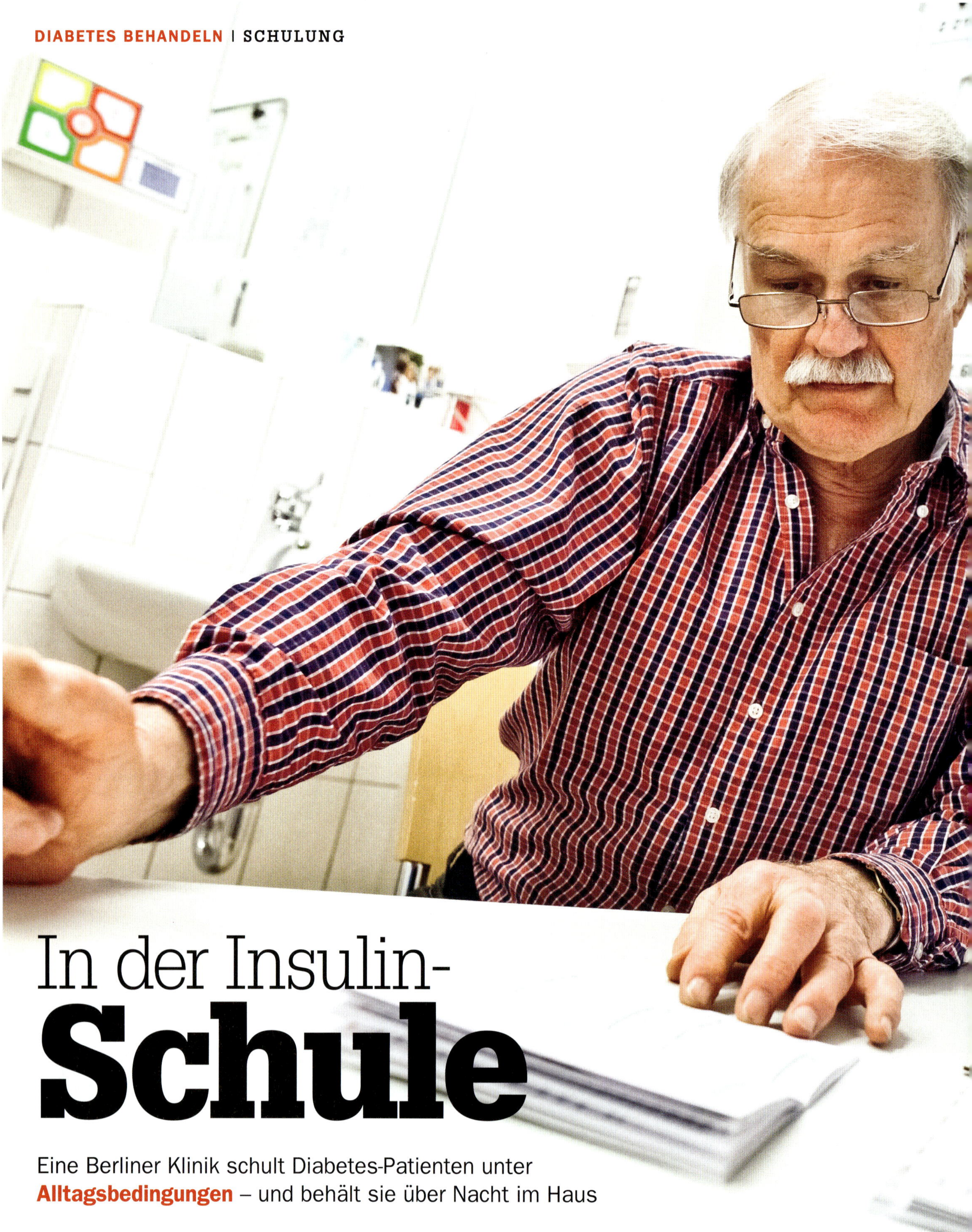

In der Insulin-Schule

Eine Berliner Klinik schult Diabetes-Patienten unter **Alltagsbedingungen** – und behält sie über Nacht im Haus

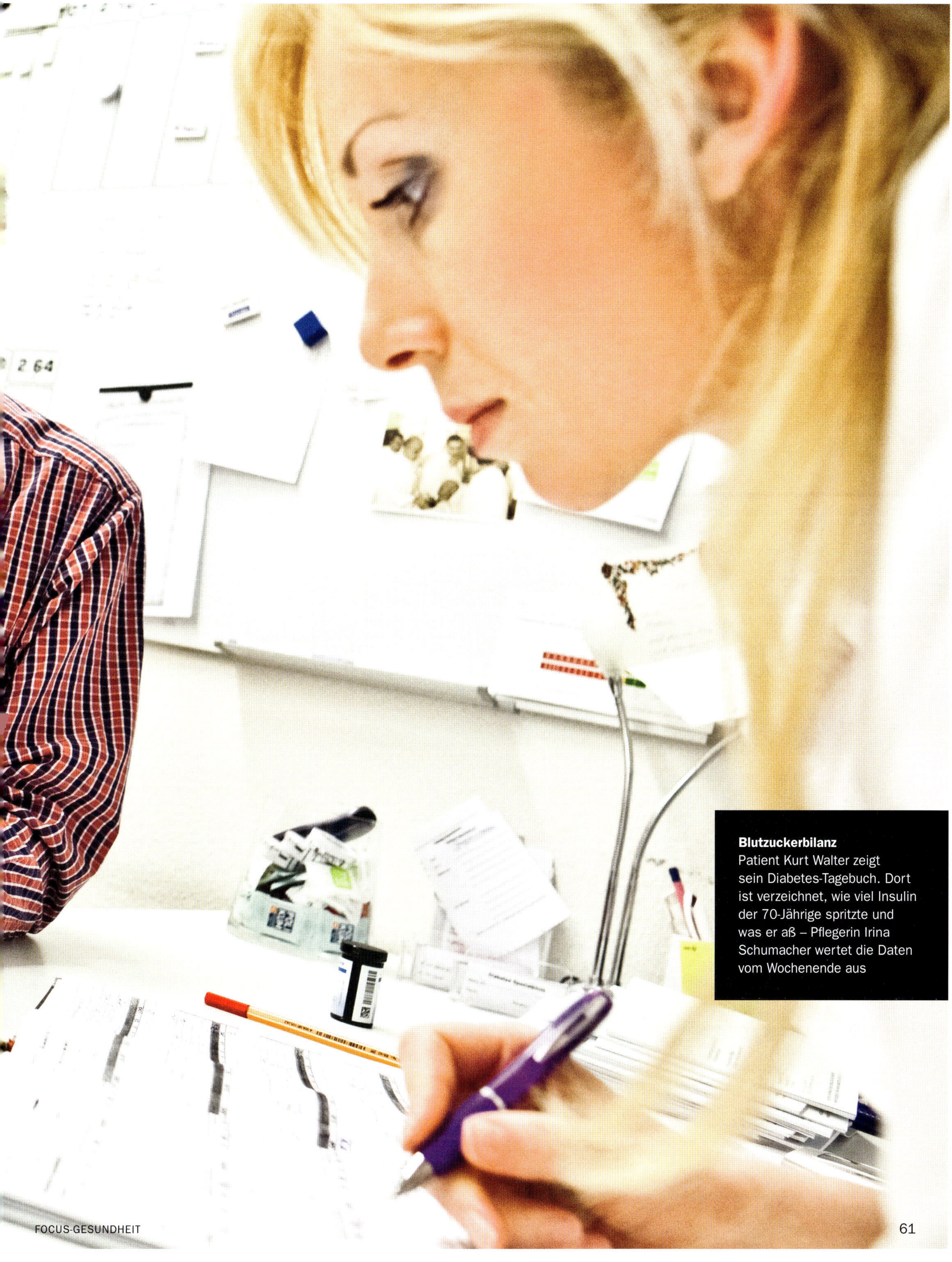

Blutzuckerbilanz
Patient Kurt Walter zeigt sein Diabetes-Tagebuch. Dort ist verzeichnet, wie viel Insulin der 70-Jährige spritzte und was er aß – Pflegerin Irina Schumacher wertet die Daten vom Wochenende aus

Foto: Marko Priske/FOCUS-Magazin

Ein Stück Käsetorte hab ich mir gegönnt", gesteht Bärbel Siebott und lächelt dabei verschmitzt aus ihren freundlichen Augen. „Aber das war die einzige Sünde am Wochenende!" Kerzengerade sitzt die 64-Jährige jetzt vorn auf einer Stuhlkante im Aufnahmezimmer der Diabetes-Spezialklinik in Berlin-Charlottenburg. Mit Schwung zieht die Rentnerin ihr Blutzuckertageheft aus der Handtasche und gibt es einer Pflegerin. Diese liest murmelnd mit russischem Akzent vor, was Siebott darin notiert hat: zwölf zusätzliche Einheiten Insulin für den Kuchen, Blutdruck normal, Blutzucker stark schwankend. Alles wie immer.

„Die Ärzte sagen, dass ich ein schwerer Fall sei", erklärt die Diabetikerin aus Reinickendorf und lacht dennoch übers ganze Gesicht. „Mein Blutzucker macht, was er will, ganz egal, ob ich Torte esse oder nicht."

Siebott ist Typ-2-Diabetikerin. Seit dem Jahr 2000 leidet die ehemalige Floristin unter erhöhtem Blutzucker; seit sechs Jahren spritzt sie Insulin. Immer wieder schwankt ihr Blutzuckerwert extrem, nachts sinkt er oft so tief, dass sie davon aufwacht. Um den Ursachen auf den Grund zu gehen, ist sie nun in die Nachtklinik gekommen. Normalerweise werden Diabetiker tagsüber auf Insulin eingestellt und nachmittags entlassen. In der Nachtklinik in Charlottenburg jedoch ist es umgekehrt: Hier erscheinen die Patienten nachmittags und bleiben über Nacht. Ab 22 Uhr misst eine Pflegerin alle zwei Stunden den Blutzucker. „Durch die nächtliche Kontrolle sehen wir, wie sich der Spiegel entwickelt, und können den Patienten klar sagen, wann sie wie viel Insulin spritzen sollen", erläutert Wolfgang Kohn, leitender Internist der Klinik.

Für Diabetiker ist es wichtig, gut eingestellt zu sein. So nennen es Fachleute, wenn ein krankhaft erhöhter Blutzucker derart gesenkt und reguliert wird, dass ein normales Leben möglich ist und sich langfristig keine Folgeerkrankungen einstellen, beispielsweise Herzinfarkt, Schlaganfall oder Nierenschäden.

Eine Reihe von Maßnahmen hilft Patienten dabei, den Blutzucker zu senken. Dazu gehört nicht in erster Linie die Einnahme von Medikamenten, sondern eine Änderung von Ernährung und Lebensstil. Die Patienten sollen ihr Gewicht reduzieren und vermehrt sowie regelmäßig Sport treiben. Erst wenn ihr Blutzucker auch spätestens drei Monate nach derartigen Umstellungen nicht sinkt, erhalten sie Tabletten. Ändert auch das nichts an ihrem „hohen Zucker", müssen sie dazu übergehen, Insulin zu spritzen – deutschlandweit tun das 2,3 Millionen Menschen. Wie das geht, welche Dosis sie jeweils zu verwenden haben und was dabei sonst noch zu beachten ist, lernen sie in Einrichtungen wie der Charlottenburger Klinik.

Nach der ersten Nacht auf Station frühstücken sie gemeinsam im Speisesaal, dann geht jeder seiner Wege: Ein Ingenieur bricht auf zu einer Minidienstreise, eine Patientin in Richtung Arbeitsamt, sie leitet dort die Personalabteilung. Rentner wie Bärbel Siebott verbringen den Tag zu Hause. Gegen 17 Uhr sind alle zurück. „Wir passen die Insulin-Therapie den Alltagsbedingungen an", erklärt Diabetologe Kohn. „Schließlich beeinflussen auch die Lebensumstände wie die tägliche körperliche Bewegung und die Ernährung den Stoffwechsel und damit den Blutzucker." Wäre der Patient mehrere Tage rund um die Uhr in einer Klinik, würde er komplett aus seinem Alltag gerissen. „Der Zucker wird so unter realitätsfernen Umständen eingestellt", verdeutlicht Kohn.

Die Nachtstation der Diabetes-Spezialklinik ist dem Polikum Charlottenburg angeschlossen. Das medizinische Versorgungszentrum (MVZ) liegt in einem mehrstöckigen Gebäude gleich um die Ecke vom Kaufhaus des Westens im alten Westberlin. Bis zu 27 insulinpflichtige Schlafgäste beherbergt die Station. Arzt Kohn betreut sie im Team mit Diabetes-Beratern, Wundassistenten und medizinischen Fußpflegern jeweils fünf bis 15 Tage lang. Bei ihrer Entlassung sind die Patienten so gut wie möglich auf Insulin eingestellt. Obwohl erfolgreich, ist die Nachtklinik so etwas wie ein Dinosaurier. Sie existiert seit mehr als

Ernährung neu lernen
In speziellen Schulungen üben Diabetes-Patienten in der Nachtklinik, z.B. auf den Fettgehalt von Lebensmitteln zu achten und den Energiegehalt von Obst und Gemüse abzuschätzen

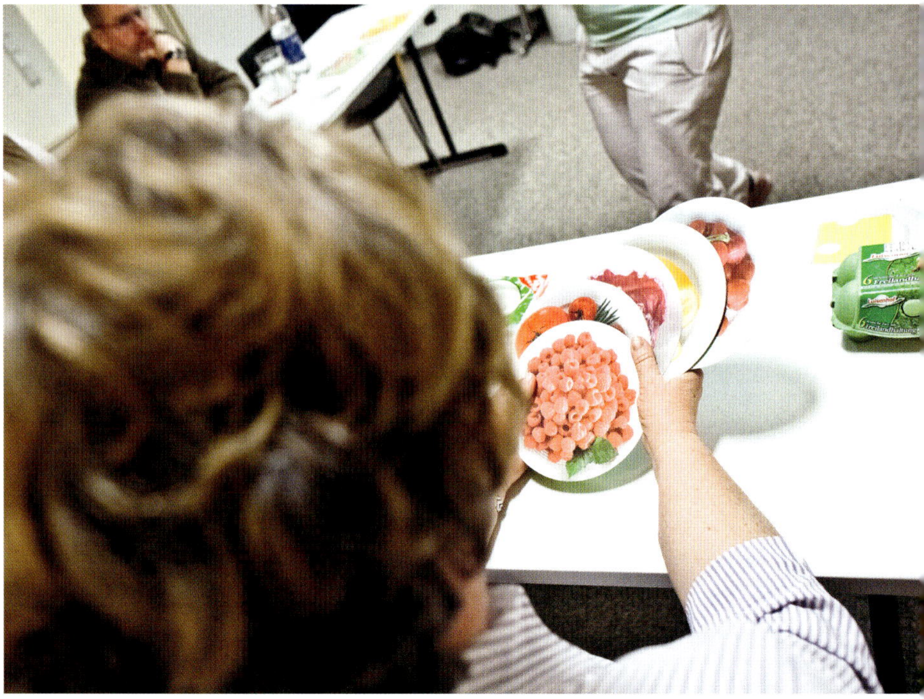

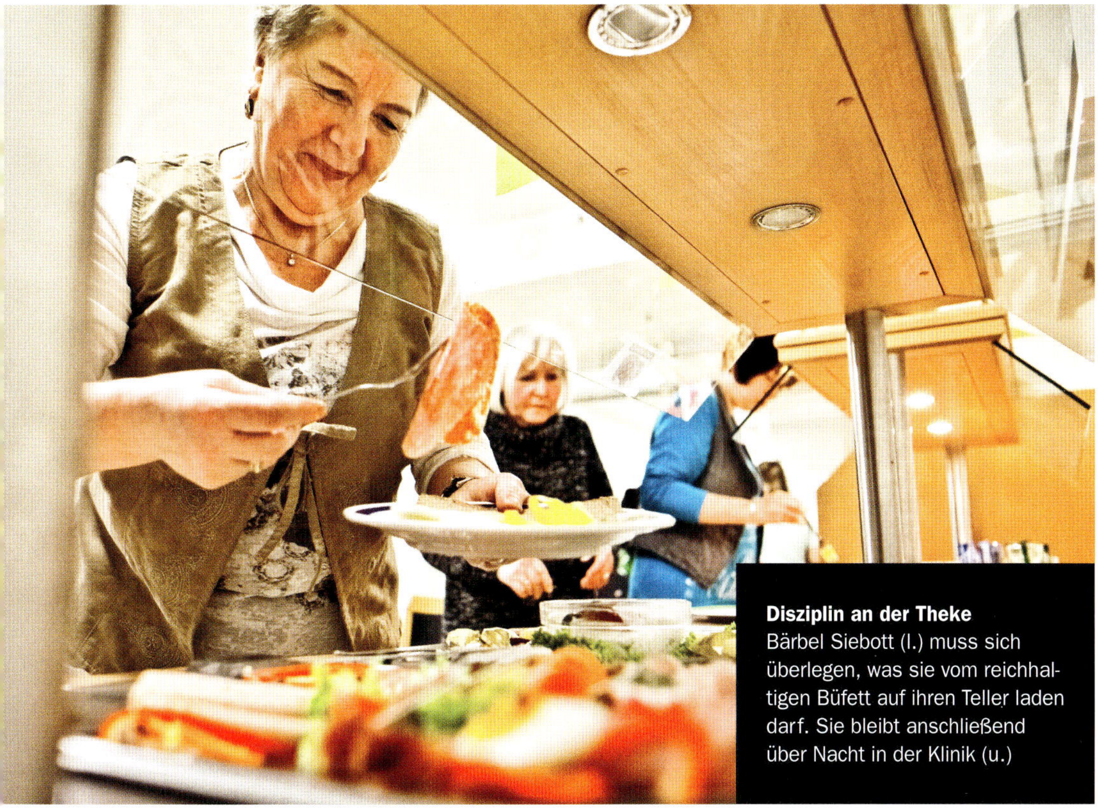

Disziplin an der Theke
Bärbel Siebott (l.) muss sich überlegen, was sie vom reichhaltigen Büfett auf ihren Teller laden darf. Sie bleibt anschließend über Nacht in der Klinik (u.)

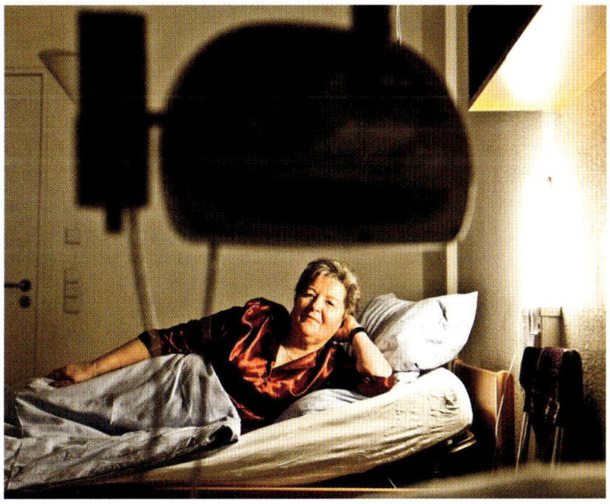

25 Jahren, doch immer wieder müssen die Ärzte sich vor dem Medizinischen Dienst der Krankenkassen (MDK) rechtfertigen. In Zeiten von leeren Kassen und Kostendruck werden die meisten Diabetiker heute ambulant von bis zu 60 000 Hausärzten oder in einer der 1100 Diabetes-Schwerpunktpraxen betreut.

Siebott hat alle Fragen an der Rezeption beantwortet, jetzt eilt sie über den Flur zu ihrem Zimmer. Sie will endlich die Mitbewohnerin begrüßen, ihren Koffer ausräumen und vor dem Abendessen noch mal die Füße hochlegen. Auf dem Flur wird es derweil immer lebendiger. 15 Patienten treffen nach und nach ein. Zwei junge Pflegekräfte telefonieren, sortieren Patientenakten und tippen auf einer Tastatur. „Wenn es hier nachmittags losgeht, ist es stressig“, weiß der junge Pfleger, der nur kurz vom Monitor aufschaut und sich einen Überblick verschafft. „Bis 17 Uhr müssen alle Werte der Patienten gemessen, ins Computersystem eingegeben und in dem Blutzuckertageheft notiert sein.“

Das Gewissen eines jeden Diabetikers ist ein kleines Heftchen. Täglich hält er in dem Tagebuch fest, was er gegessen hat, welchen Blutzucker er gemessen und wie viel Insulin er gespritzt hat. Oft haben Diabetiker zwischen vier und sieben Uhr morgens extrem hohe Zuckerwerte, Experten sprechen vom Dawn-Phänomen. Warum die Körperzellen in der Dämmerung (wie das englische Wort „dawn“ übersetzt heißt) nicht so gut auf Insulin ansprechen, ist noch nicht restlos erforscht. Fachleute gehen davon aus, dass Gegenspieler des Hormons in dieser Zeit besonders aktiv sind. Stoffwechselgesunde gleichen das Dawn-Phänomen automatisch aus, indem ihre Bauchspeicheldrüse mehr Insulin herstellt.

Patientin Siebott spürt sofort, wenn es wieder losgeht mit der Unterzuckerung, der Hypoglykämie, wie die Ärzte sagen. Sie entsteht, wenn Patienten zu viel Insulin gespritzt haben, die Nadelspitze statt im Unterhautfett im Muskel landet oder die Zellen durch Sport und Aktivität den Zucker plötzlich besser verwerten können. „Ich wache schweißgebadet auf, meine Hände zittern, und mein Bauch krampft“, sagt Siebott. Für den Notfall hat sie immer eine kleine Flasche Apfelschorle auf dem Nachttisch und ein schon ausgepacktes Stück Traubenzucker daneben. „Trotzdem bin ich am nächsten Tag erschöpft“, sagt Siebott. Im schlimmsten Fall kann eine Unterzuckerung zum Tode führen.

30 %

aller **über 70-jährigen** Deutschen erkranken im Schnitt an Diabetes

In der Aufnahme ruft jemand den Namen Kurt Walters. Wenig später schon pikst die blonde Pflegerin mit einer winzigen Lanzette in eine Fingerspitze des älteren Herrn in Jeans und streicht den austretenden Blutstropfen auf den Teststreifen des Messgeräts. Dann bittet sie den 70-Jährigen mit dem weißen Schnauzbart für die Ultraschalluntersuchung der Nieren ins Nachbarzimmer. Walter folgt wortlos, macht den Oberkörper frei und legt sich seitlich auf die Liege. Das Bild auf dem Monitor bestätigt den Verdacht: Bei Walter hat der jahrelang erhöhte Blutzucker die Niere leicht geschädigt. Klares Zeichen, dass die Tabletten nicht mehr ausreichen, sagt der diensthabende Arzt Diego Schmidt. ▶

Fotos: Marko Priske/FOCUS-Magazin

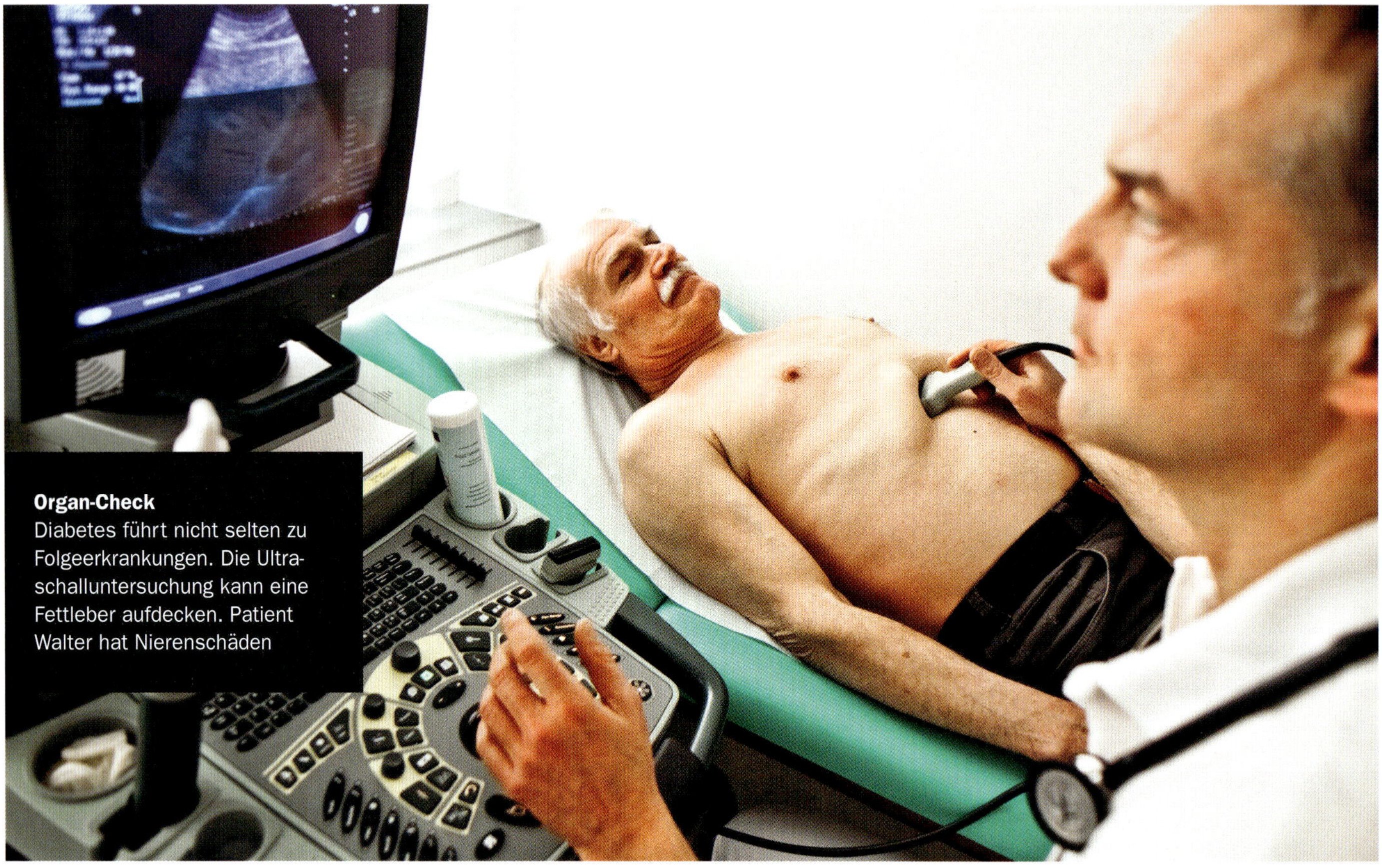

Organ-Check
Diabetes führt nicht selten zu Folgeerkrankungen. Die Ultraschalluntersuchung kann eine Fettleber aufdecken. Patient Walter hat Nierenschäden

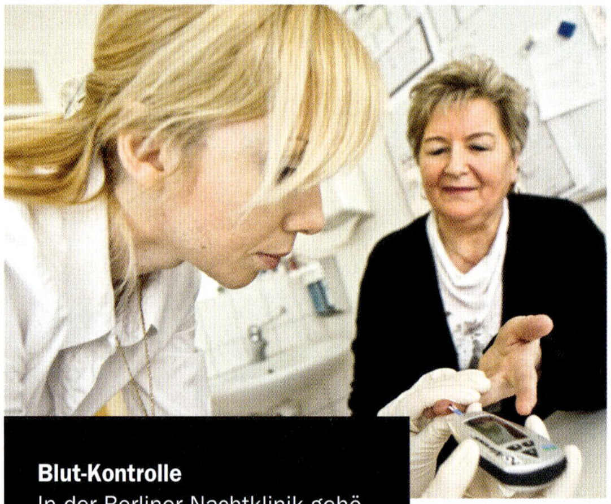

Blut-Kontrolle
In der Berliner Nachtklinik gehören regelmäßige Blutzuckertests zum Programm. Patienten lernen ihren Stoffwechsel kennen

„Wir mussten auf Insulin umstellen. Nur so können wir den Blutzucker ausreichend senken und weitere Langzeitschäden verhindern.“ 14 Jahre lang hatte der Patient, ein ehemaliger Versicherungskaufmann, sein Leiden mit Tabletten gut im Griff. Nie war er übergewichtig, bis heute spielt er dreimal die Woche Tennis. „Diabetes liegt bei uns in der Familie, beide Eltern und meine Schwester sind betroffen“, sagt er. Dass nun auch er spritzen muss, verwundert ihn nicht.

Zunächst lernt Walter die Unterschiede zwischen den verschiedenen Insulinen verstehen. Seit Mitte der 1930er-Jahre behandelten Ärzte ihre Patienten mit Schweine- oder Rinderinsulin – lange stellten die Tierinsuline die einzige Behandlung für insulinabhängige Diabetiker dar. 2006 verschwand das letzte Präparat wegen mangelnder Nachfrage vom Markt. Seit den 1980er-Jahren produziert die Industrie Humaninsulin. Das Hormon ist synthetisch hergestellt, aber chemisch identisch mit seinem menschlichen Vorbild.

Seit etwa 16 Jahren gibt es außerdem künstliche Insuline, die chemisch anders aufgebaut sind als Humaninsulin. Sie wirken besonders lang oder schnell. „Heute ist jede dritte Insulin-Injektion ein solches Analoginsulin“, erklärt Diabetologe Kohn. „Patienten profitieren, denn sie können direkt nach dem Spritzen essen.“ Bei den Humaninsulinen müssen sie hingegen 15 lange Minuten vor einem Teller mit dampfendem Essen sitzen und warten, bis das Hormon wirkt.

Noch streiten Experten darüber, ob Analoginsuline den Blutzucker besser kontrollieren als Humaninsulin und ob sie Unterzuckerungen vermeiden. Die Deutsche Diabetes Gesellschaft (DDG) ist davon überzeugt. Forscher des Instituts für Qualität und Wirtschaftlichkeit im Gesundheitswesen (IQWiG) sehen das anders. Ihre Recherchen ergaben keine Belege für einen zusätzlichen Nutzen in Bezug auf Unterzuckerungen. Ob die Analoginsuline besser vor Herz- und Kreislauferkrankungen, Erblindungen, Nierenerkrankungen oder Amputationen schützen, ist bisher unklar. Die Studien dauern an.

Hoffnung setzen viele Diabetologen auf ein künstliches Insulin, das mehrere Tage wirkt. Es müsste nur an drei Tagen in der Woche gespritzt werden. Studien mit dem extralang wirksamen Medikament legen nahe, dass es den Blutzucker ähnlich gut senkt wie andere Analoginsuline. Eine Zulassung ist aber nicht in Sicht, erst muss sich das Mittel bei einer sehr großen Patientengruppe bewähren.

Die Insulin-Therapie ganz ohne Spritze konnte sich nicht durchsetzen. 2006 kam ein inhalierbares Hormon auf den Markt, das ähnlich wie ein Spray bei der Asthma-Therapie funktioniert. Ein Jahr später war es wieder verschwunden. Zum einen war es nur in großen Mengen wirksam und daher zu teuer, zum anderen für Raucher und Menschen mit Lungenerkrankungen ungeeignet.

Fotos: Marko Priske/FOCUS-Magazin

Als Patientin Siebott gegen 18 Uhr in den Speisesaal kommt, wird sie von der Ernährungsberaterin abgefangen. Wie alle Patienten muss Siebott ihr sagen, wie viel Insulin sie sich eben auf dem Zimmer gespritzt hat. Dann suchen die beiden zusammen aus, was sie von dem reichhaltigen Büfett essen darf. Mit zwei Scheiben Schwarzbrot, ein paar Ringen gelber Paprika, je einer Scheibe Bierschinken und Emmentaler setzt sie sich an den Tisch.

Das Hormon soll die Zuckerspitzen abfangen, die nach dem Abendessen im Blut entstehen. Genauso hält es Siebott auch zu Hause: Vor jeder Mahlzeit misst sie den Blutzucker, spritzt sich eine bestimmte Dosis und errechnet dann, wie viel sie dafür essen darf. Außerdem spritzt sie vor dem Schlafengehen, damit der Blutzuckerspiegel bis zum nächsten Abend konstant niedrig bleibt. Experten sprechen von der „intensivierten Insulin-Therapie". Sie ermöglicht einen flexiblen Lebensstil, bei dem der Diabetiker essen kann, sobald er gespritzt hat. Studien belegen, dass diese Form das Risiko von diabetesbedingten Folgen an Augen, Niere, Nervensystem und Herz reduzieren kann.

Im Unterschied dazu eignet sich die „konventionelle Insulin-Therapie" eher für Diabetiker, die einem festen Alltag folgen. Sie spritzen zweimal täglich eine fertige Insulin-Mischung, meist vor dem Frühstück und dem Abendessen. Dazu müssen sie regelmäßig essen – nur so wird die Wirkung des Insulins ausgeglichen. Patienten, die der „konventionellen Therapie" folgen, passen die Mahlzeiten also an die Insulin-Therapie an und nicht umgekehrt. Kuchensünden wie bei Bärbel Siebott sind dabei unverzeihlich.

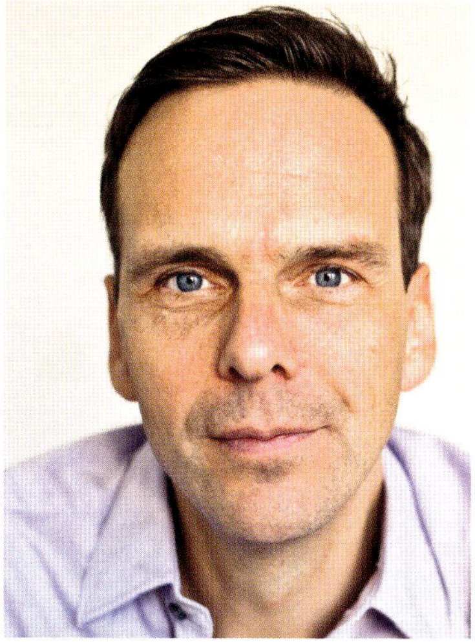

»Wir passen die Insulin-Therapie den Alltagsbedingungen an«

Wolfgang Kohn
Leitender Internist der Diabetes-Nachtklinik in Berlin-Charlottenburg

Auf dem Flur der Nachtklinik wechseln die Patienten vom Speisesaal in das Schulungszimmer. Rentner Walter setzt sich etwas abseits und lauscht der Gruppenschulung. Es geht heute Abend um Fette. Flink baut eine Diätberaterin leere Verpackungen von Margarine, Eiern und Käse auf dem Tisch auf und blickt erwartungsvoll in die Runde.

Die 15 Männer und Frauen sind erkennbar schon etwas müde. Dann erwacht doch noch ihr Ehrgeiz, die Packungsaufdrucke nach den Angaben zum Fettgehalt zu untersuchen. Für Diabetes-Neulinge empfehlen Ärzte solche Lehrgänge zur Spritztechnik, Insulin oder der Ernährung dringend. Dennoch absolvieren bundesweit nur rund 15 Prozent aller Diabetiker die Kurse.

Später auf seinem Zimmer wird der ehemalige Unternehmer Walter sich darüber freuen, was er alles gelernt hat. „Das ist doch ein guter Start, oder?" ■

BEATE WAGNER

Alternative Therapien

Nicht aus Ärztehand, meist ohne wissenschaftlichen Wirksamkeitsbeweis, doch teilweise erfolgreich

1

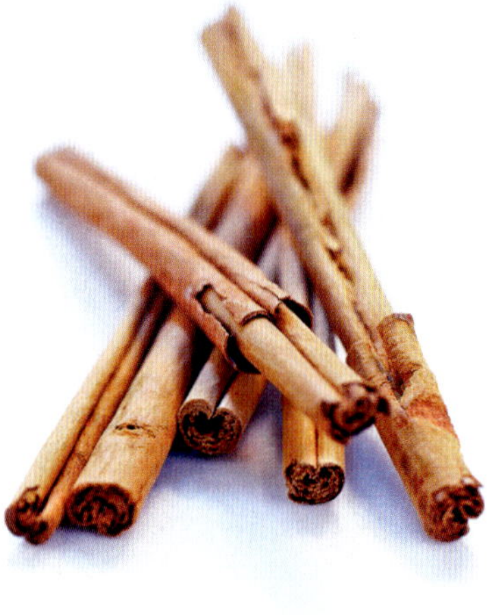

Ayurveda – Gewürze statt Zucker

In erster Linie beschäftigt sich die Heilkunst des Ayurveda mit der richtigen Ernährung. „Ein Typ-1-Diabetiker, der seit 20 Jahren Insulin spritzt, werden Sie auch mit Ayurveda nicht davon befreien", sagt Stefan Rößler, Allgemeinmediziner mit dem Schwerpunkt Ayurveda in der Gemeinschaftspraxis Wasserburg. „Bei Typ-2-Diabetikern allerdings kann die ayurvedische Therapie durchaus helfen." Empfohlen werden Hülsenfrüchte wie Mungbohnen, Kichererbsen oder Linsen. „Die liefern Kohlenhydrate in komplexen Verbindungen, so dass der Blutzucker nicht so schnell ansteigt", erklärt Rößler. Gewürze wie Schwarzer Pfeffer, Bockshornklee, Koriander oder Kurkuma sollen den Stoffwechsel anregen. **Eine wesentliche Rolle spielt der Zimt.** Seit Jahrtausenden im Ayurveda angewandt, bestätigten pakistanische Wissenschaftler vor gut zehn Jahren: Ein bis sechs Gramm davon täglich zu den Mahlzeiten kann den Blutzuckerspiegel bei Typ-2-Diabetikern deutlich senken. „Und zwar ohne dass Unterzuckerungszustände auftreten", so der Allgemeinmediziner. Dass sich auch die Bittergurke positiv auf den Blutzucker auswirkt, zeigte eine Studie der Universität Gießen.

2

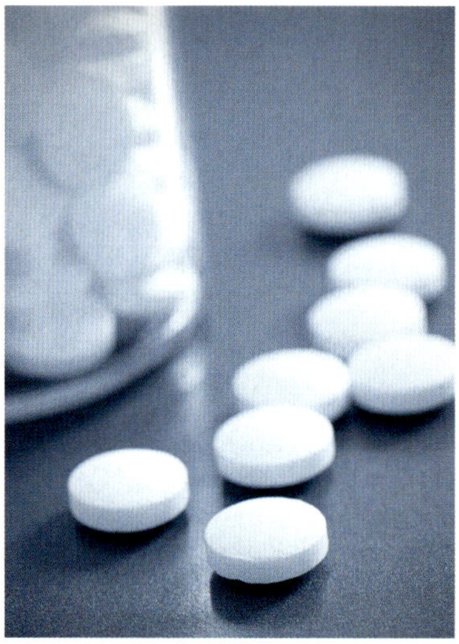

Orthomedizin – Überdosis Vitamine

Vitamine und Mineralstoffe sollen in hohen Dosen Folgeschäden vermeiden und den Blutzucker regulieren. In Pulver-, Kapsel- und Tablettenform werden dem Körper Nährstoffe zugeführt, von denen er angeblich zu wenige hat. Besonders die Vitamine C, D, E und der Vitamin-B-Komplex sowie Zink und Magnesium gelten als heilsam. Bis jetzt gibt es aber keine Studien, die die Wirksamkeit dieser sogenannten Mikrovitalstoffmedizin – einer vergleichsweise jungen Therapiemethode – bei Diabetes belegen. „Dafür zeigten große internationale Untersuchungen, dass die hochdosierte **Einnahme von Nahrungsergänzungsmitteln wie Vitamin D und Vitamin E über einen längeren Zeitraum durchaus schädlich** sein kann", sagt Jochen Seufert, Leiter der Diabetologie an der Uniklinik Freiburg. Bestenfalls hat die Nährstoffzufuhr via Pille keinerlei Effekt. Große Bedeutung spricht die orthomolekulare Medizin dem Spurenelement Chrom zu, das in der Form Chrom Picolinat in Studien blutzuckersenkend wirkte. „Es gibt tatsächlich Hinweise darauf, dass Chrom die Insulinsekretion in den Zellen stimuliert, aber die sind noch nicht endgültig überzeugend", so Internist Seufert.

3

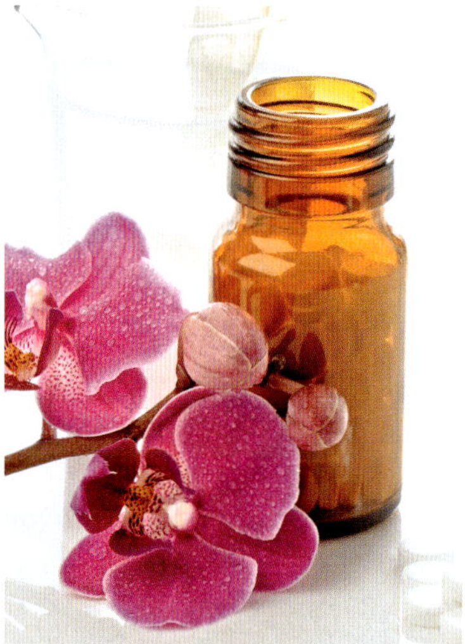

Homöopathie – Wasser mit Gedächtnis

Rufen Stoffe ähnliche Symptome bei Gesunden hervor wie die, an denen der Kranke leidet, so sollen sie laut Homöopathie heilend wirken, wenn man sie in Wasser verdünnt. Eine ausführliche Befragung des Patienten ergibt dabei das passende Mittel. Es soll den Stoffwechsel verbessern, sodass die Menge der Diabetes-Medikamente reduziert und der Blutzuckerspiegel stabilisiert werden kann. „Wir empfehlen keine Homöopathie zur Behandlung des Diabetes, insbesondere nicht bei Typ-1-Diabetes, bei dem eine Insulin-Therapie unbedingt durchgeführt werden muss", sagt Andreas Fritsche von der Deutschen Diabetesgesellschaft (DDG). „Wir haben Leitlinien, die Ratschläge zur Behandlung von Diabetes geben, die wissenschaftlich geprüft sind. Alternative Heilmethoden finden sich darin nicht." **Wissenschaftliche Studien, die die Wirksamkeit der Homöopathie belegen, fehlen bislang.** Zwar zeigte eine 2002 im „Journal Biologische Medizin" veröffentlichte Studie, dass ein den Lymphabfluss förderndes Homöopathikum die Ausleitung der Flüssigkeit stärkt und sich die Nerven erholen. Sie ist jedoch bei Experten der Schulmedizin wegen methodischer Mängel äußerst umstritten.

Fotos: Getty Images, A. Whitt/Radius Images, Emotive Images/Flora Press, J. Feingersh/ Blend Images, Sodapix, Photocuisine

4

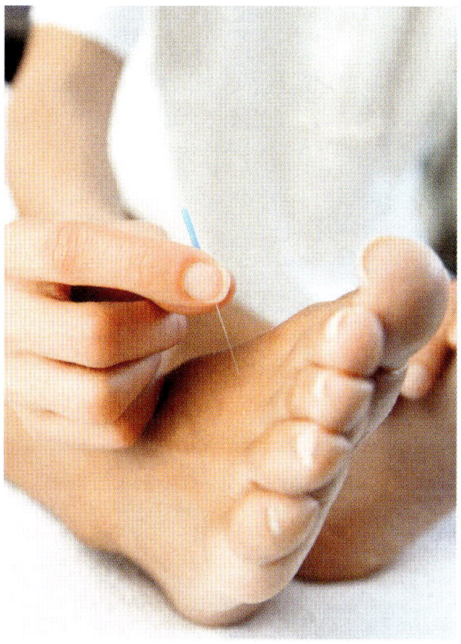

Traditionelle Chinesische Medizin (TCM)

In der Traditionellen Chinesischen Medizin wird Diabetes auch „das verschwenderische Durstsyndrom der Disharmonie" genannt. Es entsteht der östlichen Lehre zufolge durch einen Mangel an Yin, das durch die Gabe bestimmter Kräuter wieder aufgefüllt werden soll. In den Rezepturen verarbeitet man dafür etwa Ginkgo Biloba und Ginseng, Heidelbeeren, Knoblauch, Bockshornklee und Bittermelone. **„Die Kräuter können vor allem beim Typ 2 zumindest unterstützend wirken** und die Medikamentengabe vielleicht hinauszögern", sagt Allgemeinmedizinerin Anna Mietzner, die in Berlin eine Privatpraxis für Chinesische Medizin führt. Aber um die Wirksamkeit von chinesischen Kräuterrezepturen zu belegen, müsste man zunächst sicherstellen, dass in jeder Dosis, die eingenommen wird, die gleichen Inhaltsstoffe in der gleichen Menge enthalten sind, wenden Experten der DDG ein. Außerdem gebe es bisher keine klinischen Studien, die zeigten, dass TCM bei Diabetes einen Nutzen bringe. Ergänzend wird in der TCM auch Akupunktur als begleitende Diabetes-Therapie angewandt. Eine fundierte Studie fehlt auch hier als Wirksamkeitsbeweis.

5

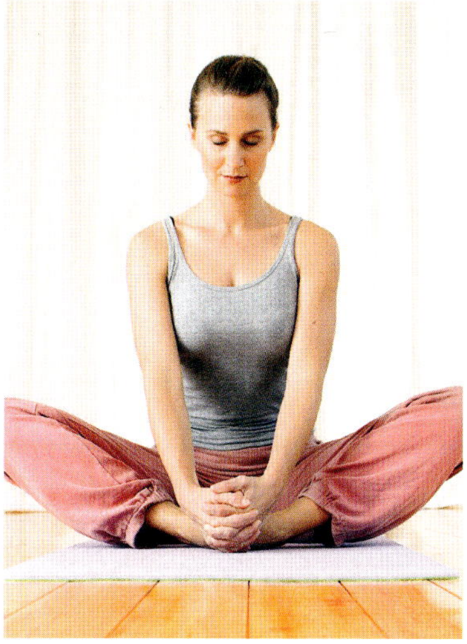

Yoga – fernöstliche Zellmassage

Bessere Blutzuckerwerte, weniger gefäßschädigender Stress, Gewichtsabnahme – die positiven Wirkungen regelmäßiger Yoga-Stunden auf Diabetes-Patienten sind inzwischen in mehreren Studien belegt. Eine der neuesten stellten im Herbst indische Wissenschaftler vor: Sie therapierten Typ-2-Diabetiker drei Monate lang mit Yoga. Bei ihnen verbesserte sich die Blutzuckereinstellung deutlich, und auch das Körpergewicht nahm ab. Eine normalisierende Wirkung auf den Blutdruck, die Yoga oft nachgesagt wird, konnte man der philosophischen Lehre in dieser Studie allerdings nicht nachweisen. „Mit Yoga kann der Blutzucker innerhalb einer überschaubaren Zeit reguliert werden", sagt Michael Örs, Heilpraktiker und Leiter der Yoga-Akademie Freiburg. Wenn man Asanas, die spezifischen Körperstellungen im Yoga, übe, würden Organe und Zellen massiert und stimuliert, die Durchblutung verbessere sich. **Schulmediziner kennen diesen Effekt, schreiben ihn jedoch nicht nur dem Yoga zu.** Sportliche Bewegung und Entspannung jeglicher Art senken den Blutzuckerspiegel. Statt Yoga dürfen es also auch ein Spaziergang oder Entspannungsübungen sein.

6

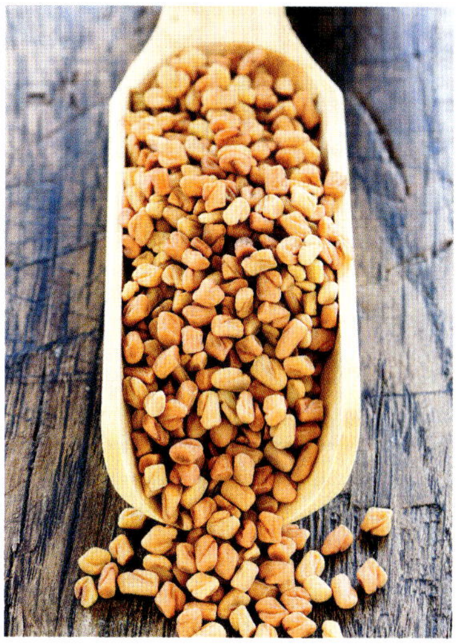

Phytotherapie – Heilkraft der Kräuter

Sanft heilen mit der Natur ohne Risiken und Nebenwirkungen – die Verheißungen der Phytotherapie, der Behandlung des Diabetes mit pflanzlichen Mitteln, sind groß. Ginseng, Merasingi-Blätter, Flohsamen und Bittermelone sind in vielen Variationen als Nahrungsergänzungsmittel im Angebot. **Doch die Selbstmedikation birgt Risiken.** „Es ist mitnichten so, dass es keine Nebenwirkungen gibt", sagt der auf Diabetes spezialisierte Apotheker Eric Martin aus Marktheidenfeld. „Im Gegenteil, manche der Pflanzen können eine Unterzuckerung hervorrufen, weil sie die Wirkung von Insulin und blutzuckersenkenden Tabletten verstärken." Der Experte warnt davor, dass sich Patienten mit der Einnahme der pflanzlichen „Wundermittel" ein Stück weit aus ihrer Eigenverantwortung hinsichtlich gesunder Lebensweise freikaufen. „Wenn die Wirksamkeit eines Pflanzenauszugs wissenschaftlich bestätigt worden ist, sollte er zum Schutz der Patienten als Arzneimittel zugelassen werden, alles andere führt zu fahrlässigen Selbstbehandlungen", so Martin. Es gibt bereits viele von Pflanzen abgeleitete Diabetesmedikamente. Das Antidiabetikum Metformin geht zum Beispiel auf die Geißraute zurück.

Das Risiko der Riesenbabys

Um Schwangerschaftsdiabetes zu entdecken, sollten sich werdende Mütter ab dem sechsten Monat testen lassen. Zur Behandlung hilft meist eine Ernährungsumstellung

Eine Laune der Natur nannte die Boulevardpresse den 6-Kilo-Jungen, der im November 2011 in Berlin zur Welt kam. Man schmunzelte über das „Sumo-Baby", das neben anderen Neugeborenen wie ein Gigant wirkte. Der Riesenwuchs nennt sich Makrosomie und ist eine mögliche Folge von Diabetes der Mutter während der Schwangerschaft. Ärzte stellen den sogenannten Gestationsdiabetes (GDM) bei knapp vier Prozent aller Schwangeren fest, betroffen sind vermutlich mehr.

Die Zuckerkrankheit entsteht häufig zwischen der 24. und 28. Schwangerschaftswoche. Gestationsdiabetes tritt auf, weil die Schwangerschaftshormone den Zuckerspiegel und damit den Insulinspiegel der werdenden Mutter erhöhen. Das ist normal und soll die Versorgung des Fötus garantieren. Wenn aber die Bauchspeicheldrüse der Schwangeren mit der Insulinproduktion nicht mehr nachkommt, entsteht Diabetes. Das überzuckerte Blut der Mutter erreicht über Plazenta und Nabelschnur das Ungeborene, dessen Bauchspeicheldrüse mit erhöhter Insulinproduktion reagiert.

Das viele Insulin im fetalen Blut lässt das Kind schnell und übermäßig wachsen. Herzfehler und Fehlbildungen können die Folge sein. „Diese Probleme tauchen fast nur dann auf, wenn eine Frau mit einem unentdeckten länger bestehenden Diabetes in die Schwangerschaft geht", erklärt Michael Hummel, Diabetologe am Schwabinger Krankenhaus und Mitarbeiter am Institut für Diabetesforschung am HelmholtzZentrum, beides in München. Als Risikofaktoren für den Diabetes gelten Übergewicht ab einem Body-Mass-Index von 27, fortgeschrittenes Alter der Schwangeren und ein familiäres Diabetes-Risiko. Auch ein besonders schweres Baby in einer vorausgegangenen Schwangerschaft oder wiederholte Fehlgeburten lassen die Alarmglocken für GDM schrillen.

»Wir können den Gestationsdiabetes heute sicher entdecken und gut behandeln«

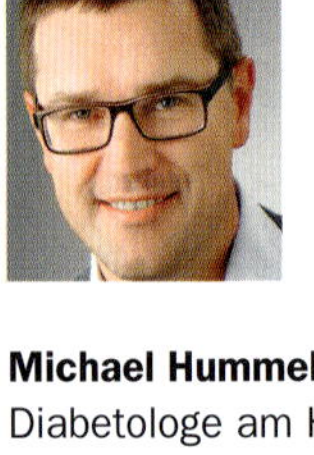

Michael Hummel
Diabetologe am Helmholtz-Zentrum in München

Allerdings kann der Zuckerstoffwechsel ebenso bei schlanken und unbelasteten Frauen in der Schwangerschaft entgleisen. Sandra Spott aus München gehört zu ihnen. Nach einer Schwangerschaft vor sieben Jahren entdeckte ihr Arzt beim zweiten Kind ihren Gestationsdiabetes. „Ich habe immer gesund gelebt. Die Diagnose ‚Zucker' war daher eine Überraschung", sagt die 39-Jährige, die vor drei Jahren eine gesunde Tochter zur Welt brachte und seither frei von Diabetes ist.

„Wir können den Gestationsdiabetes heute sicher entdecken und gut behandeln. Aber wir verstehen die Mechanismen dahinter nur teilweise", räumt Diabetologe Hummel ein. Für die Schwangere kann ein Gestationsdiabetes im schlimmsten Fall lebensbedrohlichen Bluthochdruck provozieren mit extremen Zuckerwerten und Eiweiß im Urin. Es drohen Harnwegsinfekte, hoher Blutdruck, eine komplizierte Geburt und das Risiko, in den Jahren nach der Schwangerschaft einen Typ-2-Diabetes zu bekommen. Das Kind ist bei der Geburt gesund, jedenfalls nicht zuckerkrank. Es kann aber in den Unterzucker fallen, sobald die Nabelschnur gekappt ist. Babys von mehr als 4500 Gramm Geburtsgewicht sind oft auch im Kindesalter übergewichtig und haben ein hohes Diabetes-Risiko.

Die Gefahren und Folgen eines Gestationsdiabetes lassen sich minimieren. Das beginnt mit einem Glukosetest spätestens im siebten Monat. Der orale Glukosetoleranztest gehört seit März 2012 zur obligatorischen Vorsorge, den die Kassen übernehmen. Bisher war der Test

Fotos: privat, AFP Photo

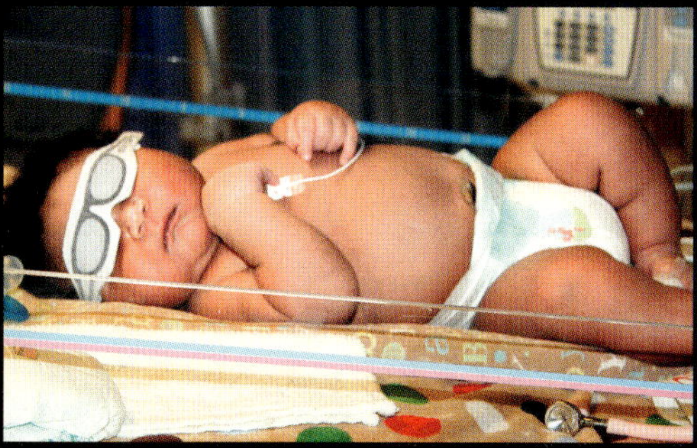

Insulin-Baby Der neugeborene Junge in Longview, Texas/USA, wiegt 7,3 Kilo. Ein Überschuss an Insulin hat ihn so wachsen lassen

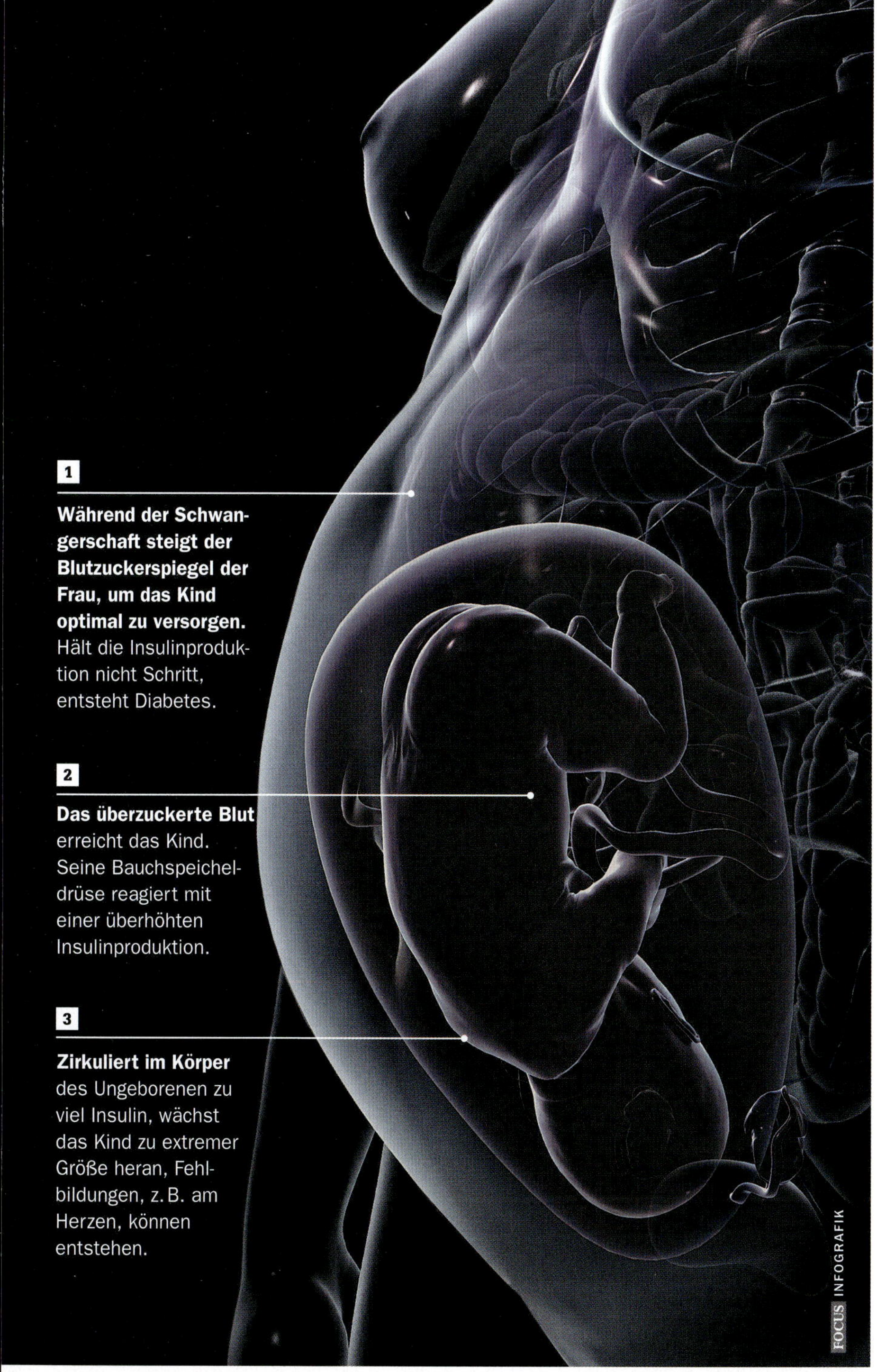

eine empfohlene Selbstzahlerleistung, wodurch viele Diabetes-Schwangere unentdeckt blieben.

Stellt der Gynäkologe überhöhte Werte fest, übernimmt ein Diabetes-Spezialist die Behandlung. In 80 Prozent der Fälle genügt eine Ernährungsumstellung, die innerhalb kürzester Zeit Wirkung zeigt, wenn die Frau sich an die Empfehlungen hält. „Schwangere Frauen sind sehr konsequente Patientinnen, die alles für ihr Baby tun", weiß Hummel. Genügt der Verzicht auf Kohlenhydrate nicht, kommen Insulinspritzen zum Einsatz. Antidiabetika zum Einnehmen sind in Deutschland für Schwangere derzeit nicht zugelassen. Ganz einfach ist das plötzliche Leben mit der Insulinspritze nicht, berichtet Sandra Spott. „Mir war nicht richtig klar, wie ich mit dem Insulin umgehen sollte. Einmal bin ich wegen Unterzucker mitten auf der Straße vom Rad gestürzt."

Die konsequente Behandlung des GDM ermöglicht eine komplikationsfreie Schwangerschaft einschließlich natürlicher Geburt. Ein Kaiserschnitt ist bei einem übergroßen Kind ratsam. Bei ihm sind die Schultern breiter als der Kopf, und dadurch besteht die Gefahr, dass es im Geburtskanal stecken bleibt.

Nach der Geburt verschwindet der Diabetes schlagartig bei Mutter und Kind. Ohne die Plazenta mit den insulinrelevanten Hormonen normalisiert sich der Zuckerstoffwechsel. Hatten Frauen einmal Schwangerschaftsdiabetes, ist die Wahrscheinlichkeit hoch, dass er sich bei weiteren Schwangerschaften wiederholt. 40 Prozent haben nach zehn Jahren chronischen Diabetes mellitus, über 60 Prozent der Insulin spritzenden GDM-Patientinnen erkranken bereits drei Jahre nach der Geburt daran.

Ob ein modernes Diabetes-Medikament diese Entwicklung verhindern kann, versucht die „Pinguin"-Studie zu klären. Teilnehmerin Sandra Spott setzt große Hoffnungen auf die Vorbeugung: „Ich weiß zwar gar nicht, ob ich den Wirkstoff oder das Placebo bekomme. Aber ich will alles versuchen, um keinen Diabetes zu bekommen." Schöner Nebeneffekt des Wirkstoffs Vildagliptin: Im Gegensatz zu anderen Antidiabetika macht er kaum jemanden dick. ■

PETRA APFEL

»Die Krankheit ist auch eine Chance«

Die Eigenverantwortung bei der Therapie überfordert viele Diabetiker. Moderne Schulungsprogramme sollen verhindern, dass aus **psychischen Belastungen** Depressionen werden

Herr Dr. Kulzer, über welche Alltagsprobleme klagen Ihre Patienten am meisten?
Salopp gesagt: Die Krankheit nervt ziemlich oft. Sich jeden Tag selbst um die Therapie kümmern zu müssen, sich immer wieder daran zu erinnern – erfahrungsgemäß geht das auch anfangs noch hochmotivierten Menschen irgendwann doch auf den Senkel. Eine Patientin hat das mal so ausgedrückt: Diabetes-Therapie ist, wie wenn man jeden Tag für die Familie kochen muss. Auch wenn man das eigentlich gern tut, ab einem gewissen Punkt würde man alles dafür geben, es mal einen Tag sein lassen zu dürfen.

Sind die ständigen Blutzuckermessungen, Insulininjektionen oder Medikamente tatsächlich nur lästig?
Das ist nur die Ausgangslage. Die Unzufriedenheit entwickelt sich häufig zu einem Gefühl völliger Überforderung, besonders wenn im Job oder Privatleben noch andere Stressfaktoren hinzukommen. Viele Betroffene kommen nicht damit zurecht, dass sie die Therapie selbst in die Hand nehmen müssen und die Verantwortung nicht – wie bei anderen Krankheiten – einfach an einen Arzt oder eine Pille abgeben können. Hinzu kommt die Angst vor langfristigen Folgeerkrankungen wie Erblindung oder Schlaganfall und auch vor Unterzuckerungen. Oft geht es gar nicht um schwer wiegende Angststörungen, eher um ständige Sorgen. Aber auch die können sehr belastend sein.

Sind Diabetiker im Grunde niemals unbekümmert?
Das wäre eine sehr pessimistische Sichtweise. Im Idealfall lernen Betroffene mit der Zeit, die Krankheit zu akzeptieren, und lassen sich durch sie nicht von ihren Träumen und Zielen abbringen. Eine aktuelle Studie des HelmholtzZentrums München hat allerdings bestätigt, dass die durchschnittliche Lebensqualität von Diabetikern deutlich geringer ist als die von Menschen ohne Diabetes. Auch wenn Therapieformen und Hilfsmittel immer moderner werden und sich Folgekomplikationen effektiver vermeiden lassen: Den Betroffenen ist extrem wichtig, dass sie trotz der Diagnose ein normales Leben führen können. Bisher ist das leider noch nicht die Realität.

Was ist der Grund für die niedrige Lebensqualität?
Jeder achte Mensch mit Diabetes entwickelt aus der Überforderung im Alltag eine klinische Depression, jeder dritte leidet an depressiven Verstimmungen. Diese psychischen Störungen treten somit viel häufiger auf als in der Allgemeinbevölkerung. Warum das so ist, wird derzeit intensiv erforscht. Neben äußeren Belastungsfaktoren scheinen auch entzündliche Prozesse im Körper eine Rolle zu spielen. Aber eine endgültige Antwort gibt es noch nicht. (Siehe auch S. 84.)

Warum ist die Kombination von Diabetes und Depression so gefährlich?
Weil sich die psychische Störung bei den Betroffenen direkt auf den Behandlungserfolg auswirkt, also auf die Stoffwechselwerte und die Prognosen für Folgekomplikationen. Diabetiker müssen aktiv, antriebsstark und dauerhaft motiviert sein, um sich um ihre Therapie jeden Tag selbst zu kümmern. Die Depression verhindert aber genau dieses Verhalten, das ist das Fatale. Krebspatienten zum Beispiel haben auch ein erhöhtes Depressionsrisiko, aber für die Überlebenswahrscheinlichkeit ist weniger das eigene Handeln entscheidend, sondern fast ausschließlich die verabreichten Medikamente und die Therapieentscheidung des Arztes. Das ist ein wichtiger Unterschied.

Wie lässt sich verhindern, dass aus Alltagsbelastungen psychische Störungen werden?
Nach den Leitlinien der International Diabetes Federation sollen die behandelnden Ärzte regelmäßig Lebensqualität und Depressionsanzeichen bei ihren Patienten überprüfen. In Deutschland gibt es zu diesem Zweck den sogenannten „Gesundheitspass Diabetes“, in den Arzt und Patient jedes Quartal Untersuchungsergebnisse und Behandlungsziele eintragen. Teil des Passes ist auch ein ▶

Psycho-Diabetologe
Bernhard Kulzer

... leitet die psychosoziale Abteilung des Diabetes Zentrums Bad Mergentheim. Am angegliederten Forschungsinstitut Diabetes (FIDAM) arbeitet er an Studien zu den Themen Depression, Lebensqualität und psychische Befindlichkeit sowie an der Entwicklung und Evaluation von Schulungsprogrammen.

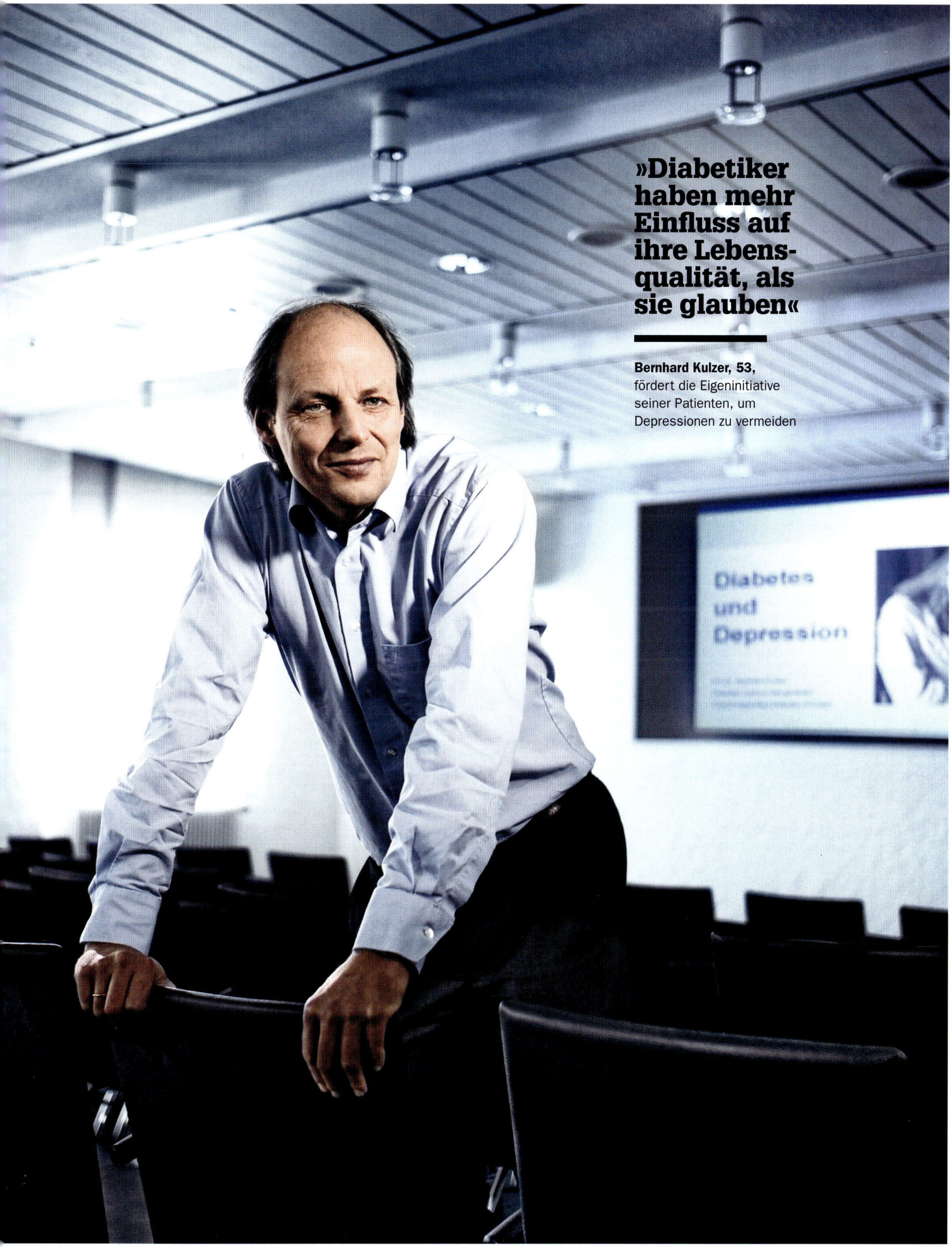

»Diabetiker haben mehr Einfluss auf ihre Lebensqualität, als sie glauben«

Bernhard Kulzer, 53, fördert die Eigeninitiative seiner Patienten, um Depressionen zu vermeiden kurzer Fragebogen der Weltgesundheitsorganisation WHO zum Thema Wohlbefinden. Den sollte der Patient einmal im Jahr ausfüllen. Nimmt das Wohlbefinden ab, ist das ein erstes Anzeichen für eine Depression. Der Pass ist also eine Art Minifrühwarnsystem.

Wenn der behandelnde Arzt oder auch der Patient selbst erste Warnzeichen erkennt, was ist dann der nächste Schritt?

Es ist nicht immer gleich eine Psychotherapie notwendig. Viele Betroffene unterschätzen, wie wichtig normale Diabetes-Schulungen für ihre psychische Gesundheit sind. Denn dort lernen sie ganz konkret, die Krankheit in den Alltag zu integrieren und mit typischen Schwierigkeiten umzugehen.

Was macht eine gute Schulung aus?

Zahlreiche Studien belegen die hohe Wirksamkeit des sogenannten Empowerment-Ansatzes. Früher war es sehr verbreitet, den Patienten lediglich Krankheitswissen zu vermitteln und ihnen vorzugeben, was sie zu tun und zu lassen haben. Bei modernen Schulungen hingegen stehen Selbstmanagement und eine interaktive Zusammenarbeit im Fokus. Die Patienten sollen ihre eigenen Behandlungsziele definieren. Zur Unterstützung gibt man ihnen schon im Vorfeld konkrete Lösungsstrategien für potenzielle Probleme an die Hand. Die Betroffenen müssen lernen, dass sie selbst viel Einfluss auf ihre Lebensqualität nehmen können. In der Gruppe sind solche Schulungen am effektivsten.

Woran können Diabetiker erkennen, ob ein Kursangebot diesen Anforderungen entspricht?

Es gibt in Deutschland eine ganze Reihe von Schulungs- und Behandlungsprogrammen, die von der Deutschen Diabetes Gesellschaft und dem Bundesversicherungsamt zertifiziert wurden. Das sind Kurse für Kinder, Jugendliche, äl-tere Menschen, für Typ 1, Typ 2 mit oder ohne Insulintherapie und speziell zur Hypoglykämie-Wahrnehmung. Die Kosten dafür übernehmen in der Regel die Krankenkassen. Bei den Kassen können sich Patienten auch erkundigen, wenn sie eine Schulung in ihrer Nähe suchen.

Die große Herausforderung bei Diabetikern ist die Motivation für eine dauerhafte Lebensstilveränderung. Können einmalige Kurse das leisten?

> **»Es gibt keine einzige Beratungsstelle für Diabetes. Dabei wäre der Bedarf riesig«**
>
> **Psychologe Bernhard Kulzer** fordert mehr Info-Büros und langfristige Motivationskurse

Das ist tatsächlich noch ein großes Defizit. Schulungsprogramme, die die Teilnehmer nicht mindestens ein Jahr lang begleiten, sind nachweislich nicht so effektiv zur Verhaltensänderung wie jene, die regelmäßig an das Gelernte anknüpfen. Die Motivation braucht immer wieder einen neuen Kick.

Wie sollten langfristige Auffrischungskurse idealerweise ablaufen?

Wir haben an unserem Forschungsinstitut ein Programm namens Prädias entwickelt und in Studien getestet. Es richtet sich an Personen, die noch nicht an Diabetes erkrankt sind, aber ein erhöhtes Risiko haben, weil sie zu dick sind, falsch essen und sich zu wenig bewegen. In den ersten Wochen geht es vor allem um die Motivation und konkrete Veränderungen im Alltagsverhalten. Danach steht die Aufrechterhaltung der neuen Gewohnheiten im Mittelpunkt, in mehreren übers Jahr verteilten Treffen und einem Telefontermin pro Monat. Nach einem Jahr ziehen wir Bilanz. Mit den Menschen, die dann noch immer Schwierigkeiten bei der Umsetzung haben, beschäftigen wir uns ganz gezielt weiter, in sogenannten Booster-Sessions. Wir konnten bereits nachweisen, dass die Teilnehmer es mit dieser Unterstützung tatsächlich schaffen, Gewicht zu reduzieren, ihr Bewegungspensum zu steigern und das Diabetes-Risiko zu reduzieren. Prädias ist aber noch nicht für jedermann zugänglich. Derzeit investieren Krankenkassen leider deutlich mehr in die Behandlung als in die Prävention.

Gibt es ähnlich langfristige Programme für Menschen, die bereits an Diabetes leiden?

Es existieren einige Entwicklungen und Forschungsansätze. Aber in der Regel bezahlen die Kassen diese Kurse nur über einen Zeitraum von drei Monaten. Was fehlt, ist eine intensive Nachbetreuung der Schulungsteilnehmer. Dabei wäre dies enorm wichtig, damit die Menschen am Ball bleiben.

Wie steht es darüber hinaus um die psychosoziale Versorgungslage?

Da liegt einiges im Argen. Es gibt zwar mittlerweile immer mehr Psychologen und Psychotherapeuten, die eine Zusatzausbildung machen, die heißen dann offiziell Fachpsychologe Diabetes oder Psychodiabetologe. Aber das sind in Deutschland nur circa 140 Personen für circa acht Millionen Betroffene – also viel zu wenige.

Wann sollten Diabetes-Patienten denn definitiv die Hilfe eines Therapeuten suchen?

Bei der Allgemeinbevölkerung würde ich sagen: Man muss nicht wegen jeder etwas unglücklichen Lebensphase oder jedem Partnerschaftsproblem gleich zum Psychologen rennen. Aber weil sich psychische Belastungen bei Diabetikern eben unmittelbar negativ auf ihr Therapieverhalten und damit ihre Blutzuckerwerte auswirken, würde ich die Schwelle hier deutlich niedriger ansetzen. Wer über einen längeren Zeitraum hinweg wegen eines Stressfaktors die Therapie vernachlässigt und bemerkt, dass die Messwerte schlechter werden, der sollte dringend einen Psychotherapeuten aufsuchen. Dabei spielt die Art der Belastung keine Rolle. Es kann auch ein Problem dahinterstecken, das mit dem Diabetes an sich gar nichts zu tun hat, etwa Frust im Job oder Erziehungsschwierigkeiten mit den Kindern.

An wen können sich Menschen wenden, die psychisch nicht extrem leiden, aber dennoch etwas Unterstützung brauchen?

Genau da liegt das große Manko! Für die Krankheiten Krebs, Alzheimer, Alkoholsucht oder Aids gibt es jede Menge Beratungsstellen – für Diabetes keine einzige. Wenn jemand einfach ein paar typische Schwierigkeiten im Umgang mit der Krankheit hat, bleibt ihm im Moment nur der Weg zur psychologischen Praxis. Das ist eine relativ hohe Hürde. Ein Angebot, das zwischen den allgemeinen Schulungen und einer richtigen Psychotherapie einzuordnen wäre, das gibt es nicht. Obwohl in diesem Mittelfeld der Bedarf vermutlich am höchsten ist. Auch bei Angehörigen und Partnern.

Belastet die Krankheit auch das soziale Umfeld?

Viele Familien und Lebensgefährten berichten davon. Einerseits nehmen Diabetiker natürlich sehr viel Aufmerksamkeit in Anspruch, der Tagesablauf muss stark nach ihren Bedürfnissen ausgerichtet sein, die Angehörigen müssen oft zurückstecken. Andererseits belastet die Angst vor einer Unterzuckerung das Umfeld manchmal sogar mehr als den Patienten selbst. Die Ehefrau eines Betroffenen hat mir einmal erzählt, dass sie immer nervös darauf warte, endlich das Garagentor zu hören, wenn ihr Mann später von der Arbeit heimkommt. Sie sagte: „Er ist der zuversichtliche Kranke – und ich sitze zu Hause und mache mir Sorgen!"

Wie sollten Diabetes-Patienten aus psychologischer Sicht mit der Diagnose umgehen?

Natürlich ist das Leben mit Diabetes nicht einfach, das muss man gar nicht schönreden. Aber die Betroffenen können an dieser Krankheit auch wachsen, wenn sie es schaffen, das Positive in den Fokus zu rücken. Denn Diabetiker haben gegenüber anderen Patienten den großen Vorteil, dass sie keinem Schicksal ausgeliefert sind, sondern den Behandlungserfolg selbst in der Hand haben. Viele sehen genau darin die große Last – es ist aber auch die große Chance.

Diabetes als Geschenk?

In gewisser Weise ja. Die ständige Auseinandersetzung mit dem eigenen Körper zwingt die Betroffenen förmlich, zu sehr achtsamen Menschen zu werden, die ständig Wichtiges von Unwichtigem trennen müssen. Diejenigen, die diese Herangehensweise auch auf ihre allgemeine Lebenseinstellung übertragen, berichten oft, dass sie bewusster leben und sich stärker fühlen als vor der Diagnose. Ein Patient von mir hat das mal schön zusammengefasst: Diabetes anzunehmen und in seinen Alltag zu integrieren sei wie zu Fuß auf einen Berg zu steigen, anstatt mit der Gondel zu fahren. Es ist ein anstrengender Weg, aber wenn man ihn aus eigener Kraft gemeistert hat, schmeckt das Jausenbrot auf dem Gipfel tausendmal besser. ■

MILA HANKE

Der süßen Attacke **trotzen**

Einen leichten Diabetes gibt es genauso wenig, wie es möglich ist, leicht schwanger zu sein. Läuft der Blutzucker aus dem Ruder, ist dies für viele **Organsysteme** fatal. Auf den folgenden zehn Seiten erfahren Patienten, was dagegen zu tun ist

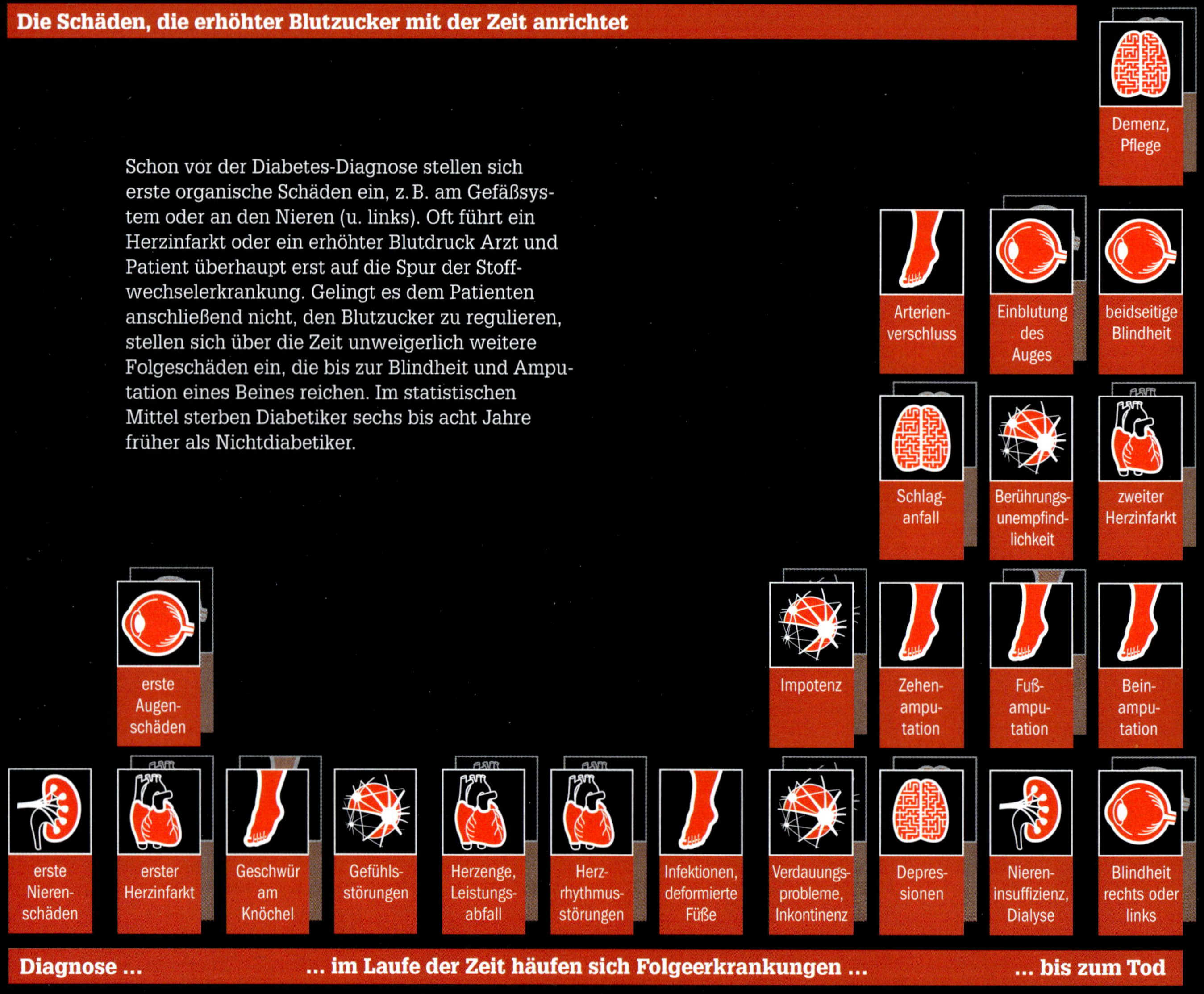

Schon vor der Diabetes-Diagnose stellen sich erste organische Schäden ein, z. B. am Gefäßsystem oder an den Nieren (u. links). Oft führt ein Herzinfarkt oder ein erhöhter Blutdruck Arzt und Patient überhaupt erst auf die Spur der Stoffwechselerkrankung. Gelingt es dem Patienten anschließend nicht, den Blutzucker zu regulieren, stellen sich über die Zeit unweigerlich weitere Folgeschäden ein, die bis zur Blindheit und Amputation eines Beines reichen. Im statistischen Mittel sterben Diabetiker sechs bis acht Jahre früher als Nichtdiabetiker.

Angriff auf die Psyche

Diabetiker haben ein erhöhtes Risiko für Depressionen, ein Drittel weisen Symptome von Niedergeschlagenheit und Antriebsstörung auf. Was dagegen zu tun ist: S. 84

Bedrohtes Augenlicht

Nach 25 Jahren Diabetes ist die Netzhaut von 80 Prozent der Patienten geschädigt – bis zur Erblindung. Was Patienten davor bewahrt: S. 83

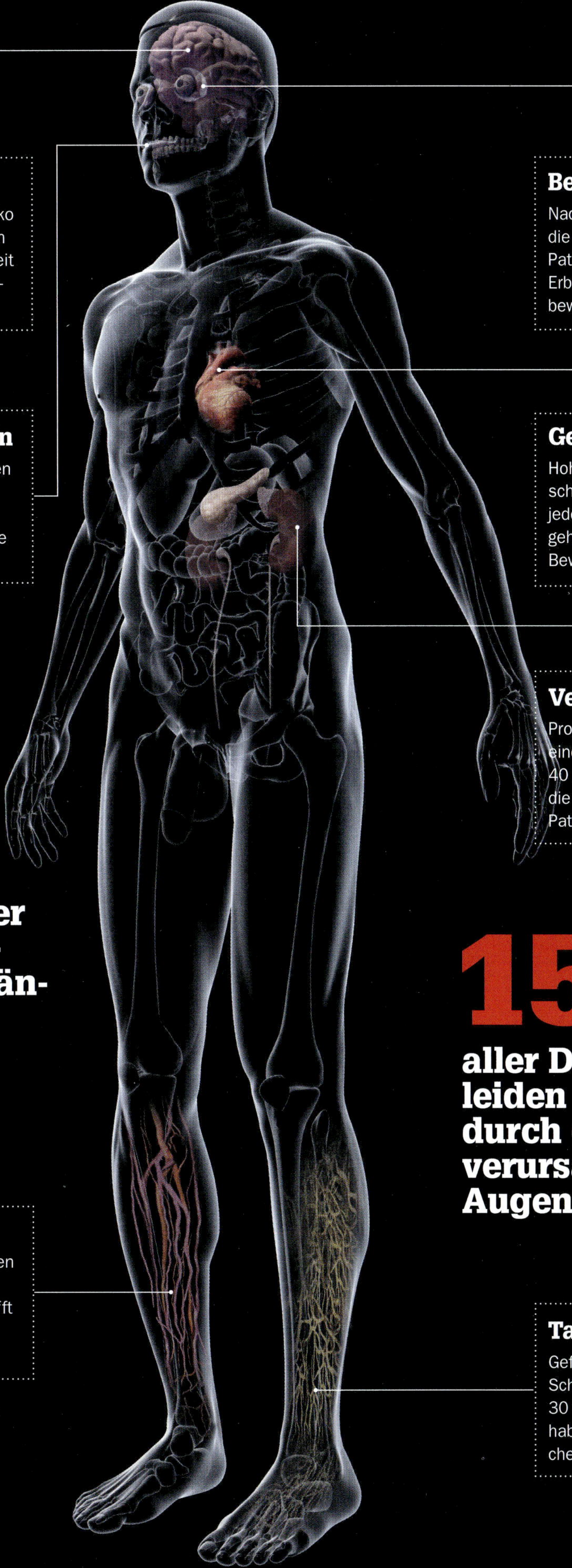

Schäden an den Zähnen

Diabetes lässt die Haut austrocknen und älter aussehen. Im Zahnhalteapparat drohen Entzündungen und Parodontose. Wie die richtige Pflege dagegen hilft: S. 82

Gefahr Herzinfarkt

Hoher Blutzucker führt zum Gefäßverschluss. Jeder dritte Herzinfarkt und jeder zweite tödliche Schlaganfall geht auf das Konto des Diabetes. Bewegung ist ein Gegenmittel: S. 76

Versagen der Nieren

Proteine im Urin sind ein Zeichen für eine Beeinträchtigung der Nieren – 40 Prozent der Diabetiker sind über die Jahre davon betroffen. Worauf Patienten achten müssen: S. 80

Bis zu

70 %

aller Diabetiker weisen krankhafte Hautveränderungen auf

15 %

aller Diabetiker leiden an einer durch den Zucker verursachten Augenerkrankung

Bedrohte Füße

Die Durchblutung stockt, aus kleinen Verletzungen werden Infektionen. Das Diabetische Fußsyndrom betrifft sieben Prozent der Patienten. Was sie dagegen tun können: S. 78

Taube Nerven

Gefühlsstörungen in den Füßen, Schmerzen und Erektionsstörungen. 30 Prozent der Diabetes-Patienten haben Schäden an den Nerven. Welche Maßnahmen schützen: S. 86

FOCUS INFOGRAFIK

Herz und Gefäße

+ Atherosklerose + Schaufensterkrankheit + Fettsenker +

Jeder dritte Herzinfarkt und jeder zweite tödliche Schlaganfall gehen auf Diabetes zurück. Was Patienten dagegen tun können

Von den Folgen des Diabetes mellitus sind die Schäden an Herz und Gefäßen die gravierendsten für die Lebensqualität der Patienten. Bei etwa einem Viertel von ihnen führt ihr Leiden zu Erkrankungen des Herz-Kreislauf-Systems. Michael Roden, Direktor des Deutschen Diabetes-Zentrums in Düsseldorf, erläutert das Ausmaß der Folgen: „Etwa jeder dritte Herzinfarkt und jeder zweite tödliche Schlaganfall sind in Deutschland auf einen Diabetes zurückzuführen." Der Diabetes schadet dem Blutgefäßsystem gleich doppelt.

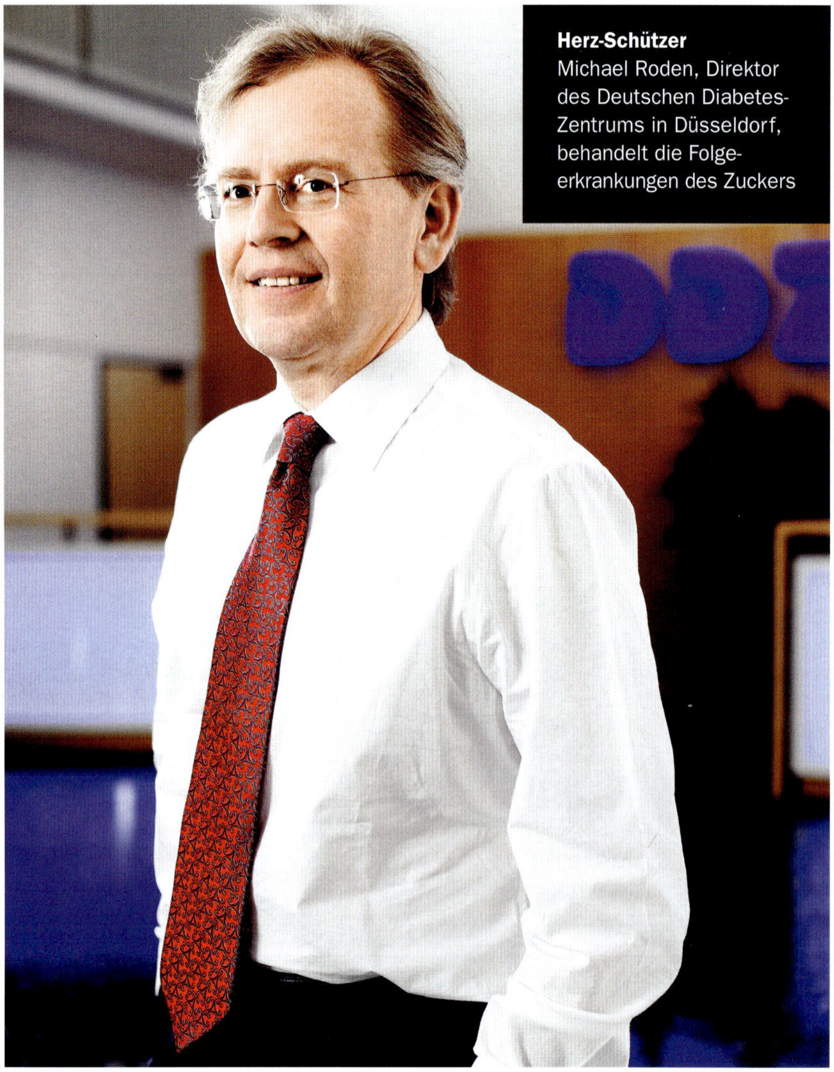

Herz-Schützer
Michael Roden, Direktor des Deutschen Diabetes-Zentrums in Düsseldorf, behandelt die Folgeerkrankungen des Zuckers

Zum einen wirkt sich erhöhter Blutzucker negativ auf kleine Gefäße in Organen wie dem Herzen aus. Zum anderen führt vor allem der Typ-2-Diabetes zu erheblichen Schäden durch Arterienverkalkung oder Atherosklerose an großen Blutgefäßen.

Wie kommt es dazu? Neben Veranlagung sind vor allem Übergewicht und Bewegungsmangel schuld daran, dass Insulin an den Zellen des Körpers nicht mehr wirkt – und dadurch der Blutzucker in den Gefäßen dauerhaft erhöht ist. Mediziner sprechen von einer Insulinresistenz. Diese führt auch dazu, dass schädliche Blutfette ansteigen und die Leber zunehmend verfettet. Das Fettgewebe setzt zudem Entzündungsstoffe frei. Zusammen begünstigen diese Faktoren die Atherosklerose, die in den meisten Fällen für Herzinfarkt und Schlaganfall verantwortlich ist.

Leider beginnt die Schädigung häufig schon, bevor der Arzt den Diabetes überhaupt festgestellt hat. „Nicht selten wird eine Erkrankung erst erkannt, wenn der Patient bereits einen Infarkt hatte", verdeutlicht Roden das Dilemma.

Da Atherosklerose jeden Teil des Gefäßsystems treffen kann, gibt es eine ganze Reihe von Warnzeichen, auf die ein Diabetiker achten sollte: Sind die Herzkranzgefäße betroffen, wird das Pumporgan vor allem bei Belastung nicht mehr ausreichend durchblutet, der Patient verspürt Druck auf der Brust. Die zum Teil in den Arm, Rücken oder Bauch ausstrahlenden Schmerzen können den Patienten in Todesangst versetzen. Solange die Beschwerden bei Ruhe zurückgehen, spricht der Experte von Angina pectoris. Ist eines der Herzkranzgefäße komplett verstopft, kommt es zum Herzinfarkt.

Sollten Blutgefäße im Gehirn geschädigt sein, kann ein Schlaganfall die Folge sein. Dieser macht sich durch unterschiedliche Symptome bemerkbar: Eine Schwäche oder Lähmung der Arme, Beine oder einer Gesichtshälfte. Auch wenn Diabetiker plötzlich unsicher gehen, nicht mehr richtig sprechen oder sehen können oder über Missempfindungen klagen, kann das Ausdruck eines Schlaganfalls sein. In manchen Fällen bilden sich die Symptome binnen einigen Stunden zurück, der Arzt spricht dann von einer transitorischen ischämischen

30 %

aller Herzinfarkte sind in Deutschland auf Diabetes zurückzuführen

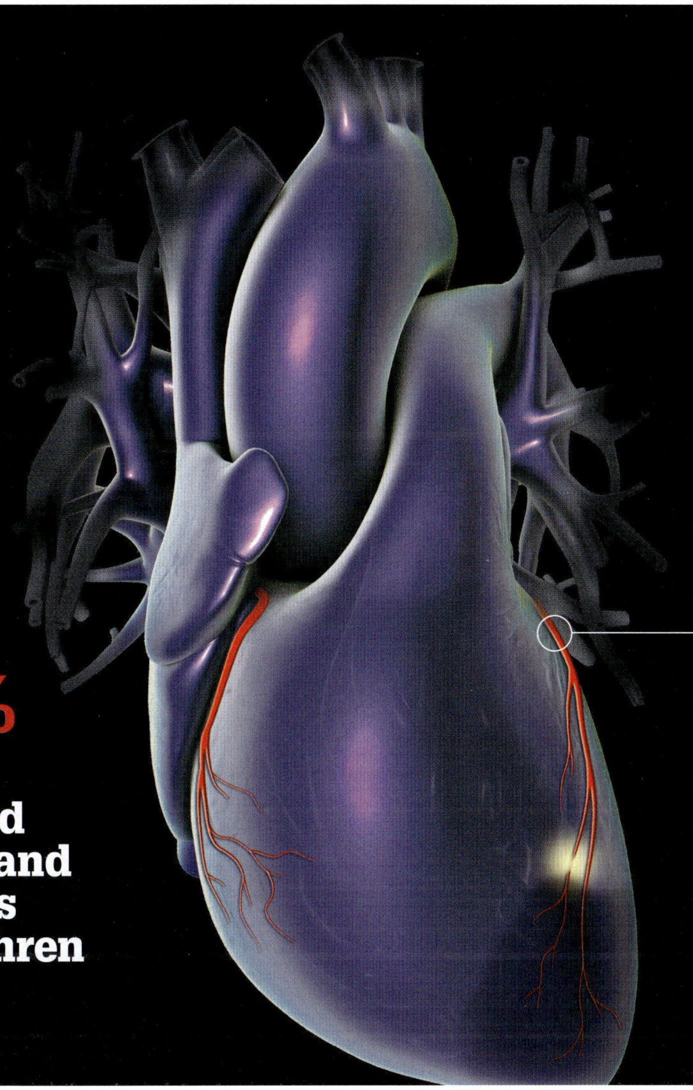

Erschwerte Arbeit fürs Herz

Der Zucker schädigt die kleinen Blutgefäße und verstopft die großen, zum Beispiel am Herzen. Es kommt zum Infarkt, wodurch der Diabetes häufig erst erkannt wird

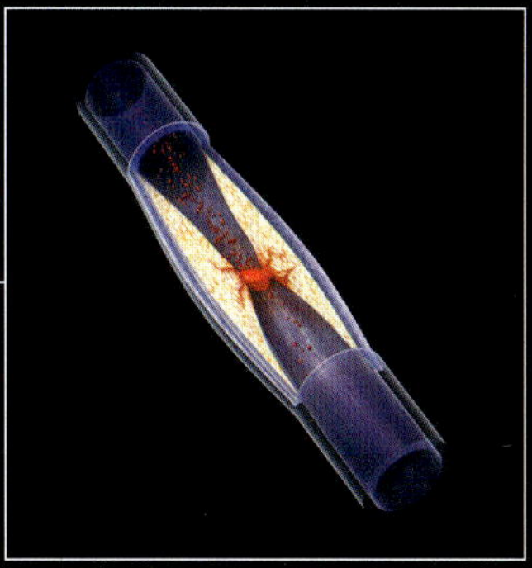

Atherosklerose

Zu den Spätschäden von Diabetes gehört auch die Gefäßverkalkung, die Atherosklerose. Dabei lagert sich eine zähe Masse an den Innenwänden der großen Arterien an und verengt so deren Durchmesser. Verschließen Gefäße im Gehirn, kommt es zum Schlaganfall, ein Verschluss am Herzen hat einen Infarkt zur Folge. Auch in den Beinen können die Arterien verstopfen

Attacke – also einer vorübergehenden Durchblutungsstörung des Gehirns.

Etwas seltener als die Blutgefäße von Herz und Hirn schädigt die Atherosklerose die Gefäße der Beine so weit, dass Unterschenkel und Füße nicht mehr ausreichend mit Blut versorgt werden. Mediziner nennen dies periphere arterielle Verschlusskrankheit. Ist sie bereits fortgeschritten, können Diabetiker nur noch kurze Strecken gehen, ohne dass sie Schmerzen in den Waden zwicken. Hierfür hat sich der Begriff Schaufensterkrankheit eingebürgert, da die Patienten beim Gehen alle paar Meter anhalten und ausruhen müssen.

Die gute Nachricht: Diabetiker können Blutgefäße sehr gut schützen, wenn sie ihren ungesunden Lebensstil ändern. Zuallererst sollten sie auf eine gesunde Ernährung achten, um überflüssige Pfunde zu verlieren (mehr dazu s. S. 118). Dabei sei die Zusammensetzung der Nahrung nicht ausschlaggebend, erklärt Experte Roden. Vielmehr ginge es in erster Linie darum, Kalorien zu reduzieren – um sich dem Normalgewicht zumindest anzunähern. Als Richtschnur dient der BMI (Body-Mass-Index), der nicht höher als 25 sein sollte. Profitieren kann ein Typ-2-Diabetiker aber schon dann, wenn er sein Körpergewicht geringfügig reduziert. „Fünf Kilo weniger verbessern bereits die Insulinwirkung und verringern die schädlichen Folgen des Diabetes", erklärt der Internist und Endokrinologe.

Neben der Diät ist regelmäßiger Sport unverzichtbar (mehr dazu ab S. 124). Wie viel und wie häufig, das kann auch der Hausarzt individuell anpassen. Schaffen es Diabetiker, sich gesund zu ernähren, Gewicht zu verlieren und regelmäßig Sport zu treiben, so ist eine medikamentöse Therapie des Typ-2-Diabetes häufig nicht mehr notwendig. Hören Diabetiker zudem mit dem Rauchen auf, trinken sie nur noch wenig Alkohol und vermeiden Stress, sinkt ihr Risiko für Herzinfarkt oder Schlaganfall weiter.

Besteht ein Diabetes bereits über Jahre, reichen die Bemühungen des Patienten oft nicht mehr aus. Dann muss der Arzt diese mit Medikamenten unterstützen: Bluthochdruck wird er mit Betablockern und ACE-Hemmern behandeln. Statine wird der Mediziner verschreiben, um das schädliche LDL-Cholesterin zu senken. Diabetiker profitierten unabhängig vom Cholesterinwert von dieser Therapie, so Roden. „Neben der cholesterinsenkenden Wirkung stabilisieren die Statine die Atherosklerose", erklärt der Experte. Zudem ist häufig eine blutverdünnende Therapie mit Medikamenten wie Acetylsalicylsäure sinnvoll, da diese in vielen Fällen verhindern können, dass Blutgefäße komplett verstopfen. Nicht zuletzt sollte der Blutzucker, Ursache allen Übels, gut eingestellt sein. Auf bereits bestehende Herz-Kreislauf-Erkrankungen hat die Kontrolle des Zuckers jedoch nur noch eine begrenzte Wirkung. ■

JESPER DIECKMANN

▷

Füße

+ Diabetisches Fußsyndrom + Fußpflege + Charcot-Fuß +

Bei Nervenschädigungen bemerken Betroffene ihre Verletzungen oft nicht.

Besteht ein Diabetes mellitus über Jahre, sind es sehr häufig die Füße, die Schaden nehmen. „Der Diabetiker bemerkt zunächst, dass die Haut trocken und rissig wird", erklärt Michael Roden, Direktor des Deutschen Diabetes-Zentrums in Düsseldorf. Das liegt vor allem an der Beeinträchtigung der Nerven, die dazu führt, dass Drüsen am Fuß weniger Schweiß produzieren. Hinzu kommt die verminderte Durchblutung auf Grund erkrankter Blutgefäße, die den Schutzmantel der Haut schädigt. In der Folge sind die Füße Infektionen fast schutzlos ausgeliefert. Bereits leichte Verletzungen, wie Schwielen oder kleine Risse in der Hornhaut, können Ausgangspunkt für schlecht heilende Wunden sein, auf denen sich Bakterien ausbreiten. Fachleute sprechen vom Diabetischen Fußsyndrom, an dem etwa sieben Prozent aller Diabetiker leiden.

Häufig bemerken die Betroffenen eine Verletzung oder beispielsweise einen Stein im Schuh nicht, weil ihre Nerven geschädigt sind. Experte Roden berichtet von dem Fall einer 67-jährigen Patientin: „Nach 17 Jahren Diabetes klagte die übergewichtige Frau über Schmerzen in den Beinen und dass ihre Füße gefühllos und kalt seien." Deshalb legte sie nachts häufig ein Heizkissen auf ihre Füße. Einmal sei sie am Abend bei eingeschaltetem Heizkissen eingeschlafen und zog sich schwere Verbrennungen zu. Es folgte eine Infektion der Wunde – die sie zwang, mehrere Wochen im Krankenhaus zu verbringen.

Ist der Fuß einmal entzündet, bewirken verschiedene Faktoren, dass das Gewebe nur langsam regeneriert. Zum einen steht die gestörte Durchblutung einer schnellen Wundheilung im Weg. Zum anderen schwächt der erhöhte Blut-

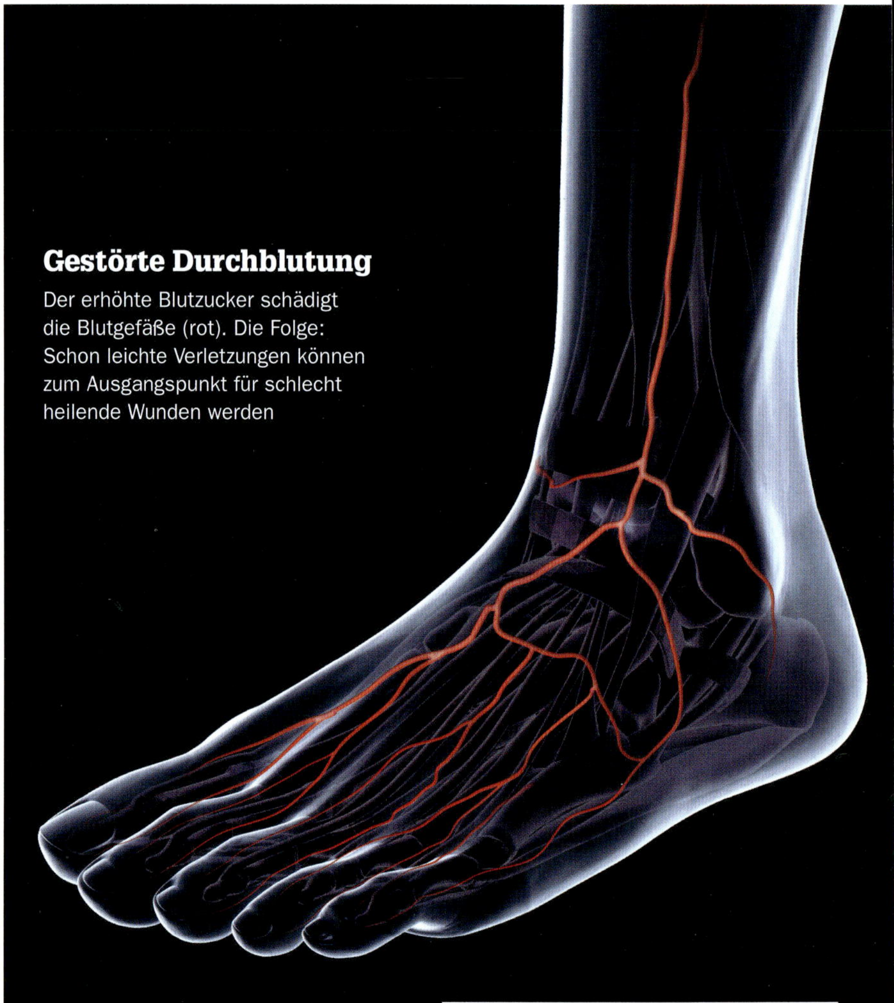

Gestörte Durchblutung

Der erhöhte Blutzucker schädigt die Blutgefäße (rot). Die Folge: Schon leichte Verletzungen können zum Ausgangspunkt für schlecht heilende Wunden werden

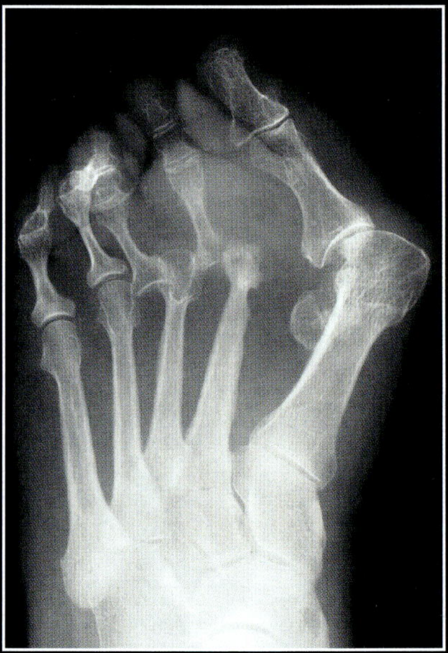

Der Charcot-Fuß

Ein Abbau der Nerven am Fuß führt dazu, dass einzelne Muskeln nicht mehr versorgt werden und daher degenerieren. Die Folge: Vor allem im vorderen Bereich der Zehen deformieren die Füße, was zu weiteren Wundstellen führen kann zucker das Immunsystem, sodass Krankheitserreger sich ungehindert vermehren können und die Infektion sich ausbreitet.

Doch nicht nur Empfindungs-, sondern auch Bewegungsnerven sind vom Diabetes betroffen. Das führt dazu, dass das Nervensystem einzelne Muskeln am Fuß nicht mehr versorgt und sich diese daraufhin zurückbilden. „In der Folge müssen die Betroffenen mitansehen, wie der Diabetes ihre Füße immer weiter deformiert", verdeutlicht Roden die Entwicklung des diabetischen Fußes. Experten bezeichnen das Ergebnis dieses Umbaus von Knochen und Gelenken als Charcot-Fuß. Dieser ist dadurch charakterisiert, dass der vordere Bereich des Fußes besonders belastet wird und dort immer wieder Druckstellen und Schwielen entstehen.

So weit muss es nicht kommen. Es gibt viele vorbeugende Maßnahmen und Verhaltensregeln, mit denen der Diabetiker seine Füße schützen kann: An erster Stelle steht die Kontrolle der Füße. Jeder Betroffene sollte täglich oder wenigstens mehrmals die Woche seine Füße auf Verletzungen, etwa kleine Risse, Druckstellen oder Schwielen, untersuchen. Hierzu kann auch ein Handspiegel dienen. Ist der Patient nicht mehr in der Lage, seine Füße selbst zu prüfen, sollte er Mitmenschen darum bitten. Nur durch Kontrolle erkennt der Betroffene Wunden schneller, kann diese rascher behandeln und beugt so schlecht heilenden Geschwüren vor.

Zudem sollten Diabetiker nicht selbst an Fußnägeln oder Hornhaut herumschnipseln. „Oft entstehen Verletzungen erst durch den Patienten selbst. Also besser Finger weg und professionelle Hilfe in Anspruch nehmen!", fordert Roden. Diabetiker sollten regelmäßig zur medizinischen Fußpflege gehen.

In einem anderen Punkt sind die Patienten jedoch selbst gefragt: Um trockenen, rissigen Füßen vorzubeugen, empfiehlt Roden tägliches Einsalben mit fetthaltigen und nicht wasserhaltigen Pflegeprodukten mit Harnstoff. Diese seien am besten geeignet, die Füße weich und geschmeidig zu halten, so der Mediziner. Zur Fußhygiene gehören neben regelmäßigen Fußbädern täglich frische Socken bzw. Strümpfe.

Ist das Diabetische Fußsyndrom bereits fortgeschritten, geht es in erster Linie darum, die bestehenden Schäden gut zu versorgen. Auf Grund der veränderten Fußform ist es dann notwendig, dass Diabetiker speziell angefertigte Schuhe tragen, die den gefährdeten vorderen Bereich entlasten. Damit bleibt ihnen die eine oder andere Verletzung erspart.

Bei einer infizierten Wunde ist die Therapie oft langwierig und nicht immer erfolgreich. Häufig müssen Diabetiker auf Grund ihrer diabetischen Füße zunächst mehrere Wochen im Krankenhaus verbringen und später noch über Monate eine Fußambulanz aufsuchen. Der Arzt säubert die chronische Wunde regelmäßig, trägt totes Gewebe ab und wechselt den Verband; oftmals sind zudem Antibiotika erforderlich.

Leider ist der Arzt mit seinen Bemühungen nicht immer erfolgreich, und eine zunächst kleine Verletzung entwickelt sich zu einem infizierten Geschwür, das auf einen immer größeren Bereich des Fußes übergreift. Stellt sich eine lebensgefährliche Blutvergiftung ein, ist eine Amputation des infizierten Fußes meist unumgänglich. Immerhin verlieren zwei Prozent aller Diabetiker einen Fuß durch Amputation. „Nimmt man Unfälle aus, sind rund 70 Prozent aller Amputationen auf einen Diabetes mellitus zurückzuführen", erklärt Michael Roden. ■

JESPER DIECKMANN ▷

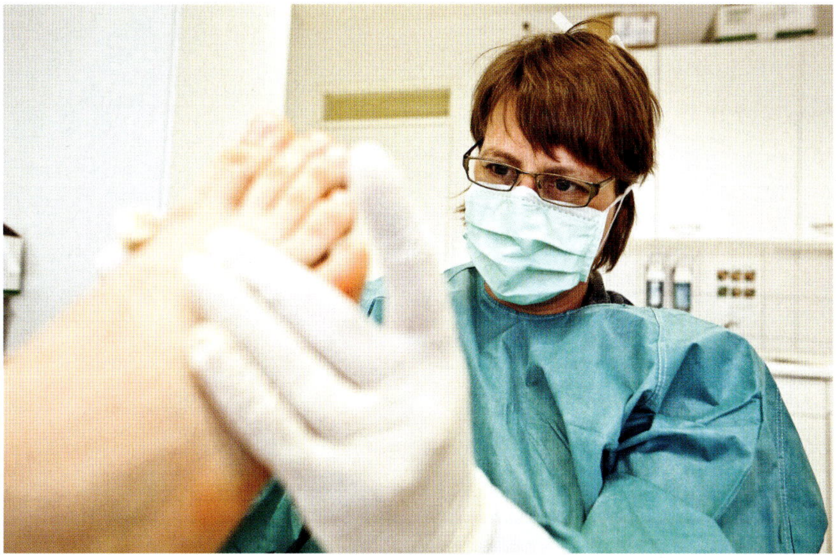

Medizinische Fußpflege
Diabetiker sollten regelmäßig einen Pflegeprofi aufsuchen. Auch die tägliche Kontrolle der Füße auf Verletzungen sowie das Eincremen mit fetthaltigen Salben gehört zum Pflichtprogramm der Patienten

7 %

aller Patienten leiden an einem **Diabetischen Fußsyndrom.** Zwei Prozent verlieren einen Fuß durch Amputation

Fotos: Getty Images, T. Klee/Bildmaschine

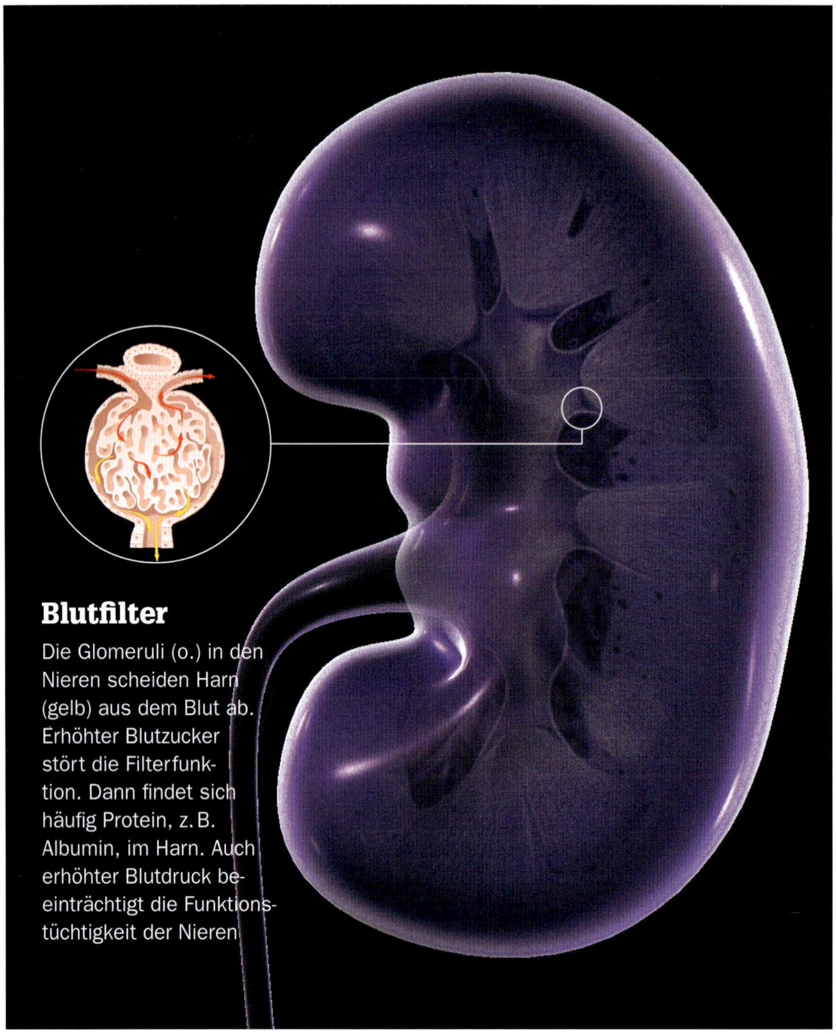

Blutfilter

Die Glomeruli (o.) in den Nieren scheiden Harn (gelb) aus dem Blut ab. Erhöhter Blutzucker stört die Filterfunktion. Dann findet sich häufig Protein, z. B. Albumin, im Harn. Auch erhöhter Blutdruck beeinträchtigt die Funktionstüchtigkeit der Nieren

Nieren

+ Mikro-/Makroalbuminurie + ACE-Hemmer + Blutdruck +

Bis zu 40 Prozent aller Diabetiker erleiden eine Schädigung der Nieren. Ausreichendes Trinken und salzarmes Essen helfen vorzubeugen.

Nieren sind Multitalente: Sie filtern Stoffwechselprodukte aus dem Blut, die der Mensch mit dem Harn ausscheidet. Sie regulieren den Wasserhaushalt sowie den Blutdruck. Und sie stimulieren die Blutbildung. Das Organ wird daher von kleinsten Gefäßen durchzogen und von erhöhtem Blutzucker besonders häufig beeinträchtigt. Bis zu 40 Prozent aller Diabetiker erleiden eine Nierenschädigung. Erschwerend kommt hinzu, dass sich die Folgeerkrankungen schleichend entwickeln. „Der Diabetiker merkt oft über Jahre keine Symptome", erklärt Michael Roden, Direktor des Deutschen Diabetes-Zentrums in Düsseldorf. „Häufig deckt erst eine genaue Nierenuntersuchung den Schaden und damit gelegentlich auch den Diabetes auf."

Dabei kann der Arzt die Fehlfunktion im Urin des Diabetikers nachweisen. Besonders achten Mediziner auf das Eiweiß Albumin. Normalerweise scheidet der Mensch gar kein oder nur wenig Albumin mit dem Harn aus, tritt es dennoch aus, liegt eine Schädigung vor. Die Menge an ausgeschiedenem Eiweiß dient gar als ein Gradmesser für die Schwere der Erkrankung. Mediziner sprechen von Mikroalbuminurie, wenn wenig Eiweiß im Harn ist, beim Gegenteil von Makroalbuminurie. Der Hausarzt sollte jeden Diabetiker mindestens einmal im Jahr auf Eiweiß im Urin untersuchen. Wird er fündig, gilt es, auch Herz (s. S. 76), Augen (s. S. 83) und Nerven (s. S. 86) unter die Lupe zu nehmen.

Achten Sie auf Warnzeichen, die auf eine Nierenerkrankung hinweisen können: Sind Sie vermehrt müde, oder hat sich Ihre Leistungsfähigkeit deutlich reduziert? Tritt Juckreiz, Kopfschmerz oder Übelkeit auf?

Nimmt ein Diabetiker schnell an Gewicht zu, oder bemerkt er Wasser in den Beinen, können auch diese Symptome auf eine Störung der Nierenfunktion hindeuten. Häufig ist in diesen Fällen die Schädigung der Nieren bereits fortgeschritten. Dennoch kann es sich lohnen, schnellstmöglich eine Behandlung einzuleiten. „Die richtige Therapie kann das Fortschreiten der Erkrankung aufhalten oder bereits bestehende Schäden bessern", macht Experte Roden Mut.

Um die Nieren nicht weiter zu schädigen, ist es wichtig, den Blutzucker langfristig gut einzustellen. Daneben ist der Blutdruck entscheidend. Ist dieser erhöht, schädigt er die Nieren zusätzlich. Deshalb muss für den Arzt die Behandlung des Hochdrucks Priorität haben. „Der obere Wert sollte zwischen 130 und 140 und der untere zwischen 80 und 85 Milliliter Quecksilbersäule liegen", erklärt Roden. Zur Regulation stehen Medikamente wie die ACE-Hemmer oder bei Unverträglichkeit AT1-Rezeptor-Blocker zur Verfügung. Die Therapie reduziert die Menge an ausgeschiedenem Albumin. Eine Kombination der beiden Medikamentengruppen sollte jedoch nur ausnahmsweise und von Spezialisten verordnet werden.

Der Diabetiker kann selbst viel für die Gesundheit seiner Nieren tun, zum Beispiel ausreichend Flüssigkeit zu sich nehmen. Experte Roden empfiehlt zwei Liter täglich, sofern die Nieren in ihrer Funktion noch nicht eingeschränkt sind. Andernfalls kann zu viel Flüssigkeit schädlich sein. Patienten sollten zudem nicht zu viel Salz zu sich nehmen. ■

JESPER DIECKMANN ▷

Diabetes besser verstehen – Wie gut kennen Sie Ihren Blutzucker?

Regelmäßiges Blutzuckermessen ist für Menschen mit Diabetes ein wichtiger Teil der Behandlung. Denn nur wer seinen Stoffwechsel kennt, kann ihn auch positiv beeinflussen.

Vom Blutzucker nicht überraschen lassen

Um die eigenen Blutzuckerverläufe besser zu verstehen, bieten sich so genannte Tagesprofile an. Messen Sie dazu Ihren Blutzucker regelmäßig und zu bestimmten Uhrzeiten, am besten sieben Mal am Tag: vor jeder Mahlzeit und 1,5 bis 2 Stunden danach sowie vor dem Schlafen. Zudem beeinflussen Sport, Bewegung und Stresssituationen den Blutzuckerwert. Nehmen Sie sich daher bewusst Mess-Ereignisse vor: Wie wirken sich zum Beispiel Schokolade oder ein Glas Wein, ein Spaziergang oder eine Fahrradtour auf den Blutzuckerwert aus? Tragen Sie alle Werte in ein Tagesprofil ein, zum Beispiel unter www.mehrerkennen.de, und verbinden Sie die einzelnen Werte zu einer Kurve.

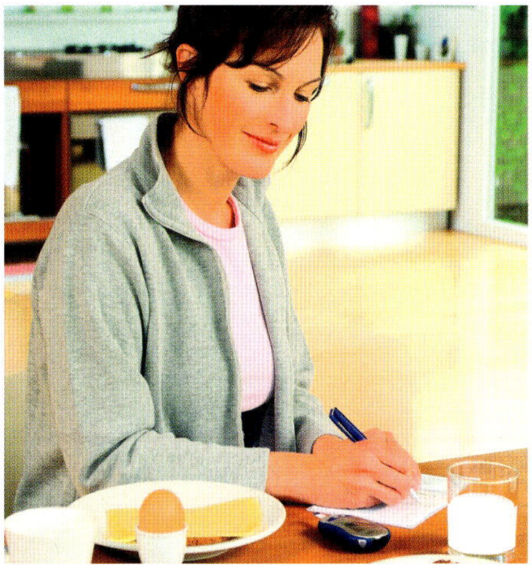

Noch komfortabler: Die Analyse der gemessenen Blutzuckerwerte am Computer, zum Beispiel mit dem Auslesegerät Accu-Chek® Smart Pix. Durch die grafische Darstellung lassen sich schnell und übersichtlich Blutzuckerverläufe und Zusammenhänge abbilden. Weil Sie so Trends und Muster schnell erkennen und lernen, wie Sie reagieren können, werden Überraschungen mit unerwartet schlechten Werten seltener.

Einfach sicher messen

Das Blutzuckermessgerät Ihrer Wahl sollte Ihren Bedürfnissen entsprechen und sich leicht in Ihren Alltag integrieren lassen. Sie wollen Ihren Blutzucker einfach und sicher messen? Dann ist Accu-Chek® Aviva, jetzt mit Dauercodierung, genau das richtige Blutzuckermesssystem für Sie. Durch eine einfache Bedienung, breite, griffige Teststreifen und ein gut lesbares Display haben Sie Ihre Blutzuckerwerte immer im Blick. Es erkennt und reagiert außerdem auf äußere Einflüsse wie Temperatur und Luftfeuchtigkeit, die zu einer Abweichung des Messwertes führen können. Damit können Sie nicht nur Ihren Blutzucker einfach messen, sondern Ihrem Messergebnis vertrauen.

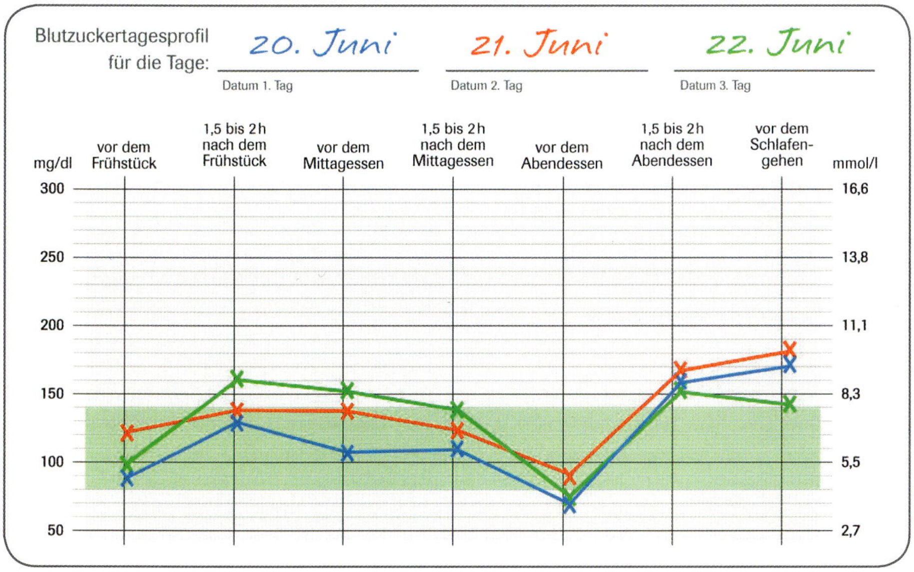

Fingerspitzengefühl

- Stechen Sie im Seitenbereich des Fingers. Dort ist es weniger schmerzhaft als in der Fingerbeere. Wechseln Sie außerdem nach jeder Messung die Einstichstelle.
- Wechseln Sie nach jedem Messen die Lanzette. Dies ist hygienisch und weniger schmerzhaft. Außerdem vermeiden Sie, dass die Einstichstelle durch stumpfe Lanzetten verhornt.
- *Tipp:* Die neue Accu-Chek® FastClix Stechhilfe macht die Blutgewinnung besonders einfach und schnell: Sie ist die weltweit erste 1-Klick-Stechhilfe mit einer Trommel-Technologie. Mit nur einem Klick können Sie die Lanzette spannen und auslösen – das funktioniert ganz leicht und mit einer Hand. Erfolgt ein Trommelwechsel, so wird die Lanzetten-Trommel immer komplett ausgewechselt: Dabei haben Sie keinen direkten Kontakt mit den Lanzetten.

Weitere Informationen und Services rund um das Thema Diabetes finden Sie unter: *www.accu-chek.de.*

Zähne und Haut

+ Entzündungen, Juckreiz und Gesichtsfalten + Parodontose + Pflegefahrplan beim Zahnarzt +

Gegen trockene Haut und Zahnfleischentzündungen hilft die richtige Pflege.

Folgeerkrankungen der Haut sind bei Zuckerkranken sehr häufig, nicht selten führen sie überhaupt erst zur Diagnose. Fast jeder dritte Patient hat ein Hautleiden, wenn der Diabetes erstmals erkannt wird. Bis zu 70 Prozent aller Diabetiker haben krankhafte Hautveränderungen.

Die Symptome hängen mit Irritationen der 300000 Talg- und zwei Millionen Schweißdrüsen in der Haut zusammen. Die Drüsen werden in Folge der Erkrankung nicht ausreichend mit Nährstoffen versorgt. Betroffene neigen zu trockenfettarmer Haut, und 20 bis 40 Prozent leiden unter starkem Juckreiz. Darüber hinaus haben Diabetiker ein erhöhtes Risiko für hartnäckige Hautinfektionen. Trockene Haut wird leicht rissig. Kleinste Verletzungen bieten ideale Eintrittspforten für Bakterien und Pilze.

„Diabetiker, die auf ihre Zuckerwerte achten, haben jedoch gegenüber Gesunden kein höheres Risiko, an Hautinfektionen zu erkranken", weiß Dermatologe Rainer Thiede aus Kevelaer, Spezialist für Hauterkrankungen bei Diabetikern. Betroffene sollten zudem mindestens zwei Liter ungezuckerte Getränke pro Tag zu sich nehmen und sich täglich mit speziellen Produkten eincremen. Die intensive Pflege bekämpft auch ein ästhetisches Problem des Diabetes: Häufig bilden sich vermehrt Fältchen im Gesicht. Diabetiker sehen oft älter aus, als sie sind – im Schnitt um ein Jahr und sechs Monate, wie eine Studie zeigte.

Auch die Zähne greift der Diabetes an. „Hohe Blutzuckerwerte schwächen die Widerstandskraft des Zahnhalteapparats", warnt Dietmar Österreich, Vizepräsident der Bundeszahnärztekammer in Berlin. „Das Risiko, an einer Parodontitis zu erkranken, ist für Diabetiker dreimal so hoch wie für Gesunde."

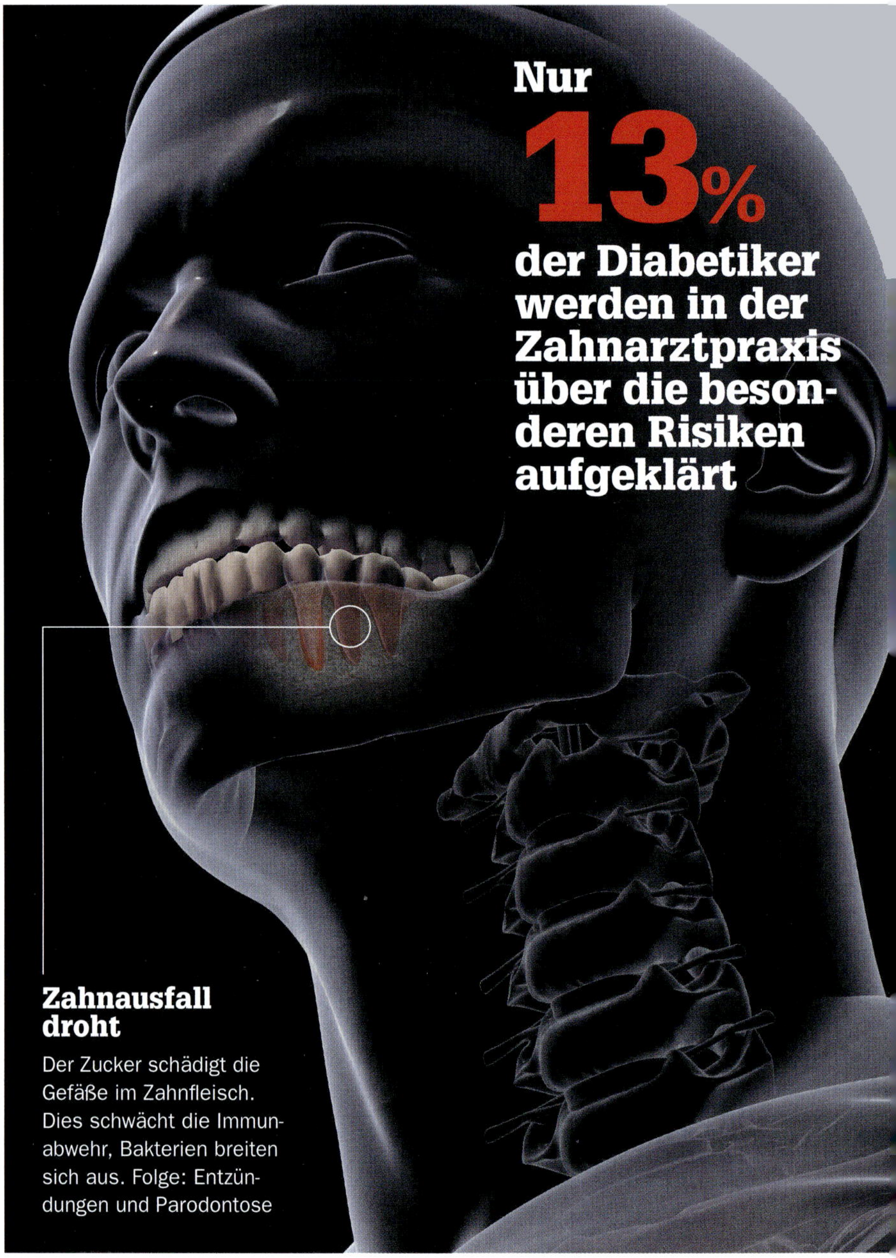

Zahnausfall droht

Der Zucker schädigt die Gefäße im Zahnfleisch. Dies schwächt die Immunabwehr, Bakterien breiten sich aus. Folge: Entzündungen und Parodontose

»Das Risiko, an einer Parodontose zu erkranken, ist für Diabetiker dreimal so hoch wie für Gesunde«

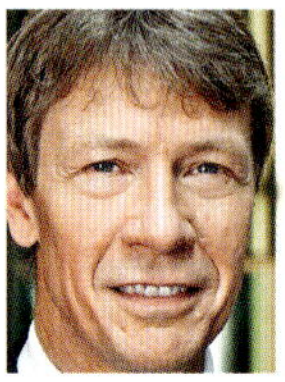

Dietmar Österreich, Vizepräsident der Bundeszahnärztekammer in Berlin

Bei Parodontitis (umgangssprachlich: Parodontose) sind Zahnfleisch und Knochen entzündet. Auslöser kann ein schlecht eingestellter Blutzuckerspiegel sein. Er vermindert die Immunabwehr gegen Bakterien und stört die Durchblutung des Zahnbettgewebes. Die Zahnentzündung verschlechtert wiederum die Blutzuckerwerte. Weil sich Parodontitis und Diabetes gegenseitig beeinflussen, ist die regelmäßige Kontrolle beim Zahnarzt besonders wichtig. Dieser erstellt für Patienten zudem einen persönlichen Pflegefahrplan, der Entzündungen und Parodontose verhindern kann. ■

JOSEPH SCHEPPACH

Fotos: S. Pietschmann/BZÄK, Mauritius Images

Augen

+ Diabetische Retinopathie + Mikroangiopathie +

Ein Drittel der Typ-2-Diabetiker hat bei Diagnosestellung Augenschäden. Sie lassen sich verhindern, wenn Blutzucker und Blutdruck eingestellt werden.

Schäden an der Netzhaut gehören zu den häufigsten Folgen der Zuckerkrankheit. Etwa 15 Prozent aller Patienten leiden an einer diabetischen Augenerkrankung. Egal ob Typ 1 oder Typ 2, nach etwa 25 Jahren Diabetes weisen mehr als 80 Prozent aller Betroffenen Schäden an der Netzhaut auf. Das Fatale ist: Die Schädigung entwickelt sich schleichend. Etwa ein Drittel aller Typ-2-Diabetiker haben bei Diagnosestellung eine nachweisbare Schädigung im Auge, ohne jedoch über Sehstörungen zu klagen.

Der langfristig erhöhte Blutzucker greift die kleinsten Blutgefäße im Auge an (Mikroangiopathie). Diese können in der Folge den Augenhintergrund nicht mehr ausreichend mit Blut versorgen. Daneben kommt es durch die maroden Gefäße zu Einblutungen in die Netzhaut. Blutbestandteile wie Fette und Eiweiße bleiben im Augeninneren zurück. Dadurch nimmt mit der Zeit die Sehschärfe ab. Sieht der Diabetiker Lichtblitze, löst sich die Retina bereits an einigen Stellen vom Augenhintergrund. Ist der Bereich des schärfsten Sehens betroffen, können Patienten nur noch verschwommen sehen und haben Probleme, Farben richtig zu erkennen.

Schreitet die Erkrankung weiter voran, geht sie oft in eine wuchernde Variante über. Das bedeutet: Das Auge bildet an der Netzhaut neue, schädliche Blutgefäße, die in die Netzhaut, aber auch in den Glaskörper einwachsen. Blutet es aus diesen Gefäßen erneut, nimmt der Patient dieses als schwarze Flecken wahr. Experten sprechen vom „Rußregen". Schreitet der Arzt nicht spätestens jetzt ein, droht der Diabetiker zu erblinden. Die diabetische Schädigung der Retina zwischen dem 40. und 80. Lebensjahr ist die häufigste Ursache für Erblindung.

Die wirksamste Hilfe besteht darin, den Blutzuckerspiegel des Diabetikers gut zu überwachen und einzustellen sowie einen möglichen Bluthochdruck zu behandeln. Letzterer schädigt die Blutgefäße zusätzlich. Auch die Therapie der Fettstoffwechselstörung bei Typ-2-Diabetikern kann einer Schädigung der Netzhaut vorbeugen.

Ist die Zerstörung bereits in das wuchernde Stadium übergegangen, reicht die Kontrolle des Stoffwechsels nicht mehr aus. In diesem Fall verödet der Augenarzt mit einem Laser gezielt die einwachsenden Blutgefäße, um den Diabetiker so vor der Erblindung zu bewahren. ■

JESPER DIECKMANN

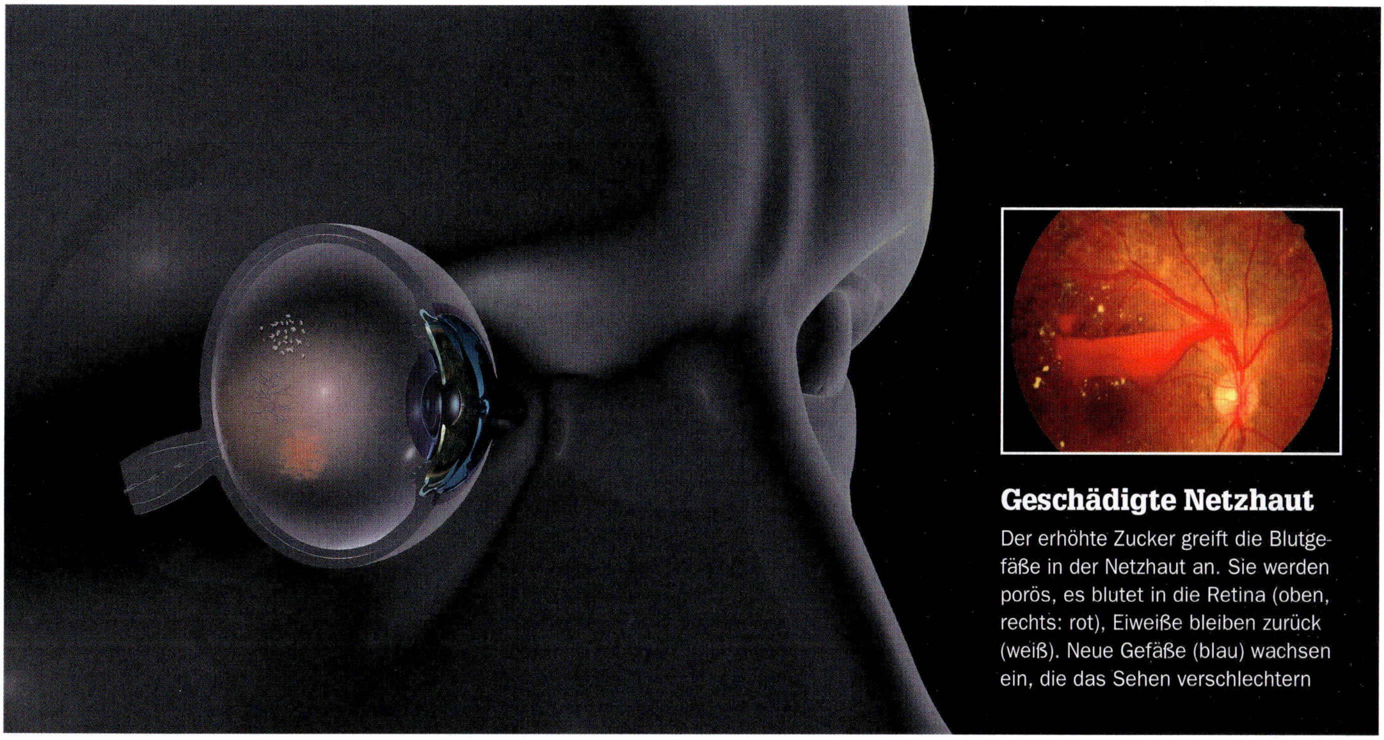

Geschädigte Netzhaut

Der erhöhte Zucker greift die Blutgefäße in der Netzhaut an. Sie werden porös, es blutet in die Retina (oben, rechts: rot), Eiweiße bleiben zurück (weiß). Neue Gefäße (blau) wachsen ein, die das Sehen verschlechtern

▷

Psyche

+ Depression + Angsterkrankung + Versagensgefühle +

Der Alltag mit Diabetes ist eine große psychische Belastung. Wenn Überforderung die Seele krank macht, helfen Psychotherapie und Sport.

Es war ein Zufallsbefund bei einer Routineuntersuchung vor 14 Jahren, der Helmut Meyer* kaum überraschte. „Mein Vater hatte bereits Diabetes, deshalb hatte ich fast damit gerechnet", erinnert sich der 59-Jährige an seine Diagnose Typ-2-Diabetes. Dennoch ignoriert er, was die Ärzte ihm raten: Sport treiben, Ernährung umstellen, mehr auf sich achten. „Es ging mir ja gut, ich hatte keinerlei Schmerzen", sagt der Freiburger. „Es hat mir Spaß gemacht, meiner kleinen Behinderung die rote Karte zu zeigen." Meyer lebt weiter wie zuvor, managt sein 50-Mann-Unternehmen in 70-Stunden-Wochen und setzt die Medikamente eigenmächtig ab.

Das geht lange gut. Doch vor drei Jahren wird ihm die Arbeit zu viel, jeder Disput mit Mitarbeitern zehrt an seinen Nerven, er will nicht mehr. „Meine Kraft war weg", sagt Meyer. Der Manager denkt an Selbstmord und weist sich „mit einem letzten Funken Vernunft" selbst in eine psychiatrische Klinik im Breisgau ein.

Was Helmut Meyer passierte, erleben etwa ein Drittel aller Menschen mit Diabetes. Das Spektrum reicht von sporadisch auftretenden depressiven Verstimmungen bis hin zu schweren Depressionen – wie bei Meyer. „Angststörungen und Depressionen sind die häufigsten psychischen Folgeerkrankungen bei Diabetes", erklärt Johannes Kruse, Chefarzt in der Klinik für Psychosomatik und Psychotherapie an der Universitätsklinik Gießen. Diabetes, sagt Kruse, verursache Stress. Damit müsse man umgehen lernen. „Die Patienten müssen sich zum Beispiel in der Schule oder am Arbeitsplatz spritzen, das rührt an ihr Schamgefühl und ist peinlich", erklärt Kruse. „Außerdem müssen sie für die Therapie ständig diszipliniert sein, sich an Vorgaben halten, und die Ärzte übertragen ihnen ein hohes Maß an Eigenverantwortung für ihre Blutzuckerwerte." All das beeinflusse die Lebensqualität erheblich und mindere das Selbstwertgefühl, so der Mediziner. Daraus kann eine Depression entstehen.

Das Risiko für diese Entwicklung erhöhen verschiedene Einflüsse. Eine entscheidende Phase ist das Auftreten erster Folgeerkrankungen. Sind Schäden am Auge oder den Gefäßen nicht nur Theorie, sondern Realität, spüren die Betroffenen: „Ich bin wirklich krank!" Schuldgefühle sind die Folge. „Die Patienten erleben das Auftreten der Folgeerkrankungen als Zeichen des Versagens", so Kruse. Sie haben es nicht geschafft, den Blutzucker zu kontrollieren. „Solches Denken fördert eine Depression", meint der Experte. Alarmsignale für diesen psychischen Zustand sind Antriebsstörungen, Interessensverlust gegenüber Dingen, die einem zuvor Spaß machten, und negative Grübeleien, die länger als 14 Tage anhalten.

»Der Therapeut sollte den Patienten von Schuldgefühlen entlasten und ihn motivieren«

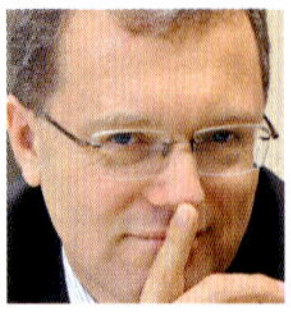

Johannes Kruse, Chefarzt der Klinik für Psychosomatik und Psychotherapie, Uni Gießen

Auch Angststörungen belasten häufig die Psyche von Diabetikern. Experten unterscheiden zwischen diabetesbezogenen Ängsten und der Angst vor Folgeerkrankungen. „Menschen, die schon einmal eine schwere Unterzuckerung erlebt haben, werden von der Angst verfolgt, dass das wieder passieren könnte", sagt Kruse. „Lehrer etwa fürchten, vor der Klasse unterzuckert zusammenzubrechen; Eltern haben Angst um das Leben ihrer Kinder, wenn sie zusammen im Auto unterwegs sind und einen Kollaps erleiden." Viele Patienten vermeiden deshalb Autofahrten und beschränken sich in ihren Freizeitaktivitäten. Oder sie nehmen in falsch verstander Vorsorge zu viele Kohlenhydrate zu sich, weil sie die Begleitsymptome der Angst – Herzklopfen und Schwitzen – mit einer Unterzuckerung verwechseln, und handeln sich so erst starke Blutzuckerschwankungen ein.

Diabetiker mit übermäßigen Sorgen um Folgeerkrankungen wie Niereninsuffizienz oder Erblindung versuchen oft, diese Ängste mit einem ausgeprägten Vermeidungs- und Sicherheitsverhalten zu kompensieren. Sie kontrollieren den Blutzuckerspiegel öfter als nötig und richten ihr ganzes Leben auf die Krankheit aus. „Einer meiner Patienten hatte solche Angst davor zu erblinden, dass er seinen Beruf aufgab. Er wollte sich ganz auf den Diabetes konzentrieren", berichtet Psychosomatikexperte Kruse. Beide Typen von Angststörungen lassen sich mit Medikamenten, vor allem aber psychotherapeutisch behandeln.

Während der Auslöser der Ängste eindeutig die Stoffwechselerkrankung selbst ist, hängen Diabetes und Depression auf zweierlei Weise zusammen: Zum einen leiden Diabetiker doppelt so häufig an einer depressiven Störung wie Nichtdiabetiker. Zum anderen haben Menschen mit Depressionen ein um 40 bis 50 Prozent erhöhtes Risiko, an einem Typ-2-Diabetes zu erkranken. Warum die psychische Störung gehäuft zu Diabetes führt, ist noch relativ gut zu erklären. Depres-

Foto: F. Moeller

*Name von der Redaktion geändert

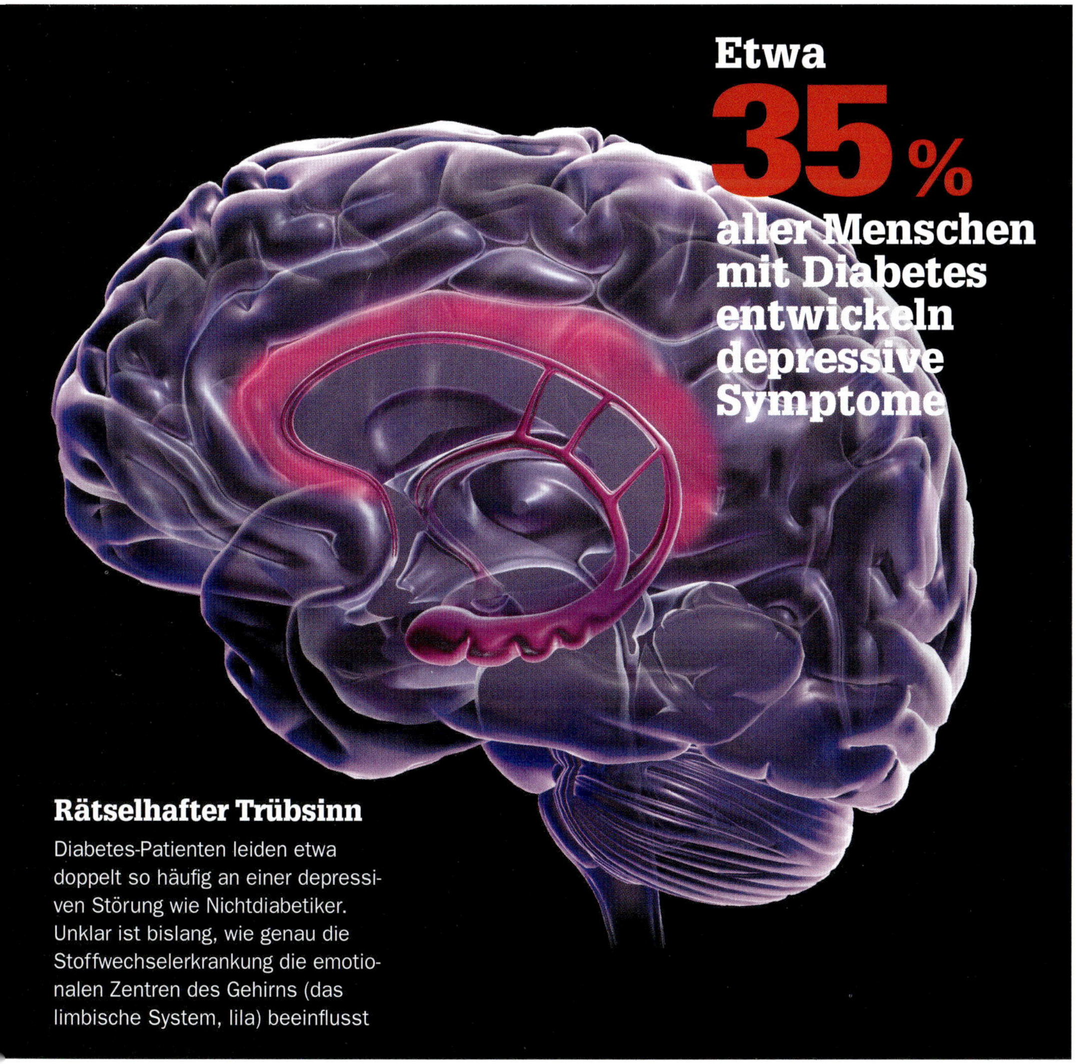

Rätselhafter Trübsinn

Diabetes-Patienten leiden etwa doppelt so häufig an einer depressiven Störung wie Nichtdiabetiker. Unklar ist bislang, wie genau die Stoffwechselerkrankung die emotionalen Zentren des Gehirns (das limbische System, lila) beeinflusst

sive bewegen sich meist weniger, rauchen und trinken mehr, vernachlässigen eine gesunde Ernährung und sind dadurch übergewichtig – was ein entscheidender Risikofaktor für die Stoffwechselstörung ist. Auch die Rolle eines Stresshormons diskutieren die Wissenschaftler. Der bei depressiven Störungen erhöhte Cortisolspiegel beeinträchtigt möglicherweise die Wirkung des körpereigenen Insulins und führt so den Diabetes herbei.

Weitaus rätselhafter ist für die Wissenschaftler im Augenblick, warum Diabetes die Wahrscheinlichkeit für depressive Störungen steigen lässt. Dass der gefährliche Zusammenhang definitiv existiert, belegt eine aktuelle Studie der Universität Düsseldorf, die alle bisher vorliegenden Forschungsergebnisse zusammenfasst. „Leider gibt es bislang keine Hinweise auf die Ursache", so Mitautorin Andrea Icks. „Vielleicht existiert ein noch unbekannter gemeinsamer Faktor, der sowohl den Diabetes als auch die Depression auslöst."

Ärzten und Betroffenen bleibt unterdessen nur, beide Erkrankungen gleichwertig zu therapieren. Wichtig ist, sich schon bei den ersten Anzeichen Hilfe zu holen. Der Psychologe oder Psychotherapeut sollte sich mit der Zuckerkrankheit auskennen. „Er muss auf den typischen Alltag eingehen können und darüber aufklären, inwieweit sich beide Erkrankungen wechselseitig beeinflussen", betont der Gießener Psychosomatiker Kruse. „Entscheidend ist, den Patienten von Schuldgefühlen zu entlasten und die Motivation zu fördern." Die ist vor allem für mehr sportliche Betätigung im Alltag nötig. Denn regelmäßige Bewegung hat einen antidepressiven Effekt und beeinflusst gleichzeitig den Blutzucker positiv.

Depression, dieses Wort nimmt Helmut Meyer heute nicht mehr in den Mund. Er spricht lieber von einer „schwierigen Phase". Zwei Monate lang lernte er in der Klinik, seinen Lebensstil neu zu organisieren und den Diabetes als lebenslangen Begleiter anzunehmen. Geholfen haben ihm dabei viel Sport und regelmäßige Termine bei einem Psychologen.

Erst rückblickend, sagt Meyer, sei ihm klar geworden, wie sehr er „diesen Zucker" nicht hatte haben wollen, ihn als Schwäche sah. „Heute nehme ich meine Medikamente ganz akribisch, achte auf meine Ernährung, aber lasse mir mein Leben nicht vom Diabetes diktieren", erklärt Meyer. Darüber sprechen aber, das macht er heute noch ungern.

Dabei ist genau das eine sehr einfache Selbsttherapie: das Thematisieren der unangenehmen Gefühle – mit Freunden, dem Ehepartner oder in einer Selbsthilfegruppe. „Früher dachte man, wenn Depressive viel über ihr Leiden sprechen, werde es schlimmer", sagt Mediziner Kruse. „Heute ist man sich sicher, dass Kommunikation bei 80 Prozent der Betroffenen hilft." Denn die Grundlage aller Therapien bildet die Akzeptanz der eigenen Erkrankung. „Da muss niemand sagen: Juchhu, ich habe Diabetes!", erklärt Kruse. „Aber damit Frieden zu schließen und anzuerkennen, dass die Erkrankung nun zum Leben dazugehört, macht vieles leichter." ■

CLAUDIA FÜSSLER ▷

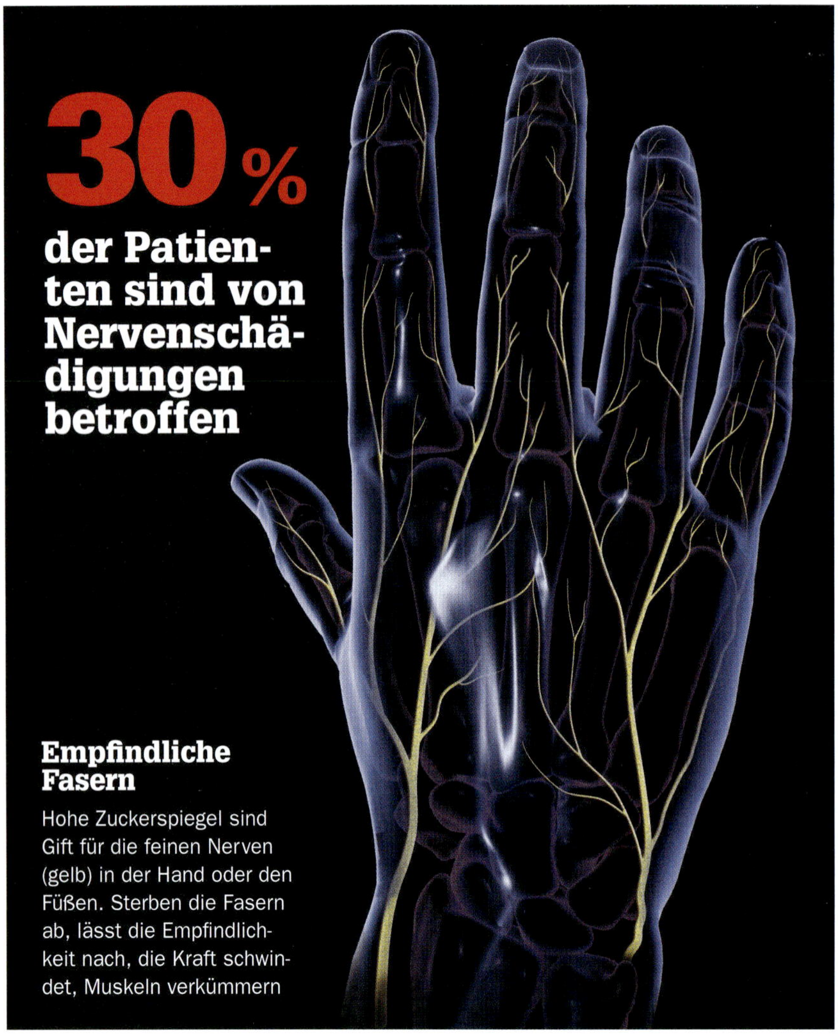

Empfindliche Fasern
Hohe Zuckerspiegel sind Gift für die feinen Nerven (gelb) in der Hand oder den Füßen. Sterben die Fasern ab, lässt die Empfindlichkeit nach, die Kraft schwindet, Muskeln verkümmern

Nerven

+ Schmerzen + Gefühlsstörung + Erektionsstörung +

Rund ein Drittel der Diabetiker haben Schäden an den Nerven. Betroffene sollten Sport treiben sowie Alkohol und Übergewicht vermeiden.

Etwa zehn Prozent aller Diabetiker leiden an Beschwerden, die auf Funktionsstörungen der Nerven zurückgehen. Selbst beschwerdefreie Patienten wiesen bei genaueren Untersuchungen bereits Schäden an den Nerven auf, erklärt Michael Roden, Direktor des Deutschen Diabetes-Zentrums: „Leichte Nervenschädigungen bleiben zunächst oftmals unbemerkt. Kontrolliert der Arzt genauer, sind bis zu 30 Prozent aller Patienten betroffen." Auch wenn der langjährig erhöhte Blutzucker für die Beeinträchtigung mitverantwortlich sei, beeinflussten weitere, darunter auch bisher unbekannte Faktoren die Erkrankung, so Roden. Das erklärt, warum einige Patienten bereits frühzeitig an Symptomen einer Nervenfunktionsstörung leiden.

Da der Blutzucker grundsätzlich alle Nerven angreifen kann, sind die Symptome vielfältig: Häufig bemerken Diabetiker die Erkrankung an Gefühlsstörungen der Füße. Dabei reicht das Spektrum der Beschwerden von leichten Missempfindungen über ein Kribbeln („Ameisenlaufen") bis hin zu starken Schmerzen. Patienten beschreiben sie oftmals als stechend, krampfartig oder auch brennend. Typischerweise kommen die Symptome von den Füßen und Händen her und bessern sich bei Bewegung. So lassen sie sich gut von Beschwerden unterscheiden, die bei Durchblutungsstörungen auftreten – diese bessern sich nur in Ruhe. Trotz der Schmerzen ist die Empfindlichkeit eingeschränkt. Kleine Verletzungen bemerken Patienten deshalb nicht, sodass sich ein diabetisches Fußsyndrom entwickeln kann (s. S. 78). „Mitunter zeigt sich die Nervenschädigung daran, dass Diabetiker sich schwächer fühlen und es ihnen an Muskelkraft mangelt", erklärt Mediziner Roden.

Sind Nerven des Magens geschädigt, kann die Verdauung gestört sein. Betroffene leiden an Verstopfung oder Erbrechen, wodurch die Aufnahme der Kohlenhydrate gestört und die Behandlung des Diabetes erschwert ist. „Am Herzen können Rhythmus- und an der Harnblase Entleerungsstörungen auftreten. Bei manchen Diabetikern bleiben sogar die Schmerzen eines Herzinfarkts unbemerkt", so Roden. Eine weitere, beim Hausarzt häufig unerwähnte Beeinträchtigung betrifft die Männer: Oftmals führt eine Schädigung der Nerven zu Erektionsstörungen und ist damit für ein unerfülltes Liebesleben verantwortlich.

Dem Defizit beugt vor, wer den Blutzucker langfristig gut einstellt, aber auch Blutdruck und Blutfette senkt. Dazu gehören auch körperliche Aktivität und das Vermeiden von Übergewicht, Alkohol und Nikotin. Jedoch zwingen starke Schmerzen die Patienten häufig zur Ruhe – was wiederum den Diabetes verstärkt. Diesen Teufelskreis gilt es zu durchbrechen.

Dazu stehen dem Hausarzt vor allem Schmerzmittel zur Verfügung. Bei leichten Beschwerden hilft Paracetamol, bei starken können Mittel wie Gabapentin oder Opiate wirksam sein. Oft empfehlen Ärzte eine Behandlung mit antidepressiv wirkenden Medikamenten wie Duloxetin. „Eine alternative Methode ist die Hochfrequenztherapie, die bei einigen Patienten gut wirkt", erklärt Roden. Jedoch sei die Behandlung der Nerven häufig noch unbefriedigend, da viele Diabetiker weiterhin über Beschwerden klagten, so der Experte. ■

JESPER DIECKMANN

Wissen

Die wichtigsten Begriffe rund um Stoffwechsel und Laborwerte

Anatomie

Pankreas: Fachausdruck für Bauchspeicheldrüse. Produziert Verdauungssäfte und die Hormone Insulin und Glukagon, die den Blutzucker regeln.

Langerhans-Inseln oder Inselzellen: Zellansammlungen in der Bauchspeicheldrüse. Überwachen den Blutzuckerspiegel, produzieren Insulin (Beta-Zellen; 65 bis 80 Prozent der Inselzellen), Glukagon (Alpha-Zellen; 15 bis 20 Prozent der Inselzellen) und weitere Hormone. Benannt nach ihrem Entdecker, dem deutschen Mediziner Paul Langerhans.

Insulin: Hormon, das den Blutzucker senkt. Die inaktive Vorstufe Proinsulin kann den Blutzuckerspiegel nicht beeinflussen.

Glukagon: Gegenspielerhormon des Insulins, das bei Blutzuckerabfall von den Alpha-Zellen der Bauchspeicheldrüse ausgeschüttet wird und den Blutzucker erhöht.

Im Labor

Blutzuckerspiegel: gibt die Zuckerkonzentration im Blut an. Ist er dauerhaft erhöht, liegt der Verdacht auf eine Zuckerkrankheit nahe.

Nüchternblutzucker: gibt die vor der ersten Nahrungsaufnahme gemessene Menge von Glukose im Blut an. Beim Gesunden liegt er zwischen 60 und 100 mg/dl (3,3 und 5,6 mmol/l).

Blutzucker-Messeinheiten (mmol/l und mg/dl): Meist wird der Blutzucker als internationale Einheit in mmol/l (Millimol pro Liter) angegeben, in Deutschland auch in mg/dl (Milligramm pro Deziliter). 1 mmol/l = 18,02 mg/dl.

Hyperglykämie: Überzuckerung, Blutzucker übersteigt die normalen Werte. Gründe können Insulinmangel oder Insulinresistenz sein. Anzeichen: Schwäche, Übelkeit, starker Durst, häufiges Wasserlassen, Ketoazidose und diabetisches Koma.

Hypoglykämie: Unterzuckerung. Blutzucker sinkt unter 50 mg/dl (2,8 mmol/l). Entsteht, wenn zuckersenkende Mechanismen (z. B. Insulin) stärker wirken als zuckersteigernde (z. B. Essen). Anzeichen: Schweißausbrüche, Schwächegefühl, Herzklopfen, Bewusstseinstrübung und hypoglykämischer Schock.

Glykohämoglobin (HbA1c): roter Blutfarbstoff, der Glukose bindet. „Blutzuckergedächtnis“ für den Blutzuckerverlauf der letzten sechs bis acht Wochen. Normwerte: 4,5 –6,5 %.

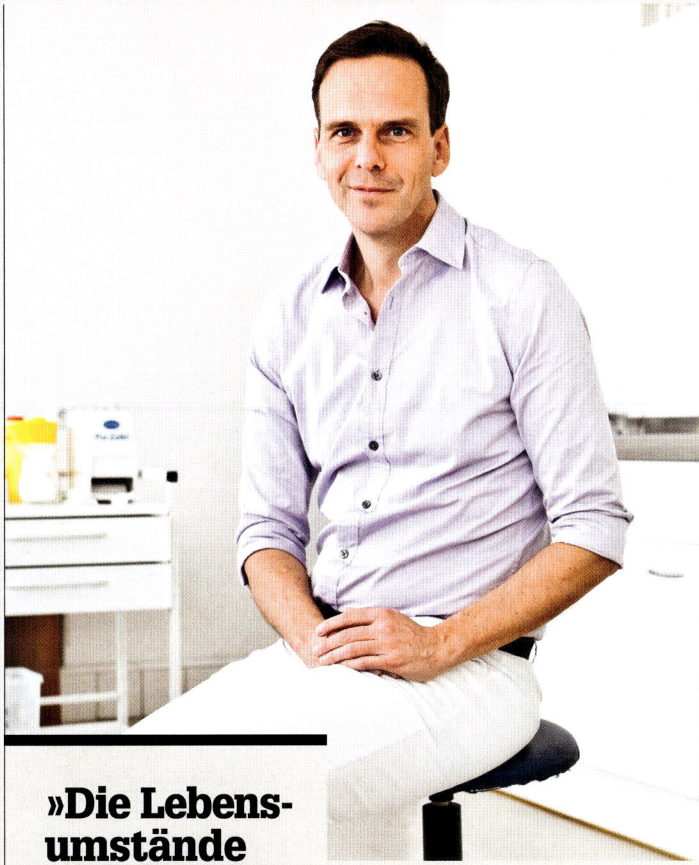

Foto: Marko Priske/FOCUS-Magazin

»Die Lebensumstände wie tägliche körperliche Bewegung und Ernährung beeinflussen den Blutzucker«

Internist Wolfgang Kohn
Ärztlicher Direktor der Diabetes-Spezialklinik und Diabetologe am Polikum Charlottenburg in Berlin

Glukosurie: Ausscheidung von Glukose über den Urin bei Blutwerten über 180 mg/dl (Nierenschwelle).

Albuminurie: erhöhtes Vorkommen von Eiweiß im Urin. Hinweis auf eine Nierenschädigung.

C-Peptid: entsteht bei der Aktivierung des Insulins aus Proinsulin, messbar in Blut oder Urin. Gilt als Maß für die Abgabe von Insulin aus den Beta-Zellen der Bauchspeicheldrüse.

Glukosetoleranztest (GGT): misst, wie stark der Blutzucker nach dem Trinken einer Zuckerlösung steigt. Zeigt frühzeitig eine Glukosetoleranzstörung und Insulinresistenz an, noch bevor der Typ-2-Diabetes manifest wird.

Zuckerstoffwechsel

Glukose: vom griechischen Wort für süß. Einfachzucker, gehört zu den Kohlenhydraten, umgangssprachlich Traubenzucker. Kommt als Zwei- oder Vielfachzucker in Milch- und Rübenzucker, Stärke und Zellulose vor.

Fruktose: von Lateinisch fructus, Frucht. Einfachzucker, zählt zu den Kohlenhydraten, umgangssprachlich Fruchtzucker. Vor allem in süßen Früchten und Honig enthalten.

Glykogen: Vielfachzucker, der aus bis zu 100 000 Glukose-Einheiten besteht. Dient der Energiespeicherung in Muskeln und Leber.

Glykogenolyse: Abbau von Glykogen. Wird durch die Hormone Adrenalin und Glukagon bei erhöhtem Energiebedarf des Körpers ausgelöst.

Inkretine: körpereigene Hormone, die im Darm gebildet werden und den Blutzuckerspiegel regulieren. GLP-1 und GIP regen die Freisetzung von Insulin während und nach dem Essen an.

Diabetes heilen

+ Inselzellen-Transplantation + Künstliche Bauchspeicheldrüse + Ursachen von Typ 1 +

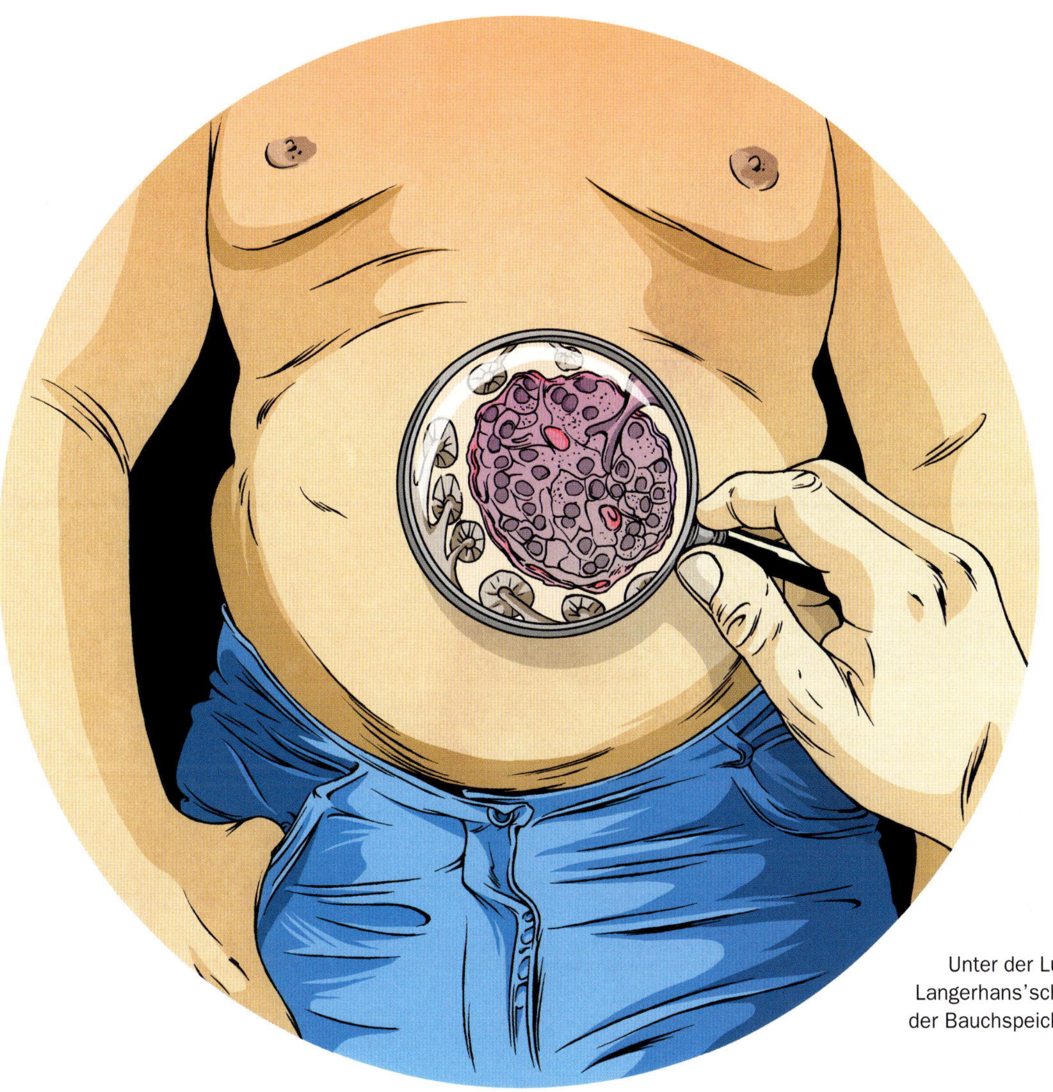

Unter der Lupe: Langerhans'sche Insel der Bauchspeicheldrüse

500 **tausend** Inselzellen müssen Ärzte aus einer Bauchspeicheldrüse gewinnen, um eine Transplantationstherapie zu ermöglichen.Die Drüse besitzt etwa eine Million dieser Zellen. **S. 90**

»Es ist unser großes Ziel, Typ-1-Diabetes irgendwann zu heilen oder ganz zu verhindern«

Anette-Gabriele Ziegler
Leiterin Institut für Diabetesforschung, HelmholtzZentrum München
S. 100

Magenbypass-Operationen können hochgradig adipöse Diabetiker **für mindestens zwei Jahre** von ihrer gefährlichen Stoffwechselstörung befreien. In einer Studie senkte die OP die Langzeit-Blutzuckerwerte effektiver als Medikamente. **S. 96**

Eine künstliche Bauchspeicheldrüse gehört zu den großen Visionen der Medizin. Ingenieure und Biotechnologen tüfteln weltweit daran. Bislang kann aber noch keine Technik das Gespür erfahrener Diabetiker ersetzen: Die wissen am besten, welche Insulindosis die richtige ist. **S. 94**

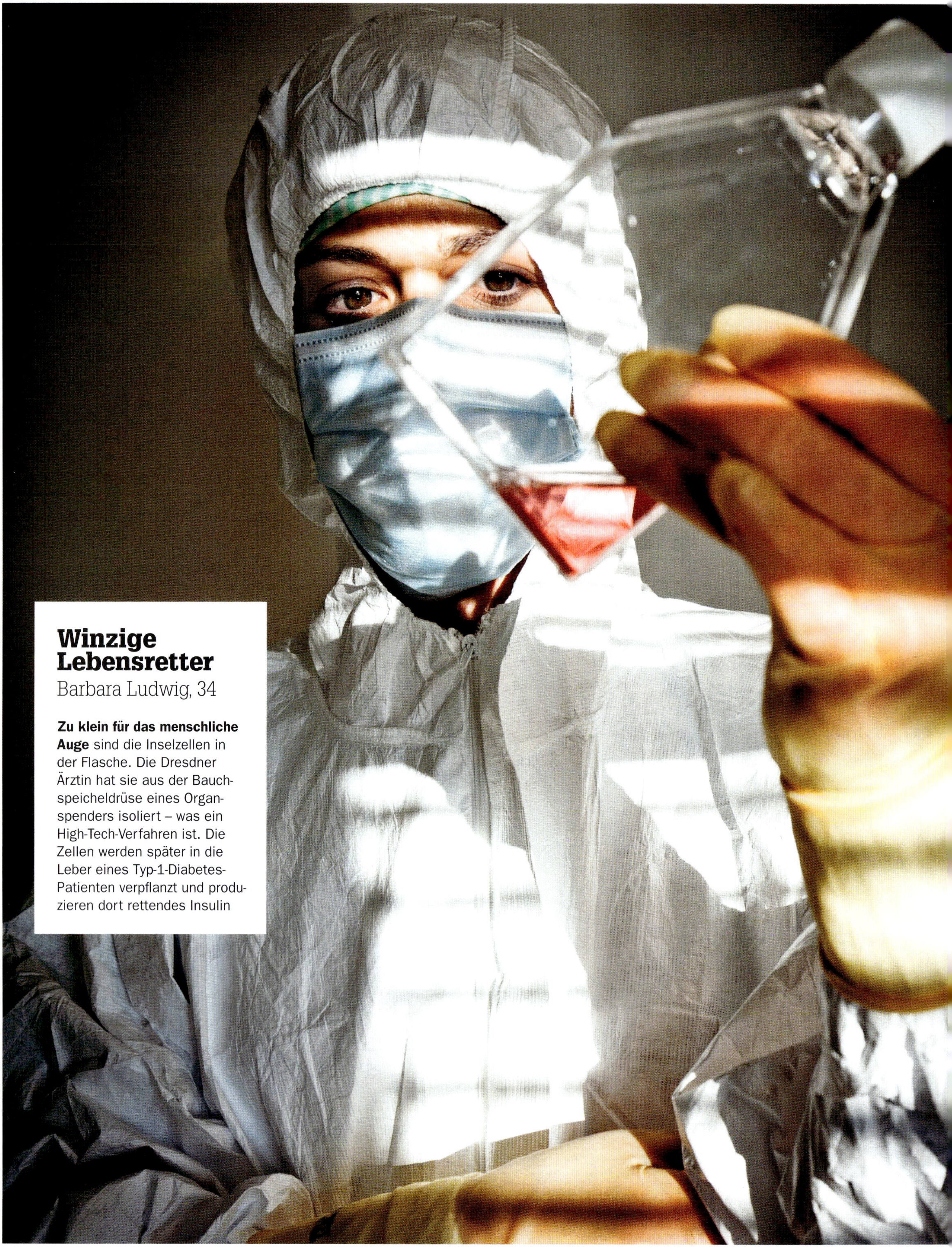

Winzige Lebensretter

Barbara Ludwig, 34

Zu klein für das menschliche Auge sind die Inselzellen in der Flasche. Die Dresdner Ärztin hat sie aus der Bauchspeicheldrüse eines Organspenders isoliert – was ein High-Tech-Verfahren ist. Die Zellen werden später in die Leber eines Typ-1-Diabetes-Patienten verpflanzt und produzieren dort rettendes Insulin

Ersatz für erschöpfte Drüsenzellen

Für Patienten mit schwerem Typ-1-Diabetes ist **die Transplantation** von Insulin produzierenden Zellen lebensrettend. Zu Besuch im Dresdner High-Tech-Labor

Kleine und große Kugeln schwimmen in dem Plastikfläschchen unter Barbara Ludwigs Mikroskop. Mit bloßen Augen sind sie als dunkle Pünktchen zu erkennen, fliegendreckklein. Blickt man durch das Mikroskop, ist zu sehen, wie sie geradezu dramatisch rot leuchten. Sehr lebendig wirken sie und sie können die Welt verändern. Es handelt sich um Insulin produzierende Zellen, die darauf warten, ein zweites Leben in einem anderen Menschen zu beginnen. Gleich wird Ludwig mit dem Fläschchen in den Operationssaal gehen.

Bei Typ-1-Diabetikern hat das eigene Immunsystem die Inselzellen angegriffen und zerstört. Die Dresdner Universitätsklinik, wo Ludwig arbeitet, ist derzeit das einzige Zentrum in Deutschland, an dem Patienten neue Inselzellen erhalten können – falls alle anderen Therapien versagt haben. Die kleinen Retter stammen aus den Bauchspeicheldrüsen verstorbener Organspender.

Diabetologin Ludwig wird die fertig vorbereiteten Zellhaufen aus dem Plastikfläschchen in einen Infusionsbeutel geben. Über Schläuche gelangen sie in den Blutkreislauf des Empfängers, von wo sie in die Leber einschwimmen. Dort siedeln sie sich an und machen, was sie können und sollen: Sie messen den Zuckerspiegel im Blut und stabilisieren ihn mit der genau richtigen Menge des Glukosespeicherhormons Insulin und seines Gegenspielers Glukagon.

Wessen Inselzellen zerstört sind, dem werden einfach neue eingesetzt – das ist der Grundgedanke der Transplantation.

»Es gibt ein Rezept für die Extraktion der Zellen. Dazu bedarf es eines gewissen Gespürs«

Barbara Ludwig über das Gewinnungsverfahren, das sie in einem US-Speziallabor erlernt hat

Die Praxis ist um Längen schwieriger. Sie stellt höchste technische und menschliche Anforderungen, um die Zellen so aus ihrer Bauchspeicheldrüse herauszulösen, dass sie dabei keinen Schaden nehmen. Am Dresdner Universitätsklinikum beherrscht das, wie sie selbst sagt, nur Barbara Ludwig. „Es gibt zwar eine Art Kochrezept dafür", erklärt die junge Ärztin, „aber es bedarf eines gewissen Gespürs, das viel Erfahrung voraussetzt."

Die 34-jährige Wissenschaftlerin hat die Technik in einem weltweit führenden Labor in den USA erlernt. Noch bevor sie ihre Facharztausbildung in Diabetologie abschloss, bekam sie in Dresden die Chance, das Inseltransplantationszentrum aufzubauen. Seit dem Jahr 2008, als es die Arbeit aufnahm, hat Ludwig mittlerweile neun Diabetikern neue Inselzellen eingepflanzt. Die Methode könnte in Zukunft die Transplantation der gesamten Bauspeicheldrüse ersetzen. Während diese Behandlung einen chirurgischen Eingriff darstellt, der Risiken birgt, die nicht jedem Patienten zumutbar sind, ist das Umsetzen der darin enthaltenen Inselzellen allein viel schonender.

Allerdings sind die kugeligen Gebilde fest mit ihrer Umgebung verwachsen. Die Wissenschaftler müssen daher brachiale Kräfte einsetzen, um sie von dort loszubekommen: In einem Glasgefäß rührt Ärztin Ludwig Teile einer gespendeten Bauchspeicheldrüse etwa zehn Minuten lang mit einem Cocktail aus Verdauungsenzymen an. Die Behandlung zerlegt jedes Fragment in unsichtbare Schnipsel. Dann rüttelt sie das Gemisch etwa acht Stunden lang zusammen mit Glasmurmeln durch. Bleiben die Inselzellen zu lange in dem Gebräu, verlieren sie ihre Lebenskraft. Ist ihre Verweildauer zu kurz, sind sie noch mit ihrer Umgebung verwachsen und können nicht transplantiert werden.

In der Bauchspeicheldrüse sind die Inselzellen von Gewebepaketen eingeschlossen, die Verdauungsenzyme herstellen. Solche aggressiven Biomoleküle in ein Blutgefäß der Leber zu leiten wäre zu riskant. Etwa acht Stunden dauert es, bis das umgebende Gewebe von den Inseln abgefallen ist. Dann muss alles ganz schnell gehen. „Wir stoppen die Reaktion mit einem zweiten Cocktail – und freuen uns jedes Mal, wenn es tatsächlich geklappt hat", berichtet Ludwig. Etwa 500 000 Inselzellen sind ▶

Foto: Sven Doering/FOCUS-Magazin

pro Transplantation nötig, nur etwa eine Million besitzt die Bauchspeicheldrüse. Die Dresdner Wissenschaftler haben pro Transplantation also nur einen Versuch: Um am Ende genug Zellen zu gewinnen, muss die komplette Bauchspeicheldrüse verarbeitet werden.

Die Spenderorgane sind rar, im Schnitt dauert es etwa zwei Jahre, bis ein passendes Organ vermittelt werden kann. Auf der Warteliste des Transplantationszentrums stehen zurzeit 15 Patienten – ausschließlich besonders schwere Typ-1-Fälle. Eine Transplantation kommt nur in Frage, wenn alle anderen Möglichkeiten der Insulintherapie ausgeschöpft sind.

Barbara Ludwig erzählt von einem Patienten, der bereits zweimal eine komplette Bauchspeicheldrüse eingesetzt bekam und das Organ wieder verlor. Die Transplantation der Inselzellen war indes erfolgreich.

Die Empfänger müssen mit lebenslangen Konsequenzen rechnen: Weil die eingesetzten Zellen von einem anderen Menschen stammen, erkennt das Immunsystem diese als fremd und greift sie an. Um die Attacken zu bremsen, sind ein Leben lang Medikamente nötig, die die Immunabwehr unterdrücken. Jede Erkältung kann sich unter der Behandlung zu einer ernsthaften Infektion auswachsen. Und Krebszellen, die der Körper sonst erkennt und ausschaltet, haben eine bessere Chance, sich ungehindert auszubreiten.

2 Jahre dauert es etwa, bis eine **passende Spender-Bauchspeicheldrüse** gefunden wird

Wer in Ludwigs Computer einen Blick auf die Glukosewerte der Transplantationskandidaten werfen darf, versteht schnell, warum die Ärzte für ihre Patienten dennoch eine Transplantation in Erwägung ziehen: Extrem schwankende Zuckerspiegel im Blut haben in Jahrzehnten den Körper so geschädigt, dass neben der Insulinproduktion der Zuckerstoffwechsel insgesamt Schaden genommen hat. Die Folge: Das Verdauungssystem der Patienten braucht Stunden, um den Zucker aus der Nahrung ins Blut zu holen, in der Bauchspeicheldrüse wird auch der Insulingegenspieler Glukagon kaum noch gebildet.

Tag für Tag sind diese Patienten in einem Gebirge von Rekordwerten gefangen, Hochs und Tiefs wechseln im Stundentakt. Gerade ist das Blut so süß, dass es den inneren Organen schwer zusetzt, schon rauscht die Konzentration des Zuckers in solche Abgründe, dass der Patient ohnmächtig wird und an Zuckermangel sterben könnte. „Mit dem Transplantat werden diese Patienten zwar nicht von ihrem Diabetes geheilt, aber ihr Glukosespiegel wird wieder stabiler und durch Insulinspritzen kontrollierbar", sagt Ärztin Ludwig.

Bisher sind alle Patienten, die in Dresden neue Inselzellen bekommen haben, stabil. Ihr Glukosespiegel kann jetzt durch Insulinspritzen in einem gesunden Rahmen gehalten werden. „Falls die Transplantate mit der Zeit ihre Arbeit einstellen sollten, käme eine weitere Transplantation in Frage", erklärt Ludwig. „Bei unseren Patienten war das jedoch noch nicht nötig."

So funktioniert die Transplantation der Inselzellen

Die Insulin produzierenden Zellen stammen aus der Bauchspeicheldrüse eines Organspenders. Ärzte isolieren die Inselzellen in einem aufwendigen Verfahren. Nach der Infusion siedeln sich die Zellen in der Leber des Empfängers an und beginnen, Insulin zu produzieren. Lebenslang sind Medikamente zur Kontrolle des Immunsystems nötig.

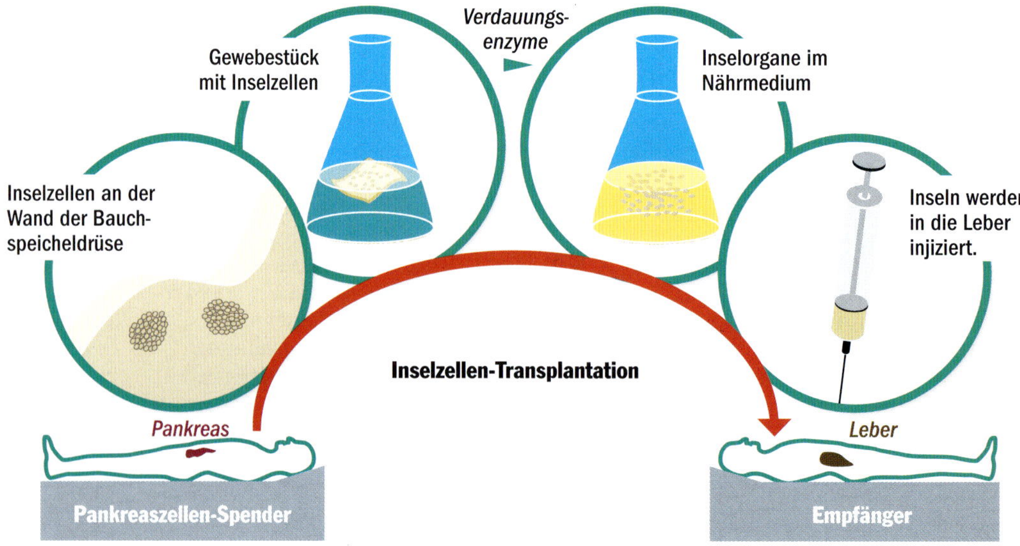

Quelle: Uniklinik Dresden

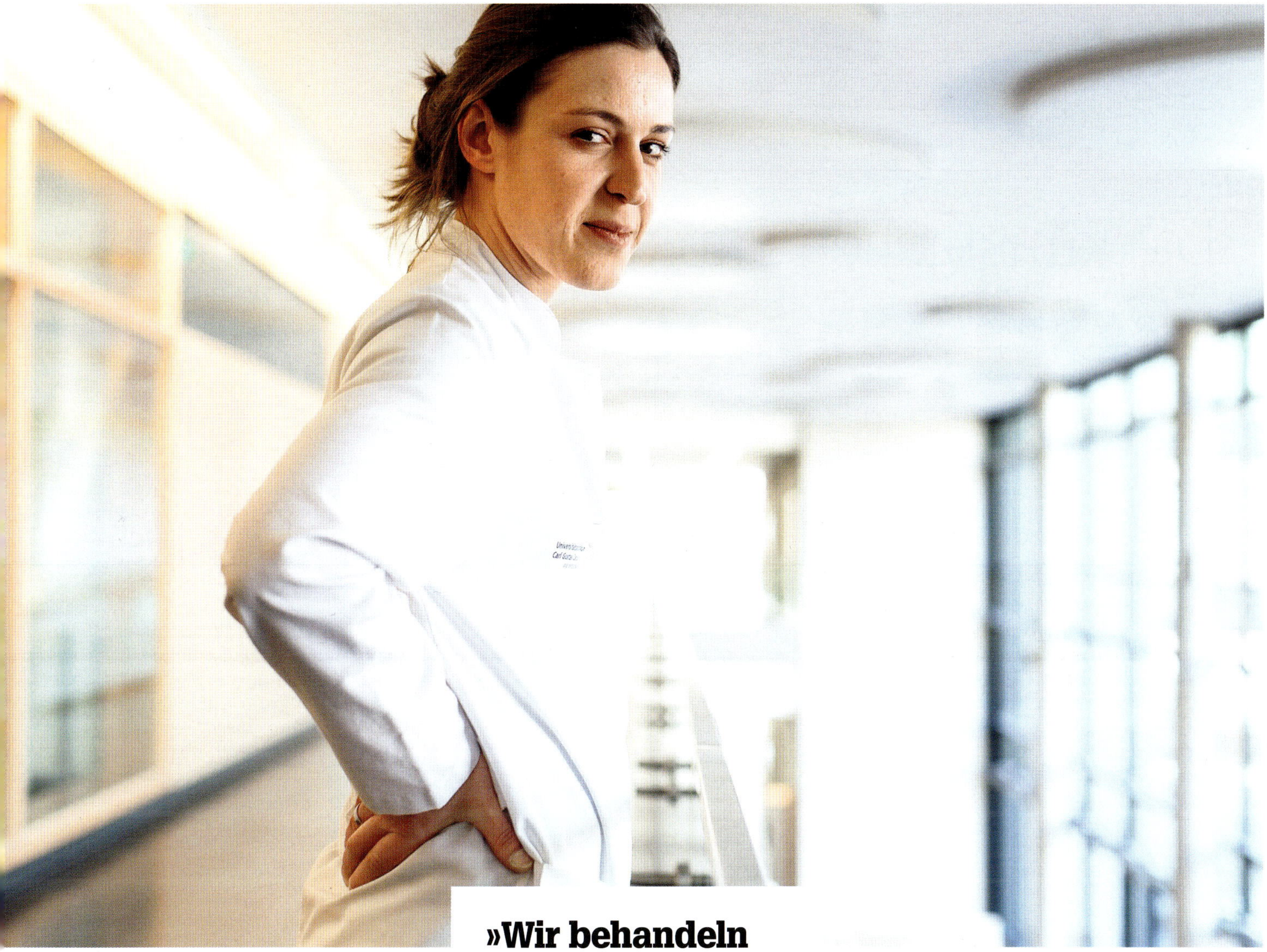

Foto: Sven Doering/FOCUS-Magazin

»Wir behandeln nur die Patienten, bei denen andere Diabetes-Therapien versagt haben«

Barbara Ludwig
Leiterin des Inseltransplantations-programms der Dresdner Uniklinik

Obwohl Inselzellen-Ttransplantationen noch kaum angewendet werden, gelten sie nicht mehr als experimentell. Das heißt: Die Krankenkassen zahlen den Eingriff. Für Menschen mit sonst kaum behandelbarem Diabetes könnte das Verfahren in Deutschland zum Standard werden. Allerdings erschweren gesetzliche Vorgaben bisher die Anwendung.

Obwohl die Inseln aus der Bauchspeicheldrüse biologisch als Organe funktionieren, gelten sie in der EU als Gewebe. Diese neue Zuordnung hat als einziges Mitgliedsland Deutschland seit dem Jahr 2010 umgesetzt. In der Folge sind nicht mehr die Organvermittler von Eurotransplant für deutsche Diabetiker mit Inselzellen-Bedarf zuständig. Ludwig erhält für ihre Patienten Bauspeicheldrüsen nur noch aus zweiter Hand: Jene, die anderen Empfängern zwar vermittelt, ihnen aber aus irgendwelchen Gründen nicht eingesetzt wurden. Dass ein solches Organ, das eigentlich für einen anderen Menschen gedacht war, zufällig auch zu einem der Dresdner Patienten passt, ist sehr unwahrscheinlich. „Für unsere Empfänger bekommen wir viel zu selten geeignete Organe", kritisiert Ludwig. „Manchmal ist das frustrierend."

Laborforscher haben zurzeit schon viele Ideen, wie sich die Inselzellen-Transplantation in ein Heilverfahren für alle Diabetiker verwandeln ließe – in ferner Zukunft. Bereits heute ist es möglich, Inselzellen aus körpereigenen Stammzellen zu züchten. Ein solches Transplantat würde Immunmedikamente überflüssig machen. Leider produzieren diese Inselzellen bisher aber nicht ausreichend Insulin – und verwandeln sich zudem in Tumorzellen.

Hinzu kommt: Die Krankheit, die einen Diabetiker zum Diabetiker gemacht hat, besteht auch nach einer Eigentransplantation weiter. Das Immunsystem würde also auch nachgezüchtete Inselzellen angreifen.

Bedarf an solchen Therapien besteht ohnehin nur bei Extremfällen. „Die meisten Diabetiker kommen mit der Insulintherapie sehr gut zurecht", sagt Ludwig. „Und dann sollte man keine Experimente machen." ■

NIKE HEINEN

Die künstlichen Pankreas-
Vollautomaten

Ingenieure und Medizinforscher tüfteln an Systemen, die den Patienten vom lästigen Messen und Spritzen befreien. Erste klinische Versuche mit der intelligenten Technik haben begonnen

Es gehört zu den großen Visionen der modernen Medizin: eine künstliche Bauchspeicheldrüse, die wie ihr natürliches Vorbild den Zuckerspiegel in gesunden Grenzen hält. Die Vorboten dieser Technologie sind heute bereits bei Diabetikern im Einsatz – sofern ihre Krankenkasse dafür bezahlt. Über eine Kanüle in der Haut versorgen Insulinpumpen die Diabetiker automatisch mit einer individuell und an die Tageszeit angepassten Grundmenge des Stoffwechselhormons Insulin. Gleichzeitig erfassen chemische Sensorsysteme im Unterhautfettgewebe die Zuckermenge im Körper.

Was die Ingenieure noch suchen, ist der geschlossene Regelkreis oder, wie sie sagen, Closed Loop. Ein Gerät, das beide Einheiten auf intelligente Weise verbindet, sodass die jeweilige Insulinmenge immer genau zum aktuellen Glukosespiegel passend dosiert wird. Die Aufgabe klingt einfacher, als sie ist. Denn

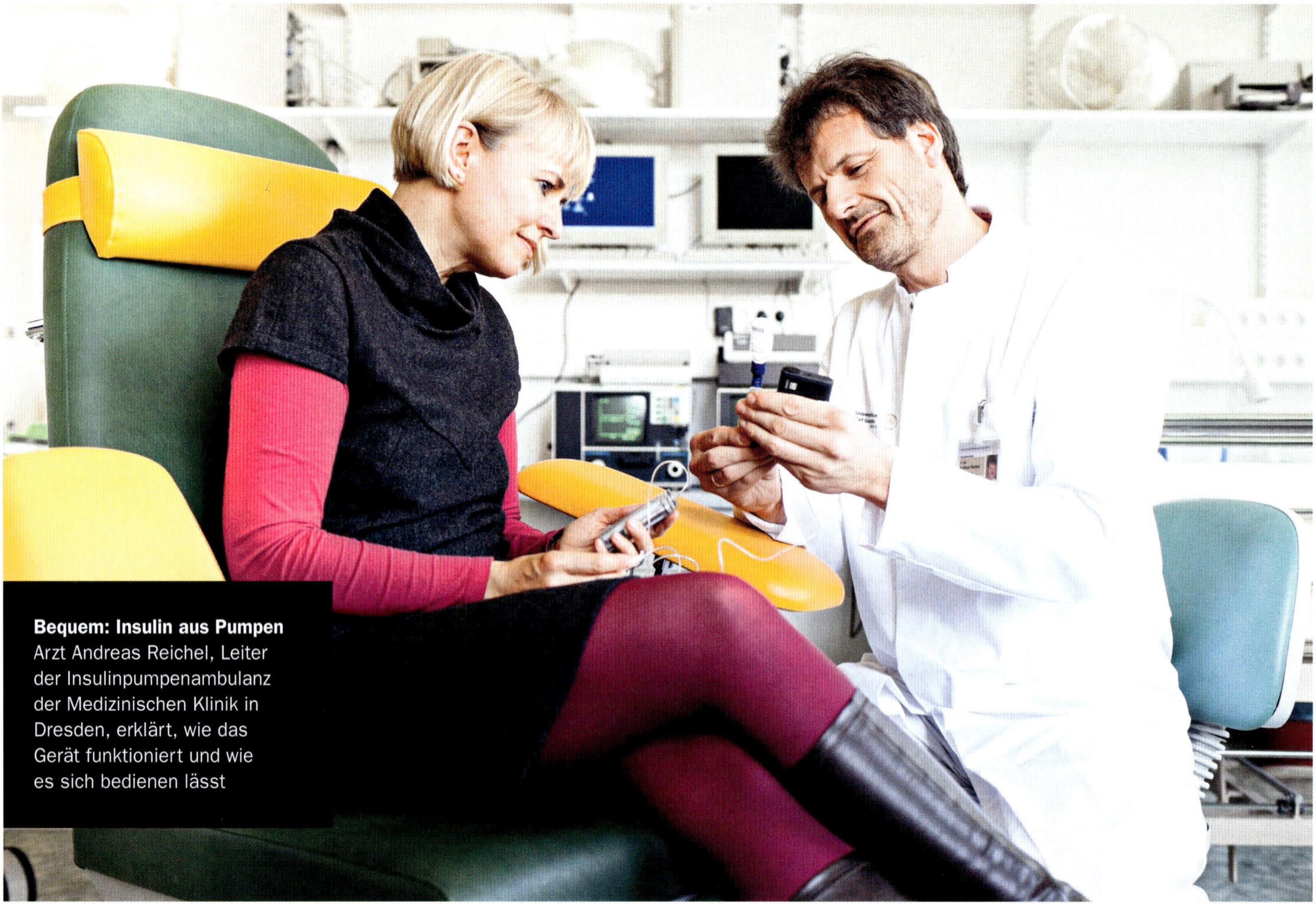

Bequem: Insulin aus Pumpen
Arzt Andreas Reichel, Leiter der Insulinpumpenambulanz der Medizinischen Klinik in Dresden, erklärt, wie das Gerät funktioniert und wie es sich bedienen lässt

die bisherigen Messmethoden kranken an einem Zeitproblem. „Zwischen Insulinmenge und Glukosewert klafft eine Verzögerung von etwa einer Stunde", erklärt der Diabetologe Andreas Reichel, der als Oberarzt am Dresdner Universitätsklinikum Deutschlands größte Insulinpumpenambulanz leitet. „20 Minuten dauert es, bis der Blutglukosespiegel den Sensor in der Haut erreicht. 45 Minuten, bis das Insulin aus der Pumpe im Blut ist und dort seine volle Wirkung entfaltet." Das ist noch zu lange, um die Technik einsetzen zu können.

In der menschlichen Bauchspeicheldrüse ist das Zeitproblem elegant gelöst. Über exakt angepasste Lücken im Kapillarsystem stehen die Hormon produzierenden Inselzellen in direktem Kontakt mit dem Blut. Sie sind so immer auf dem aktuellen Stand, was die Menge an Glukose betrifft, die gerade im Blut kursiert, und können ihren Insulinausstoß entsprechend anpassen.

Techniker und Ärzte haben einige Ideen, wie die Zeitverzögerung der Glukosemessung durch die Haut zu verkleinern wäre. Eine besteht darin, die Messfühler in die Bindegewebsschicht des Auges zu setzen. Hier werden die Fremdkörper gut toleriert – allerdings dauert es eine Weile, bis der Glukosegehalt im Auge dem des Bluts entspricht. Daneben können die Chirurgen die Insulinpumpen dort in den Bauch einsetzen, wo die Bauchspeicheldrüse sitzt. In der Praxis scheiterten bisher alle Versuche am Energiebedarf der Pumpen und am Infektionsrisiko. Die Pumpe benötigt eine dauerhafte Verbindung nach draußen, um den Insulinnachschub zu sichern.

Der im Moment am häufigsten verfolgte Ansatz ist ein mathematischer: Theoretisch lässt sich schon aus dem Anstieg des Zuckerspiegels berechnen, auf welchem Niveau er enden wird. Ein Forschungsprojekt zum künstlichen Pankreas an der Boston University von 2010 zeigt, wie ein praktikabler Kompromiss für die Zukunft aussehen könnte: Bei elf Patienten platzierten die Ärzte um Firas El-Khatib Hormonpumpen direkt unter der Haut am Bauch, den Messchip in die Venen. Beide Geräte kommunizierten über Funk mit dem Laborcomputer, der die Dosis für die Insulineinheit berechnete.

Bei Vorgängersystemen war es durch Zeitverzögerungen bei der Messung

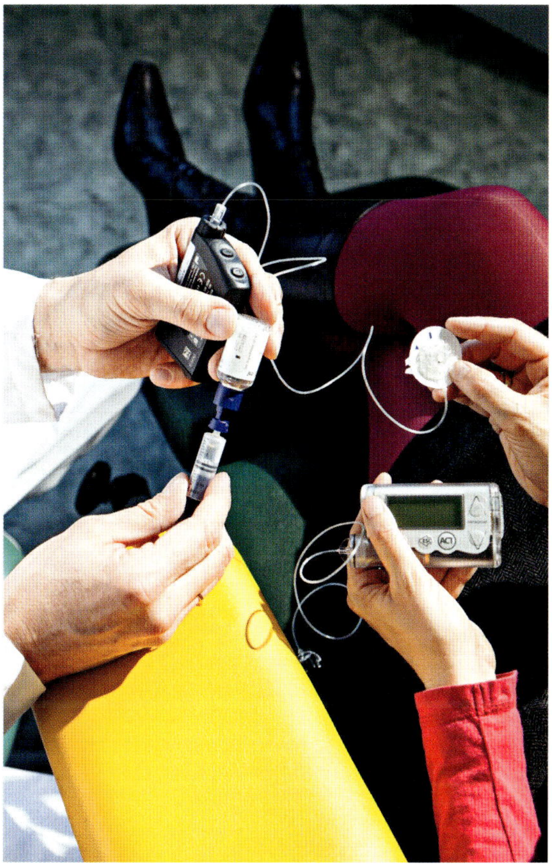

Zwei Geräte, gleiches Prinzip Über ein Reservoir füllt der Patient die Hormonpumpen mit Insulin. Die Geräte verteilen den Stoffwechselregulator nach einem festen Zeitplan im Körper. Der Patient dosiert bei Bedarf einfach nach

immer wieder zu Überdosierungen von Insulin gekommen, und die Pumpentester kamen in gefährliche Unterzuckerungszustände. Deswegen entschieden sich die Bostoner Forscher erstmals für eine Doppelpumpe: Neben dem Insulin sollte das Gerät zum Ausgleich auch dessen Gegenspieler, das Bauchspeicheldrüsenhormon Glukagon, abgeben können.

Bei sechs der elf Patienten funktionierte das System auf Anhieb. Die anderen gerieten trotz Glukagon immer wieder in Zuckermangel. Die Analyse zeigte, dass ihr Körper Insulin nicht so schnell aufnehmen konnte, wie das Dosierungsprogramm kalkuliert hatte.

Auch an der University of Virginia in Charlottesville testen Ärzte ein Closed-Loop-System. Als Gehirn fungiert dabei ein Handy, das mit einem Minicomputer ausgestattet wurde. Der Patient trägt das Gerät in der Hosen- oder Handtasche und ist drahtlos mit Glukosemesser und Pumpe verbunden. Das System ist in Frankreich und Italien an acht Patienten getestet worden, in den USA probierte es sein Entwickler Boris Kovatchev mit stationären Patienten aus. Diese schätzten vor allem die verbesserte Lebensqualität. „Sie brauchen keine Blutabnahme mehr, keine kontinuierliche Überwachung von Essen und Trinken", erklärt Kovatchev.

Die Crux der Bauchspeicheldrüsen-Mathematik sind statistische Ausreißer. Im Bostoner Experiment befanden sich die Patienten unter genormten Bedingungen im Labor. Im realen Leben folgt der Blutzuckerspiegel mathematisch schwer zu fassenden Einflüssen: Er steigt nicht nur, nachdem der Patient kohlenhydrathaltige Nahrung aufgenommen hat, er ist auch mit dem Stresssystem verschaltet, folgt einem individuellen Rhythmus und reagiert auf Sport. Deswegen müssen Diabetiker nicht nur die Zuckereinheiten in ihrem Essen im Blick behalten, sondern gleichzeitig ihren Tagesablauf berücksichtigen, wenn sie ihre Insulindosis kalkulieren.

Das Urteil des Praktikers Reichel für die Ingenieursträume vom künstlichen Pankreas fällt bisher keineswegs positiv aus. „Es handelt sich um Ansätze, die noch nichts für das echte Leben sind", sagt er. „Mit der Insulindosierungserfahrung eines geübten Diabetikers kann im Moment kein Algorithmus mithalten." ■

NIKE HEINEN

MITARBEIT: SILVIA SANIDES

Fotos: Sven Doering/FOCUS-Magazin

Dicke vom Diabetes befreien: per Magen-OP

Die Operation gegen Fettleibigkeit befreit die meisten **stark übergewichtigen Diabetiker** von ihrer Stoffwechselstörung. Wie lange der günstige Effekt aber anhält, ist ungewiss

Adipositas-Chirurgie ist mehr als nur eine Methode zur Gewichtsabnahme", betont Kaja Ludwig. „Unsere Patienten verlieren nicht nur belastende Kilos, die Eingriffe am Verdauungssystem regulieren auch den Stoffwechsel und Blutdruck der Patienten und senken ihr Risiko für Herzinfarkt und Schlaganfall", so der Chefchirurg am Rostocker Klinikum Südstadt, der 20 Jahre Erfahrung als Adipositas-Operateur besitzt.

Neue Studien belegen nun, dass die Eingriffe am Magen-Darm-Trakt sogar die Blutzuckereinstellung verbessern. Ein großer Vorteil für viele der schwer adipösen OP-Kandidaten, denn jeder Dritte von ihnen hat Diabetes.

Die Resultate, die amerikanische und italienische Forscher Ende März publizierten, erstaunten selbst Experten. Umleitungsoperationen am Magen erlösen gut 75 Prozent der hochgradig adipösen Diabetiker mindestens zwei Jahre lang von ihrer bedrohlichen Stoffwechselstörung. Magenbypass-Chirurgie senkte die Langzeit-Blutzuckerwerte krankhaft übergewichtiger Diabetiker deutlich effektiver als Medikamente. Sogar wenn Chirurgen nur den Magen verkleinerten (Schlauchmagen), wurde etwa jeder Dritte seine Krankheit los.

Überraschend finden Mediziner, dass der antidiabetische Effekt bereits kurz nach dem chirurgischen Eingriff eintritt – lange bevor das Übergewicht schwindet. Die Erklärung dafür ist noch unbekannt.

„Der große Nutzen, den chirurgische Verfahren kranken Fettleibigen bringen, leuchtet auch den Krankenkassen immer besser ein", sagt Operateur Ludwig. Es würden heute viel mehr Eingriffe genehmigt als früher.

Die Zahl der Operationen gegen krankhaftes Übergewicht steigt hierzulande rasant an. Deutschland besetzt europaweit eine Spitzenposititon. Eine nationale Datensammlung von mehr als 15 000 Adipositas-Operierten zeigt, dass 85 Prozent der Patienten bereits an Begleiterkrankungen ihrer Fettsucht leiden, am häufigsten an Bluthochdruck und Diabetes.

Experten empfehlen zwar, Zuckerkranke erst ab einem Body-Mass-Index von 35 zu operieren. Dies entspräche 110 Kilogramm bei einer Körpergröße von 1,78 Metern. Einige Chirurgen wollen aber bereits in Studien überprüfen, ob auch Diabetiker mit weniger Übergewicht von OPs am Magen-Darm-Trakt profitieren, sagt Chirurg Ludwig. Seiner Meinung nach sollte zunächst untersucht werden, ob der antidiabetische Effekt auf Dauer anhält.

Womöglich bessern sich die Blutzuckerwerte nur vorübergehend, denn die zu Grunde liegende Stoffwechselstörung bleibt auch nach der OP bestehen. „Viele Ärzte bleiben daher skeptisch gegenüber dem Konzept, auch weniger stark Übergewichtige gesundzuoperieren", kommentiert Andreas Fritsche, Diabetes-Spezialist an der Uni Tübingen. Der Sprecher der Deutschen Diabetes Gesellschaft mahnt, die Risiken der Eingriffe sehr ernst zu nehmen, etwa Blutungen oder Leckagen am Darm. Den Operierten drohten zudem Unterzuckerung, Verdauungsprobleme und sogar Depressionen mit erhöhter Suizidrate.

Die Operation sei eine gute, oft letzte Chance, so Diabetologe Fritsche – aber die Entscheidung dazu müsse von einem Team erfahrener Ärzte aus allen beteiligten Fachrichtungen unter individueller Abwägung von Nutzen und Risiken gefällt werden. Ein Allheilmittel für alle Diabetiker sei sie sicherlich nicht. ■

REGINA ALBERS

Therapie für Superschwere

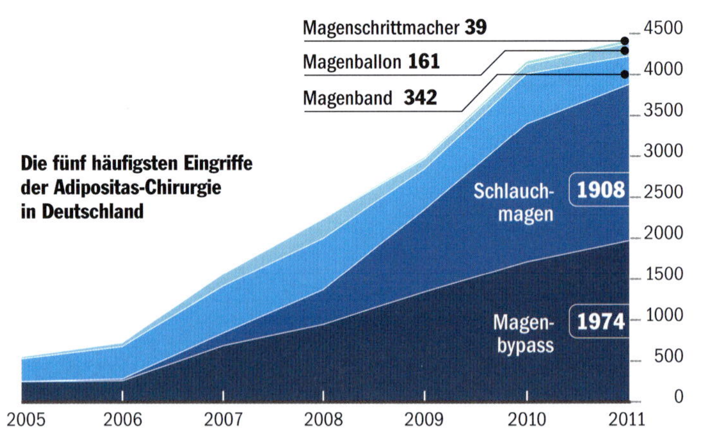

Aufschwung im OP-Saal Die Zahl der Eingriffe zur Magenverkleinerung stieg von 2010 bis 2011 um 14 Prozent. Magenbypass und Schlauchmagen sind die am häufigsten angewendeten Techniken

Quelle: Qualitätssicherungsstudie für operative Therapie der Adipositas in Deutschland, Christine Stroh, Wald-Klinikum Gera

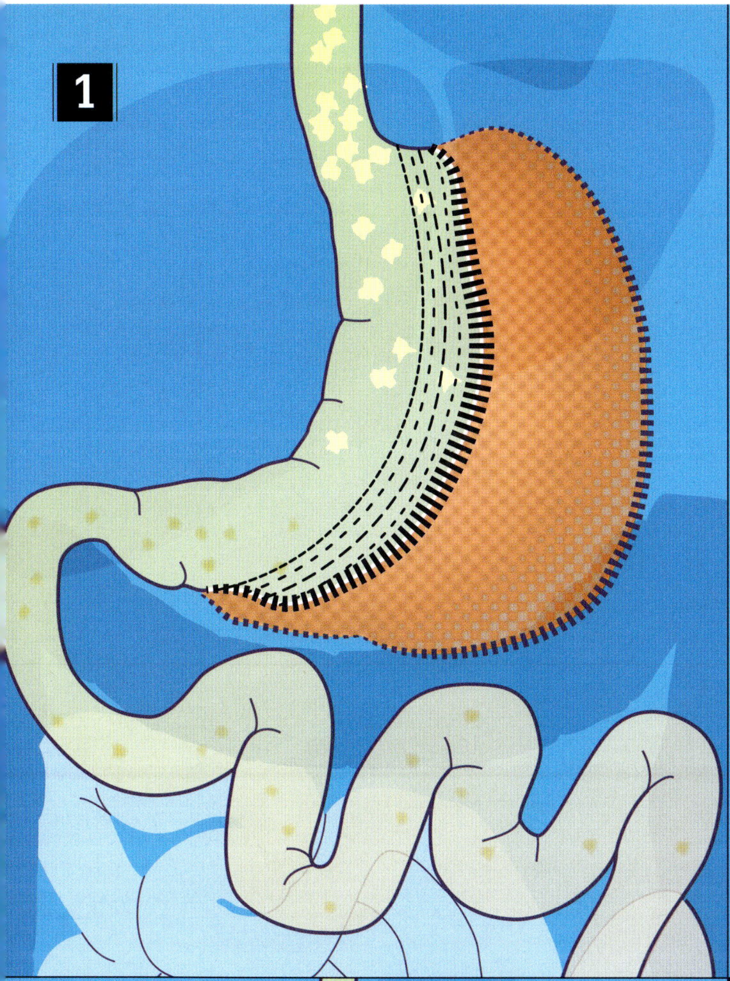

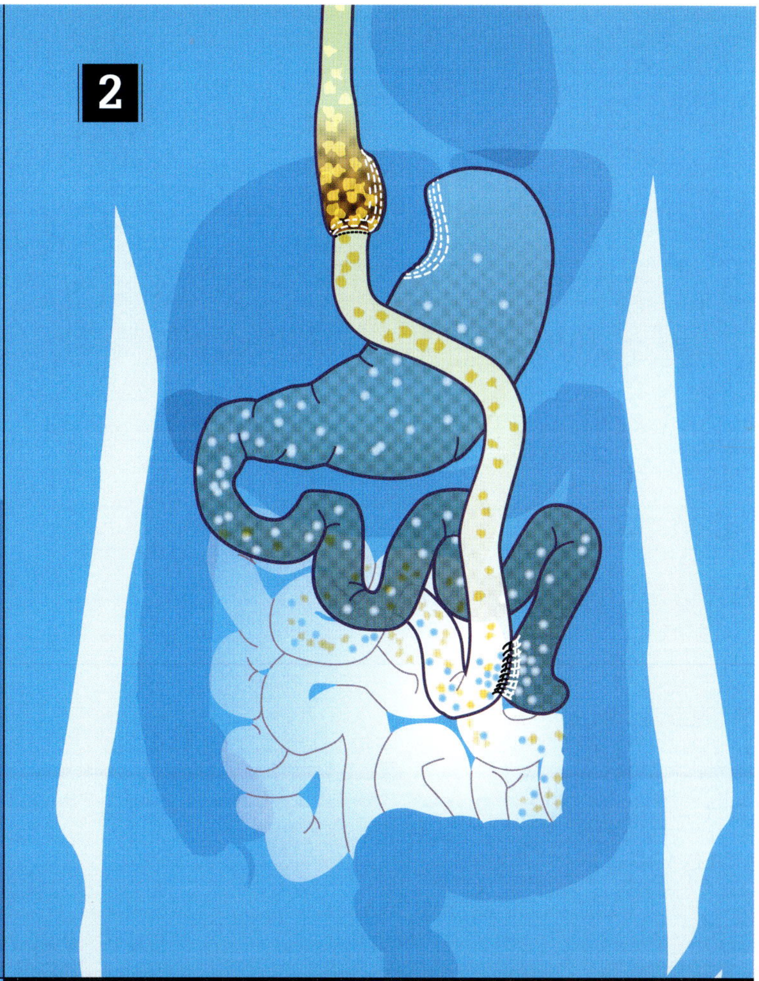

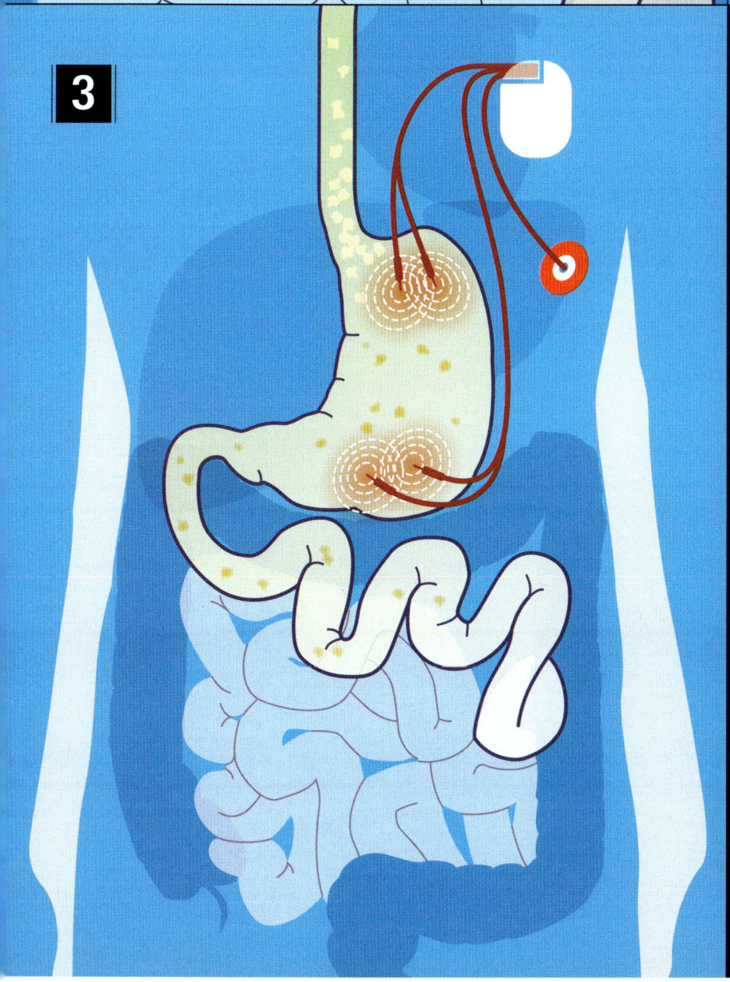

1 **Schlauchmagen** Obwohl der antidiabetische Effekt geringer ausfällt als beim Magenbypass (2), wird der Eingriff immer populärer. Rund 1,5 Stunden dauert die Magenverkleinerung, bei der der Chirurg den größten Teil des Magens abtrennt und entfernt. Den Rest verschließt er mittels Klammernahtreihe. Patienten können **45 bis 60 Prozent ihres Übergewichts** abbauen.

2 **Magenbypass** Die weltweit häufigste Operation zur Gewichtsreduktion **reguliert den Blutzucker-Stoffwechsel besonders effektiv.** Auch das Übergewicht sinkt durch die Prozedur stärker als nach anderen gängigen Verfahren. Ein Magenbypass vermindert sowohl die Zufuhr an Nahrung als auch deren Verwertung im Darm. Daher müssen die Patienten lebenslang Vitamine und Spurenelemente zu sich nehmen, um einer Mangelernährung vorzubeugen.

3 **Magenschrittmacher**
Verschiedene Modelle werden derzeit in Studien erprobt. Mediziner rechnen mit einem antidiabetischen Effekt, Langzeitdaten fehlen aber noch. Magenschrittmacher stimulieren über Elektroden die Magenwand, verzögern so die Entleerung des Magens und vermitteln rasch ein Sättigungsgefühl. **Die Patienten kommen dann mit kleineren Portionen aus.** Ein Vorteil des neuen Verfahrens: Die Anatomie des Verdauungstrakts wird nicht verändert.

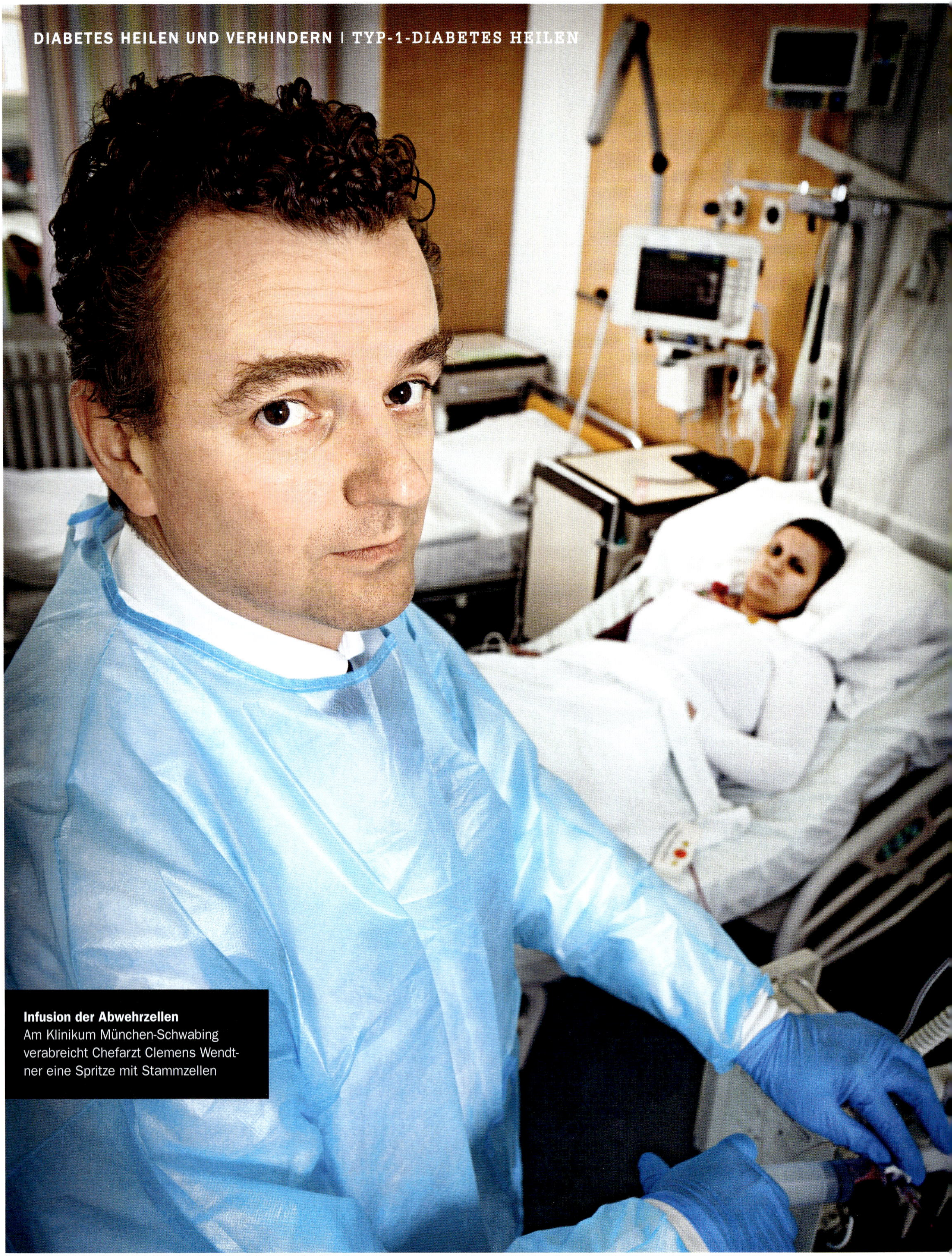

Infusion der Abwehrzellen
Am Klinikum München-Schwabing verabreicht Chefarzt Clemens Wendtner eine Spritze mit Stammzellen

Neustart für das Immunsystem

Mit einem experimentellen und nicht ungefährlichen Verfahren wollen Mediziner **junge Patienten vor Typ-1-Diabetes retten.** Das erste deutsche Zentrum nimmt bald die Arbeit auf

Autoimmunkrank zu sein bedeutet, der Körper bekämpft sich selbst. Amok laufende Abwehrzellen stürzen sich auf das eigene Gewebe. Beim Typ-1-Diabetiker auf Insulin und die Zellen, die das Hormon produzieren. Was läge näher, als das kranke Immunsystem einfach auszuschalten und durch ein gesundes zu ersetzen?

Noch keine hundert Patienten haben den radikalen Schritt bislang gewagt, obwohl Mediziner den Austausch des immunbildenden Systems prinzipiell beherrschen. Die Risiken der Therapie sind erheblich, sogar potenziell tödlich. „Wir wagen uns dennoch an die Erforschung der autologen Stammzelltransplantation bei Typ-1-Diabetikern", erklärt Clemens Wendtner, Chefarzt der Klinik für Hämatologie, Onkologie, Immunologie und Infektiologie am Klinikum München-Schwabing. „Denn unter den Betroffenen gibt es viele, deren Blutzuckerwerte mit Insulinspritzen nicht kontrollierbar sind."

In Kanada, Großbritannien und in China behandeln Ärzte den Typ 1 bereits mit der Methode. Stammzelltransplantationen gelten dort auch für eine Reihe anderer Autoimmunerkrankungen als letzte Rettung. Sie werden häufiger bei Patienten mit multipler Sklerose oder schwerstem Rheuma eingesetzt.

Die meiste Erfahrung haben Wissenschaftler der Universität São Paulo, Brasilien. Von dort hat Klinikleiter Wendtner die Leiterin der Transplantationseinheit, Belinda Simões, nun nach München geholt, um das Programm auch in Deutschland zu etablieren. Im Mai wird die Ärztin ihre Arbeit hier aufnehmen.

Zunächst erhält der Patient eine leichte Chemotherapie, die Immunzellen zur Vermehrung anregt. Teilungsfreudige Stammzellen treten dadurch aus dem Knochenmark ins Blut über, wo Mediziner sie herausfiltern und dann tiefgefroren einlagern. Im nächsten Schritt vernichtet eine zweite, stärkere Chemotherapie fast alle verbliebenen Immunzellen im Körper – und damit die Ursache des Diabetes. Für drei bis vier Wochen müssen die Patienten anschließend in keimfreien Räumen abwarten, bis ihre zurückgegebenen Stammzellen ein neues, gesundes Immunsystem aufgebaut haben. „Während dieser Zeit sind Lungenentzündungen und andere Infektionen eine große Gefahr. Die Patienten müssen gut überwacht werden", erklärt Krebsmediziner Wendtner. „Nach der ersten kritischen Phase sind jedoch in der Regel keine weiteren Nachbehandlungen oder Medikamente mehr nötig."

Kritisch ist die Auswahl der in Frage kommenden Patienten und des richtigen Zeitpunkts. „Man darf nicht so lange warten, bis die Insulin produzierenden Beta-Zellen vollkommen vernichtet sind", weiß Wendtner. „Zudem müssen die Kandidaten jung und fit genug sein, die belastende Chemotherapie zu überstehen." Trotz aller Eile sollte vor der Transplantation wirklich alles versucht worden sein, den Diabetes herkömmlich zu behandeln. „Denn die Insulintherapie ist, das darf man nicht vergessen, millionenfach erprobt, sicher und grundsätzlich erfolgreich", gibt Wendtner zu bedenken. Für mehr Bequemlichkeit oder nur um sich lästige Stiche zu ersparen, ist der Neustart des Immunsystems noch längst nicht ausgereift genug. ■

JOCHEN NIEHAUS

Gesunde Zellen transplantieren

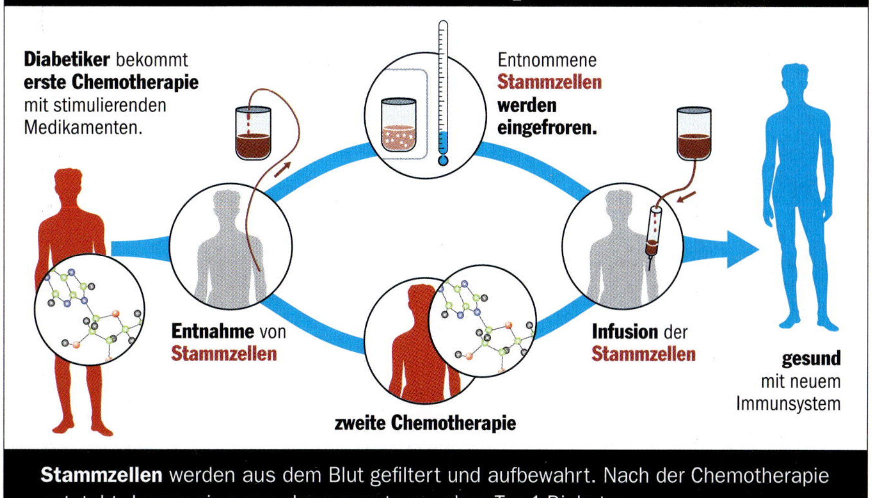

Stammzellen werden aus dem Blut gefiltert und aufbewahrt. Nach der Chemotherapie entsteht daraus ein neues Immunsystem – ohne Typ-1-Diabetes

Foto: Wolf Heider-Sawall/FOCUS-Magazin

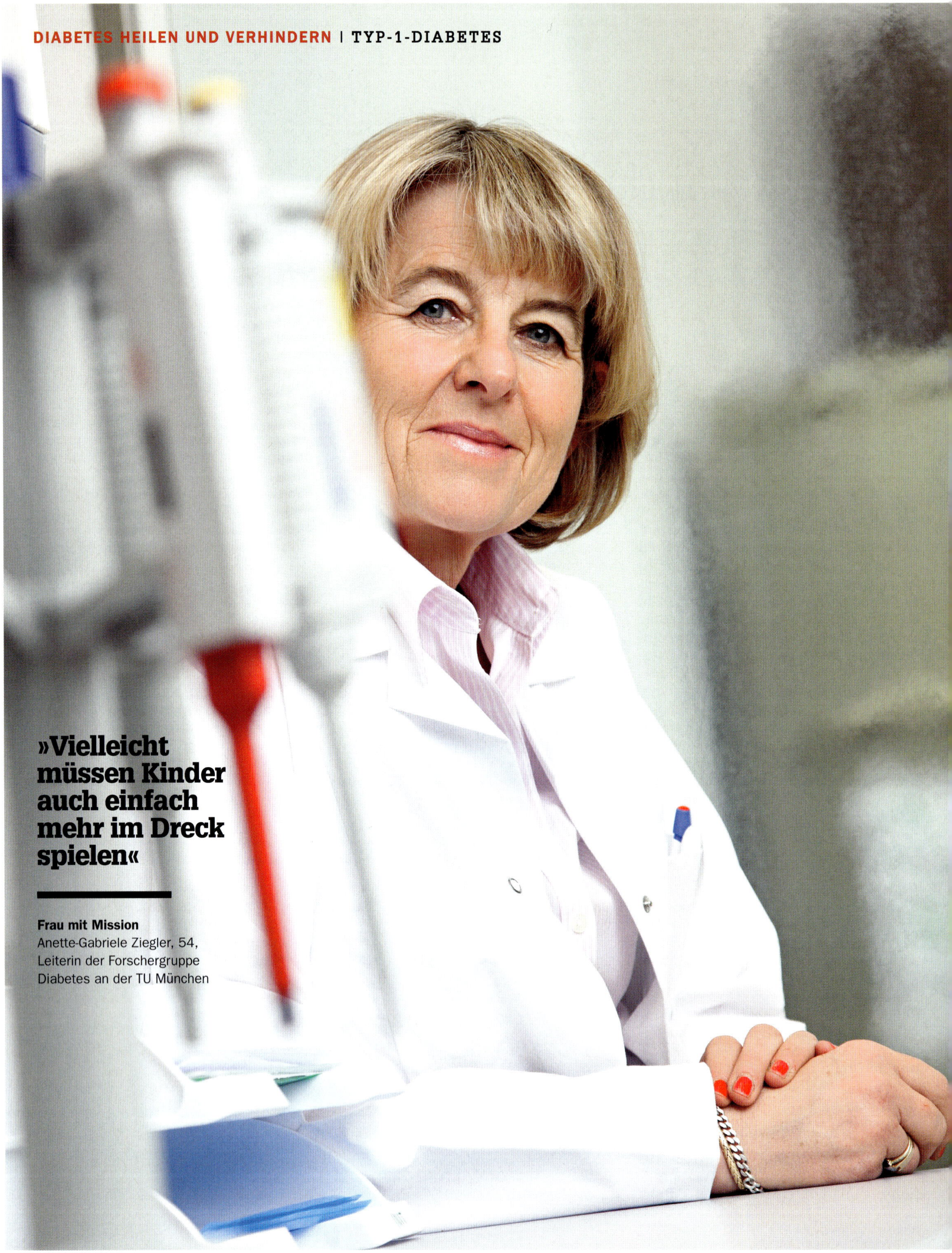

»Vielleicht müssen Kinder auch einfach mehr im Dreck spielen«

Frau mit Mission
Anette-Gabriele Ziegler, 54, Leiterin der Forschergruppe Diabetes an der TU München

»Ich habe einen großen Traum«

Anette-Gabriele Ziegler erforscht die Auslöser des Typ-1-Diabetes. Ihr Ziel ist, die Krankheit eines Tages **zu heilen oder ganz zu verhindern**

Frau Professor Ziegler, Typ-1-Diabetes ist die häufigste Stoffwechselkrankheit bei Kindern und Jugendlichen. Die Zahl der Neuerkrankungen steigt um rund vier Prozent pro Jahr – schneller als erwartet. Woran liegt das?
Wenn wir das genau wüssten, wären wir einen großen Schritt weiter. Es gibt durchaus Erklärungsansätze. Bevor die Insulintherapie vor 90 Jahren entdeckt wurde, sind Menschen mit Typ-1-Diabetes jung gestorben, gingen in die Statistiken also nicht mehr ein. Außerdem können betroffene Frauen erst seit etwa 1950 ohne Komplikationen Kinder bekommen. Deshalb werden Gene, die für diese Krankheit mitverantwortlich sind, jetzt häufiger vererbt. Beides erklärt aber nicht, warum die Fallzahlen so stark zunehmen. Es müssen also auch Umweltfaktoren und Veränderungen des Lebensstils dafür verantwortlich sein.

Das Erbgut gilt als Basis der Krankheit. Wie groß ist der Einfluss der Gene?
Typ-1-Diabetes ist eine Autoimmunerkrankung, bei der sich das Immunsystem gegen den eigenen Körper richtet. Die Insulin produzierenden Betazellen werden nach und nach zerstört. Daran sind nach wissenschaftlichen Erkenntnissen eine ganze Reihe von Genen beteiligt. Sie sind nicht mutiert, sondern Varianten, die auch in der gesunden Bevölkerung verbreitet sind. Wenn Kinder aber bestimmte Kombinationen dieser Genvarianten besitzen, erhöht sich ihr Risiko für Typ-1-Diabetes um etwa zehn Prozent, manchmal auch mehr.

Was bringt die Erkrankung schließlich zum Ausbruch?
Das untersuchen wir derzeit in zwei Studien. Die TEENDIAB-Studie befasst sich mit Kindern in der Pubertät (s. S. 102). Für die TEDDY-Studie werden hingegen mehr als 8400 Kinder von Geburt an bis zum 15. Lebensjahr regelmäßig untersucht. Daran sind drei Institute in den USA beteiligt, ebenso Forscher in Schweden, Finnland und Deutschland. Wir analysieren Blutproben und erfassen den Einfluss von Ernährung, Lebensstil, Infektionen, Impfungen und Medikamenten, aber auch geografische Unterschiede und besondere psychische Belastungen. Ziel ist, diejenigen Faktoren auszumachen, die die Erkrankung am stärksten beeinflussen. Von der TEDDY-Studie erhoffen wir uns dieses Jahr erste Ergebnisse.

Auf der Suche nach Therapien
Anette-Gabriele Ziegler

...ist eine weltweit anerkannte Expertin für Typ-1-Diabetes. Sie leitet die Forschergruppe Diabetes der TU München und das Institut für Diabetesforschung am Münchner HelmholtzZentrum. Ihre Studien widmen sich den Ursachen der Krankheit sowie Methoden zur Früherkennung und Therapie. Aktuell untersucht sie die Bedeutung von Umwelteinflüssen und Behandlungswege per Nabelschnurbluttransfusion und Impfung.

Welche Umwelteinflüsse stehen bereits unter Verdacht?
Übertriebene Hygiene könnte ein Auslöser sein. Stadtkinder erkranken öfter als Landkinder, und je höher der soziale Status, desto häufiger treten Typ-1-Diabetes und auch andere Autoimmunkrankheiten auf. Es gibt sogar eine lustige Auswertung aus England, nach der die Zahl der Badezimmer im Haushalt die Erkrankungswahrscheinlichkeit erhöht. Vielleicht muss sich das Immunsystem früh mit Erregern auseinandersetzen, um sich gesund zu entwickeln. Aber auch Impfungen und Infektionen kommen als Auslöser in Frage, ebenso bestimmte Viren, die die Insulin produzierenden Zellen infizieren und zerstören. Nach derzeitigem Kenntnisstand ist das Zusammenspiel mehrerer Faktoren für den Ausbruch der Krankheit verantwortlich.

Kann längeres Stillen Babys vor Diabetes schützen?
Ergebnisse unserer eigenen BABYDIAB-Studie und Befunde aus den USA und Finnland zeigen: Beikost vor dem vierten Lebensmonat, also das frühe Zufüttern fester Nahrung zusätzlich zum Stillen, erhöht das Risko für Typ-1-Diabetes. Vermutlich hat das mit der Entwicklung des Darmsystems zu tun. Denn ein noch nicht vollständig entwickelter Darm ist durchlässig: Nahrungspartikel können ins Blut gelangen und eine Immunreaktion auslösen. Die genauen Mechanismen sind aber noch nicht bekannt.

Erhöht eine bestimmte Art der Beikost das Risiko besonders?
Unsere Daten aus Deutschland deuten darauf hin, dass zu frühes Zufüttern von glutenhaltigem Getreide die Typ-1- ▶

Foto: Wolf Heider-Sawall/FOCUS-Magazin

Diabeteswahrscheinlichkeit am stärksten steigen lässt. In den USA und in Finnland belegen Studien allerdings einen Zusammenhang mit Beikostvarianten wie Obst, Gemüse oder glutenfreien Getreidearten wie Hirse oder Mais. Wahrscheinlich sind nicht bestimmte Nahrungsmittel entscheidend, sondern der zu frühe Zeitpunkt. Auch das ist bislang noch nicht hundertprozentig geklärt.

Können Eltern den Ausbruch der Krankheit bei ihren Kindern verhindern?

Die Schuld darf auf keinen Fall einfach den Eltern zugeschoben werden. Ich denke eher, die Gesellschaft und das Gesundheitssystem müssen mehr Verantwortung übernehmen. Wir müssen die Risikofaktoren erforschen und eventuell neue oder nachdrücklichere Empfehlungen formulieren. Also zum Beispiel: auf keinen Fall vor dem vierten Lebensmonat zufüttern, egal, was. Und vielleicht müssen die Kinder ja auch einfach mehr im Dreck spielen.

Sollte bei jedem neugeborenen Kind das genetische Krankheitsrisiko bestimmt werden, damit Eltern gefährdeter Kinder stärker auf solche Empfehlungen achten?

Ich halte Maßnahmen zur Früherkennung für sehr wichtig. Bei Ausbruch der Erkrankung kommt es nicht selten zu einer massiven Stoffwechselentgleisung, der Ketoazidose. Die kann zu einem Koma oder sogar zum Tod des Kindes führen. Früherkennung hilft, diese drastischen Komplikationen zu verhindern, weil dann sofort mit Insulintherapie gegengesteuert werden kann.

Wie genau würde solch ein Risiko-Screening bei Neugeborenen aussehen?

Zunächst gibt eine Genanalyse Aufschluss über die erbliche Vorbelastung. Bei auffälligen Kindern sucht man dann im Alter von ein bis zwei Jahren nach verdächtigen Antikörpern im Blut, die auf eine Zerstörung der Insulin produzierenden Betazellen hinweisen. Allerdings: Solange wir den Ausbruch der Krankheit noch nicht verhindern können, wird das Gesundheitssystem solche flächendeckenden Früherkennungsprogramme kaum finanzieren.

An welchen Möglichkeiten zur Prävention wird derzeit geforscht?

Es gibt mittlerweile ein weltweites Forschungsnetzwerk, das Diabetes TrialNet. Es soll den internationalen Austausch und die Zusammenarbeit erleichtern und die Forschung effektiver machen. Hier am Münchner HelmholzZentrum testen wir gerade eine Art Impfung gegen Diabetes. Und zwar bei kleinen Kindern, die Risikogene aufweisen, aber noch keine verdächtigen Antikörper im Blut haben. Die Kleinen schlucken jeden Tag eine bestimmte Dosis Insulin in Pulverform – denn gegen das Hormon richtet sich das Immunsystem häufig, wenn die Krankheit beginnt. So will man erreichen, dass das körpereigene Insulin besser toleriert wird. In einer früheren Studie in den USA ist es auf diese Weise gelungen, bei Kindern, die bereits Autoantikörper besaßen, den Ausbruch der Erkrankung um fünf bis sieben Jahre zu verzögern.

Lässt sich Typ-1-Diabetes noch aufhalten, wenn die Krankheitssymptome bereits aufgetreten sind?

Nein, dann führt derzeit kein Weg an einer Insulintherapie vorbei – ein Leben lang, per Spritze oder Pumpe. Wir testen allerdings gerade eine Immunbehandlung, die die gefährlichen Abwehrzellen außer Gefecht setzen soll, die die Insulin produzierenden Zellen zerstören. Diese Methode könnte zumindest verhindern, dass die Erkrankung fortschreitet.

Sie forschen auch an Therapien mit Nabelschnurblut. Welche Idee steckt dahinter?

Nabelschnurblut enthält viele Immunzellen, die helfen könnten, die falsche Reaktion des Immunsystems zu korrigieren, also eine Art „Neustart" auszulösen. Wir verfolgen diesen Ansatz bei Kindern, die schon an Diabetes erkrankt sind und deren eigenes Nabelschnurblut bei der Geburt eingefroren wurde. Da es sich um körpereigenes Zellmaterial handelt, wird es nicht abgestoßen und verursacht auch keine Nebenwirkungen. Endgültige Wirksamkeitsbeweise dieser Therapieform gibt es aber noch nicht. Möglicherweise müssen wir zusätzlich die bestehende Immunreaktion unterdrücken. Das haben wir für eine Folgestudie geplant.

Wagen Sie einen Blick in die Zukunft: Wird Typ-1-Diabetes irgendwann heilbar oder ganz zu verhindern sein?

Das ist unser ganz großes Ziel. Und ich hoffe, dass ich diesen Traum in meinem Forscherinnenleben tatsächlich noch verwirklichen kann. ■

INTERVIEW: STEFANIE REINBERGER

TEENDIAB-Studie

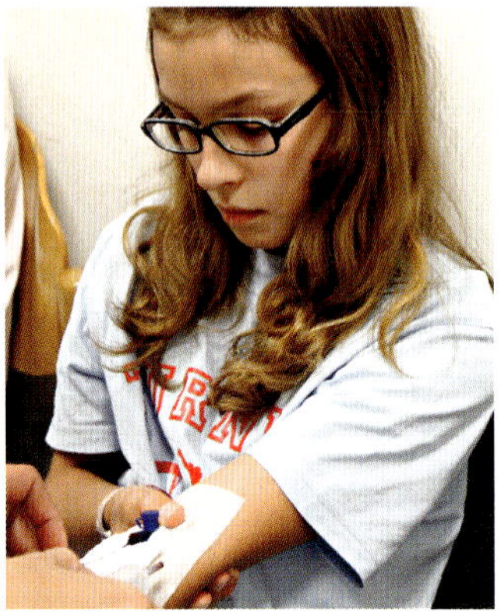

Studienteilnehmer gesucht!

TEENDIAB ist die erste Verlaufsstudie, die die Entwicklung des Typ-1-Diabetes während der Pubertät untersucht. Forscher der TU München wollen genetische Faktoren und Umwelteinflüsse identifizieren, die speziell in der Pubertät den Ausbruch der Krankheit beeinflussen – denn in diesem Alter ist die Zahl der Neuerkrankungen am höchsten.

Die Erkenntnisse sollen dazu beitragen, die Entwicklung von Typ-1-Diabetes in Zukunft ganz zu verhindern. Kostenlos teilnehmen können alle in Deutschland lebenden Kinder zwischen acht und zwölf Jahren, in deren Familie mindestens ein Elternteil oder Geschwisterkind Typ-1-Diabetiker ist und bei denen bisher keine Insel-Autoantikörper nachweisbar sind. Bis zum 18. Lebensjahr werden sie auf Antikörper getestet, außerdem Umwelteinflüsse wie Ernährung, Bewegung und psychosoziale Entwicklung untersucht.

Die Diagnose kann so frühzeitig gestellt werden, das Risiko für Folgekrankheiten wird gesenkt. Interessierte Eltern melden sich bei der Forschergruppe Diabetes. Kostenlose Hotline: 0800-8284868; E-Mail: TEENDIAB@lrz.tu-muenchen.de; Internet: www.teendiab.de

Foto: Falk Photographie

Wissen

Wichtige Fachbegriffe zu Behandlung und Folgen von Diabetes

Insulintherapie

CT (conventional therapy, konventionelle Therapie): Der Diabetiker spritzt sich zu festgelegten Zeiten eine festgelegte Menge Misch-Insulin. Mahlzeiten und Nahrungsmengen müssen exakt eingehalten werden.

ICT (intensive conventional therapy, intensivierte konventionelle Therapie, auch Basis-Bolus-Prinzip): Der Diabetiker spritzt sich zwei- bis dreimal täglich den Grundbedarf an Insulin (Basis) und ergänzt durch schnell wirksames Insulin zu den Mahlzeiten (Bolus). Strenge und starre Essvorschriften wie bei der CT sind dabei nicht mehr nötig.

Basalrate: Grundversorgung mit einem Verzögerungsinsulin.

Bolus: bestimmte Menge an schnell wirkendem Normalinsulin, die vor den Mahlzeiten angepasst an die Nahrungsaufnahme gespritzt wird.

CSII (continuous subcutaneous insulin infusion, Insulinpumpentherapie): Kurz wirksames Insulin wird mittels einer kontinuierlichen Infusion unter die Haut gespritzt.

Insulinpumpe: Die programmierbare Pumpe spritzt Insulin über eine feine Injektionsnadel kontinuierlich ins Unterhautfettgewebe.

Insulin-Pen: moderne Injektionshilfe mit Insulinpatrone, die einem Kugelschreiber ähnlich sieht.

Humaninsulin: künstlich hergestelltes Insulin, das identisch mit dem in der menschlichen Bauchspeicheldrüse hergestellten Insulin ist. Die ersten Insuline stammten von Tieren.

Langzeit- oder Verzögerungsinsulin: Normalinsulin, das durch Kombination mit Zink oder Eiweißen länger wirkt.

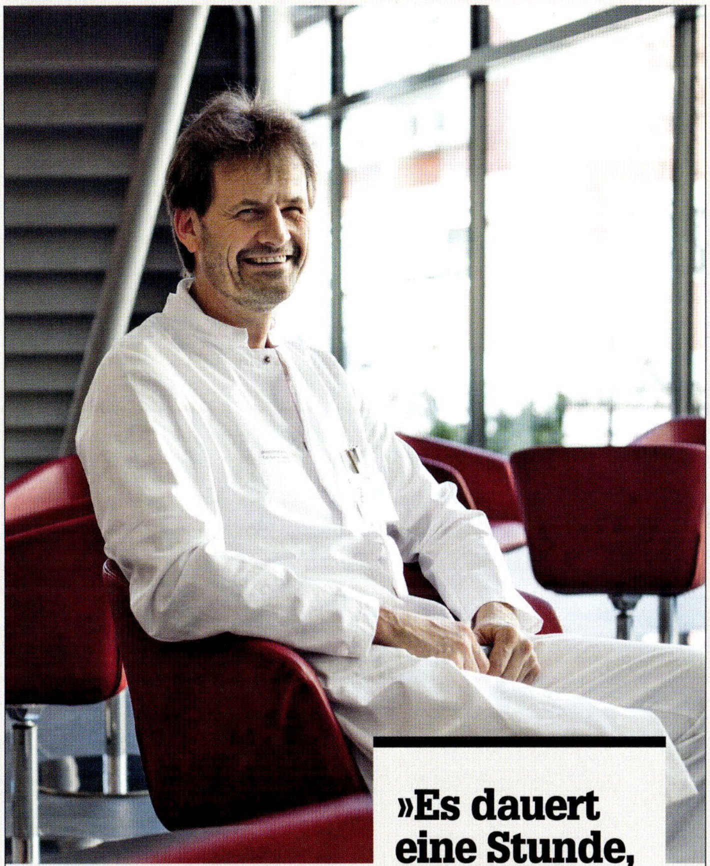

Foto: Sven Doering/FOCUS-Magazin

Alt- oder Normalinsulin: chemisch unverändertes Humaninsulin, das schnell und kurz wirkt.

Misch-Insuline: Kombination aus Verzögerungs- und Normalinsulin.

Insulin-Analoga: Kunstinsuline, die je nach Zusammensetzung besonders schnell, kurz oder lange wirken.

Hyperinsulinämie: Insulinschwemme im Blut.

»Es dauert eine Stunde, bis das Insulin aus der Pumpe im Blut seine Wirkung entfalten kann«

Andreas Reichel
Leiter der größten deutschen Insulinpumpenambulanz am Uniklinikum Dresden

Folgeerkrankung

Diabetische Retinopathie: Veränderung feinster Blutgefäße am Auge schädigen die Netzhaut. Kann zur Erblindung führen.

Diabetische Angiopathie: Gefäßschädigungen als Spätfolge der Zuckererkrankung.

Diabetische Nephropathie: Veränderung feinster Blutgefäße an den Nieren beeinträchtigen die Funktion des Organs. Kann zu Nierenversagen führen. In Deutschland häufigster Grund für Dialyse.

Dialyse: Blutwäsche bei Nierenschwäche, um das Blut von den Abbauprodukten zu reinigen, die normalerweise die Niere herausfiltert.

Diabetische Polyneuropathie: Schädigung der Nervenbahnen insbesondere an den Beinen. Folge sind Schmerzen, Taubheitsgefühle, Kribbeln und später verringertes Schmerzempfinden.

Diabetischer Fuß: Verletzungen an den Füßen werden durch geschädigte, weniger empfindsame Nerven schlechter wahrgenommen. Verminderte Durchblutung verzögert die Heilung.

Charcot-Fuß: Erweichung des Knochens mit Einbruch des Fußknochens, Fehlstellungen und Geschwürbildung. Führt oft zur Amputation.

Erektile Dysfunktion: Erektionsstörungen auf Grund geschädigter Blutgefäße und Nerven. Zwei- bis dreimal häufiger bei Diabetikern.

Diabetische Dermopathie: Pigmentstörung v. a. an den Schienbeinen, auch an Unterarmen und Füßen.

Cheiropathie: Gelenksteifigkeit an Fingern und Händen.

Herz-Kreislauf-Erkrankungen: Diabetiker haben ein erhöhtes Risiko für Bluthochdruck, gestörte Durchblutung der Herzkranzgefäße (koronare Herzkrankheit) und Schlaganfall (apoplektischer Insult), ausgelöst durch Gefäßverkalkung und Schädigungen an Gefäßen.

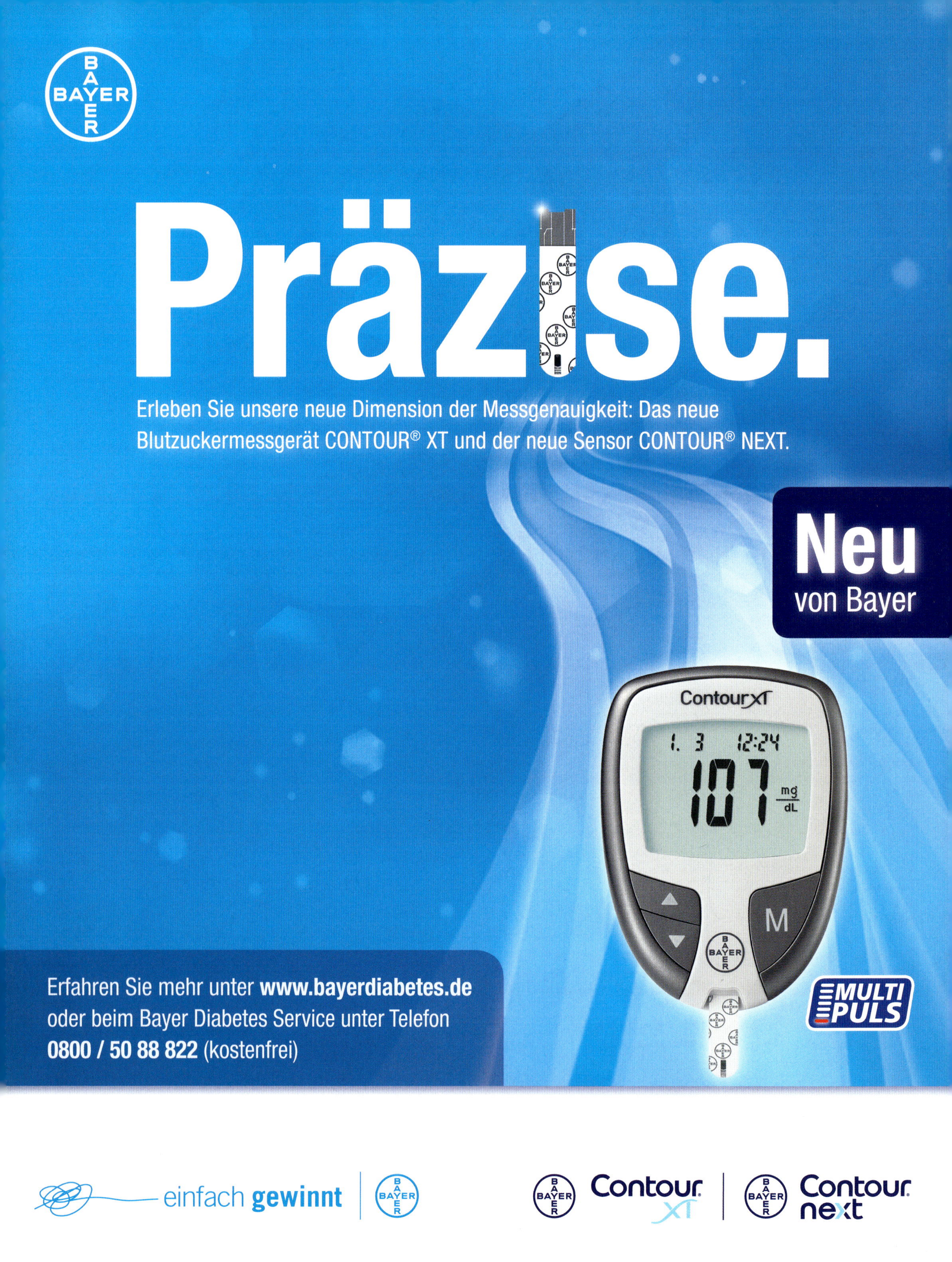
BAYER
Präzise.
Erleben Sie unsere neue Dimension der Messgenauigkeit: Das neue Blutzuckermessgerät CONTOUR® XT und der neue Sensor CONTOUR® NEXT.
Neu
von Bayer
Contour XT
1. 3 12:24
107 mg/dL
M
MULTI PULS
Erfahren Sie mehr unter www.bayerdiabetes.de oder beim Bayer Diabetes Service unter Telefon 0800 / 50 88 822 (kostenfrei)
einfach gewinnt
Contour XT
Contour next

Leben mit Diabetes

+ Prominente + Produkte + Arbeit und Urlaub + Gesunde Ernährung + Sport +

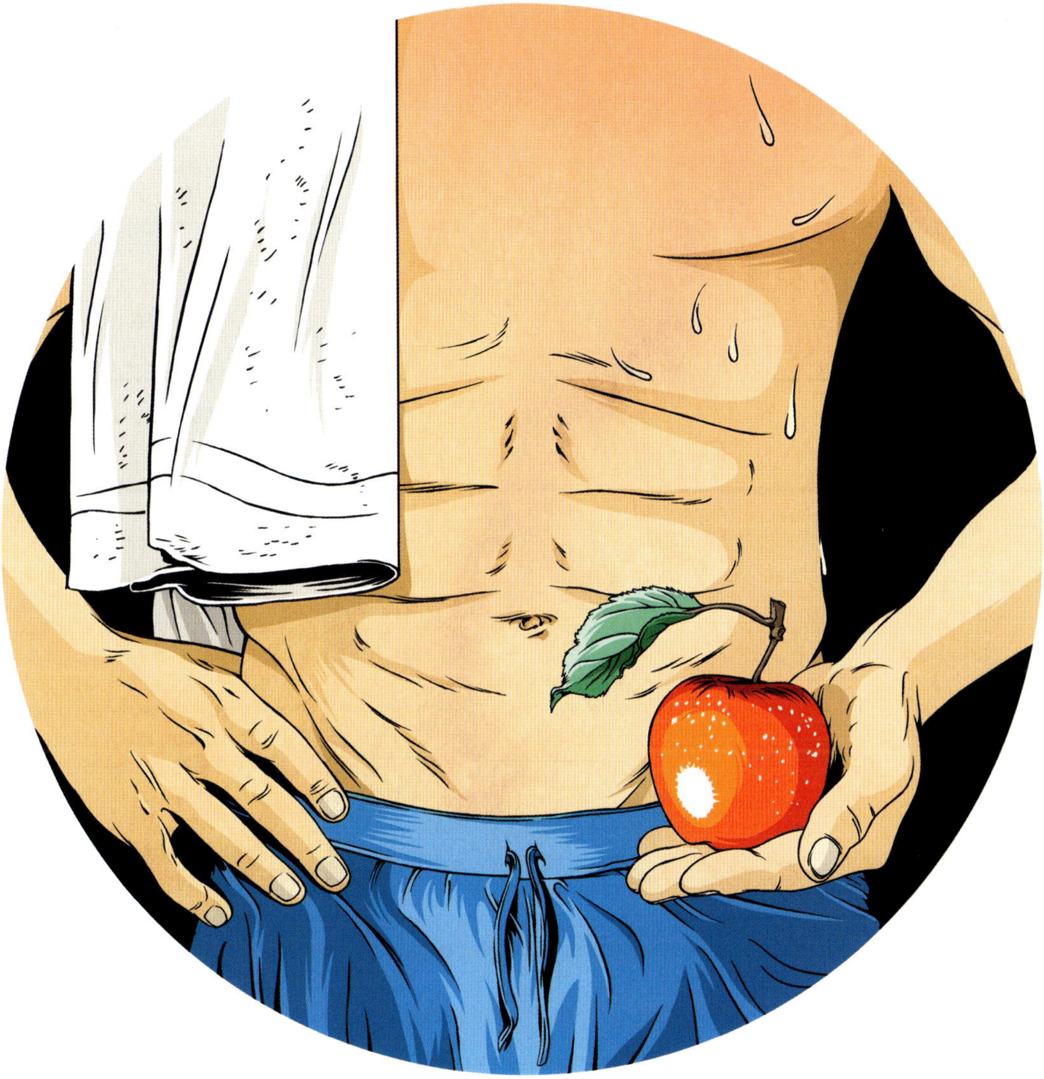

3 x **Sport pro Woche** für insgesamt zweieinhalb Stunden empfiehlt die Deutsche Diabetes Gesellschaft. **S. 124**

»Ich muss messen, ich muss spritzen, jeden Tag. Aber Sachertorte gibt's nach wie vor einmal im Jahr an meinem Geburtstag«

Matthias Steiner, Olympiasieger und Weltmeister im Gewichtheben
S. 109

Sport wirkt sich positiv auf die Blutfettwerte aus. So sinkt der Triglyzerid-Spiegel, und der Anteil des „guten" HDL-Cholesterins steigt. Dies verringert das **Atherosklerose-Risiko –** ein großer Vorteil für Diabetiker, denn die sind besonders anfällig für Gefäßschäden. **S. 124**

Kein Nahrungsmittel senkt das Diabetes-Risiko so deutlich **wie Ballaststoffe aus Getreide.** Müsli und Vollkornprodukte reduzieren auch die Blutzuckerwerte von bereits Erkrankten. Experten empfehlen zur Ernährungstherapie 40 Gramm Ballaststoffe täglich. **S. 118**

Illustration: Jörn Kaspuhl/FOCUS-Magazin

Zuckerkranke im Rampenlicht

Diabetes verschont auch berühmte Menschen nicht. Was waren ihre Gefühle, als sie von ihrer Diagnose erfuhren? Wie gehen sie mit der Krankheit um? Wie leisten sie Ungewöhnliches **zwischen Sport- und Showbühne?** Vier mutige Prominente berichten

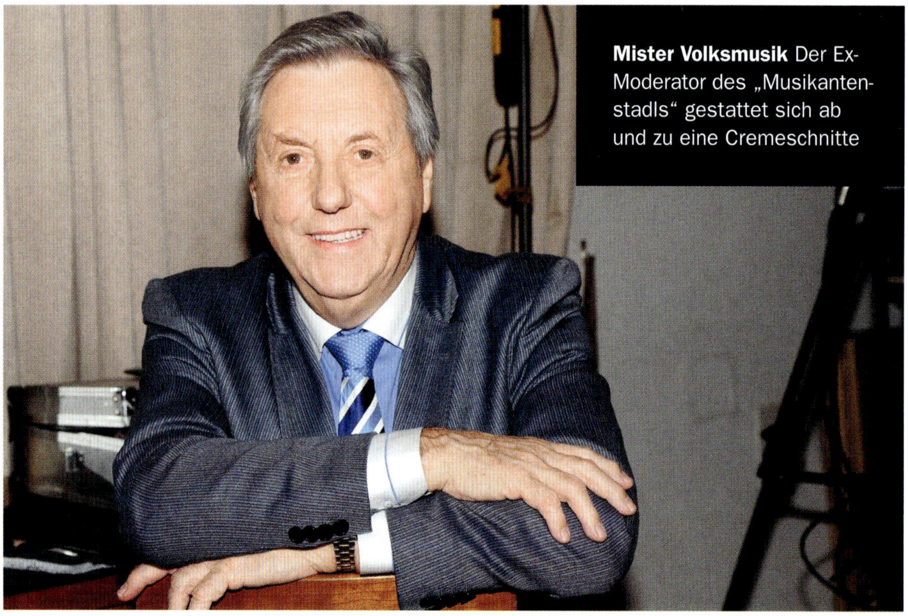

Mister Volksmusik Der Ex-Moderator des „Musikantenstadls“ gestattet sich ab und zu eine Cremeschnitte

Karl Moik,

Entertainer, 73

Typ-2-Diabetes

Von meinem Diabetes erfuhr ich durch Zufall. Ein Freund erlitt vor rund zwölf Jahren einen Schlaganfall. Ich besuchte ihn im Krankenhaus und kam ins Gespräch mit ein paar Fans unter den Krankenschwestern. Von ihnen ließ ich mir den Schlaganfall erklären – ich bin ja neugierig. Sie haben dann vorgeschlagen, mit mir gleich am nächsten Tag einen großen Check durchzuführen. So erfuhr ich von meiner Zuckerkrankheit.

Die Diagnose war für mich gar nicht erschreckend. Ich bekam Tabletten verschrieben. Anfangs habe ich die auch genommen, dann wurde ich leichtsinnig. Im Umgang mit meiner Krankheit war ich sehr nachlässig. Ganz im Gegensatz zu meinem Job, den ich sehr pingelig erledigte. Die Quittung erhielt ich im Jahr 2004: Herzinfarkt. Die Ärzte mussten mir drei Bypässe legen, und ich hatte mit Lungen- und Nierenaussetzern zu kämpfen. Fast wäre ich gestorben. Also wurde ich endlich vernünftig und habe meine Erkrankung ernst genommen. Seitdem spritze ich auch Insulin.

Ich versuche heute, viel zu schwimmen, jeden zweiten Tag etwa 20 Minuten. Meine Frau treibt mich immer an. Sie ist die Mahnerin, wenn ich nicht reagiere und rumsitze wie ein Holzklotz. Probleme bereiten mir meine Füße, sie schmerzen immer wieder. Nerven und Gefäße sind geschädigt. Ich war bei Ärzten, aber keiner konnte helfen. Ich bin Botschafter der Deutschen Diabetes-Stiftung und versuche, Menschen dazu zu bewegen, sich untersuchen zu lassen. Viele sind zu bequem oder haben Angst. Sie wissen gar nicht, dass sie Diabetes haben. Vielleicht würden meine Füße heute weniger schmerzen, wenn ich schon früher Respekt vor der Krankheit gehabt hätte. Aber ich schaue nicht zurück, sondern in die Zukunft. Hie und da erlaube ich mir zu sündigen, etwa wenn ich eine Cremeschnitte sehe. ■

»Viele nehmen die Diagnose nicht ernst, weil Diabetes nicht wehtut«

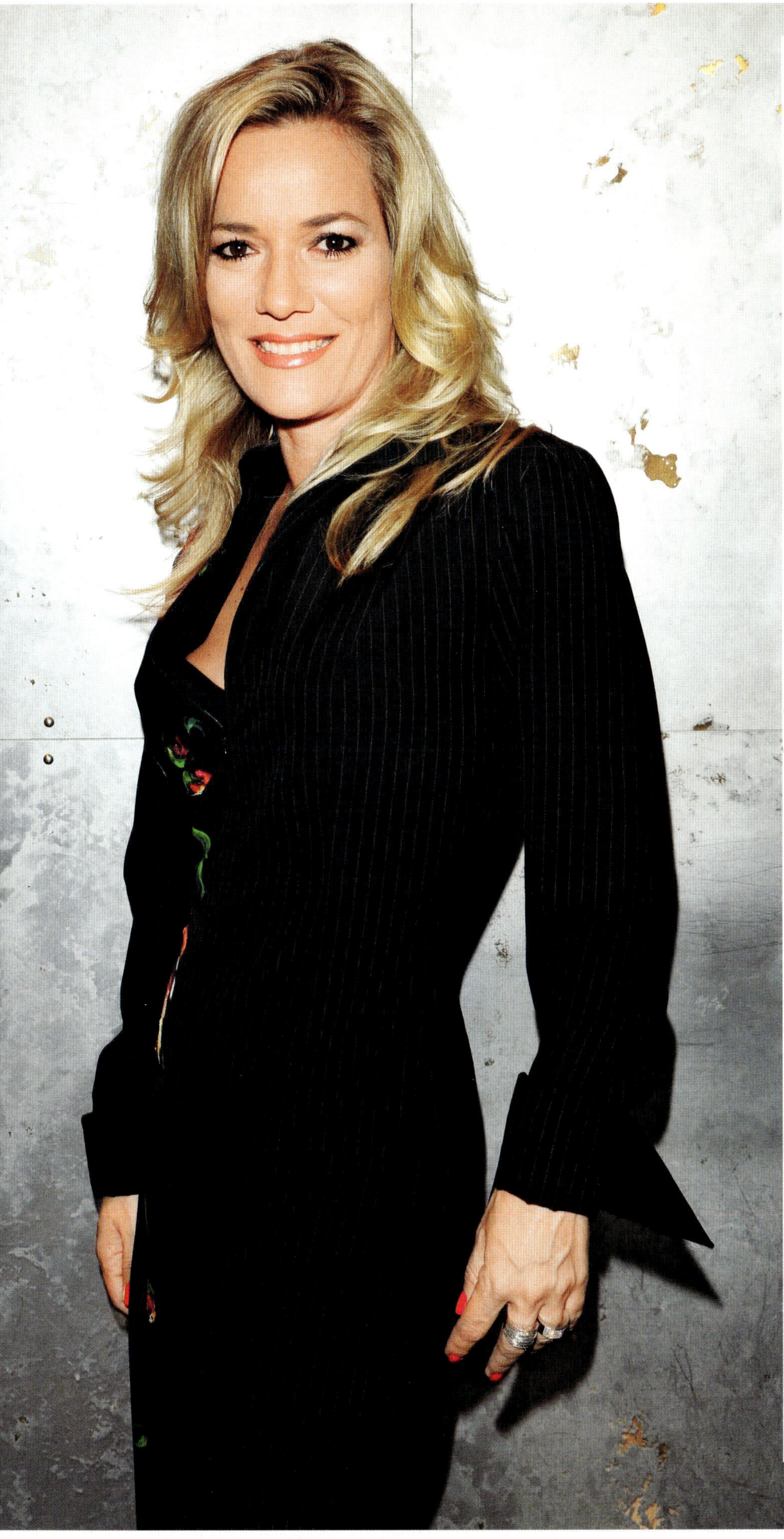

Jessica Stockmann

Schauspielerin, 45

Schwangerschaftsdiabetes

»Die Angst um mein Kind hat mich fast in den Wahnsinn getrieben«

Anfangs hatte ich eine rundum problemlose Schwangerschaft – so schien es zumindest. Wegen eines Umzugs musste ich den Gynäkologen wechseln. Mein neuer Arzt stellte einen Schwangerschaftsdiabetes (mehr s. S. 68) bei mir fest. Das war im sechsten Monat. Ich wusste gar nicht, was ich mit der Diagnose anfangen sollte. Von Schwangerschaftsdiabetes hatte ich noch nie gehört. Mein Arzt hat versucht, mich zu beruhigen. Viele werdende Mütter würden daran leiden.

Die ganze Nacht bin ich dann durchs Internet gesurft. Das war ein Fehler. Die vielen Infos haben mich noch nervöser gemacht. „Gefahr einer gestörten Plazentaentwicklung beim Baby, Reifestörungen der Lunge" – das klang alles gruselig.

Der Tagesablauf hat sich durch meinen Schwangerschaftsdiabetes kaum geändert. Meine Ernährung war schon gesund, eine Umstellung hätte nichts gebracht. Dabei hätte ich auch Krabbeltiere gegessen, wenn es sichergestellt hätte, dass mein Kind dadurch gesund auf die Welt kommen würde.

Ich lebte damals in Florida. Als Schwangere im „hohen" Alter von 37 war ich ein „High Risk Patient". Da auch noch B-Streptokokken bei mir diagnostiziert wurden, musste alle zwei Tage mein Blut untersucht werden. Die letzten acht Wochen der Schwangerschaft waren schrecklich. Die ewige Angst, dass mein Kind krank sein könnte, hat mich fast in den Wahnsinn getrieben.

Nicita wog bei ihrer Geburt 3310 Gramm. Alles ganz normal. Auch meine Werte waren nach der Geburt schnell wieder im Normbereich. Meine Tochter geht heute in die dritte Klasse, spricht drei Sprachen fließend und ist voller Wissensdurst. ■

▷

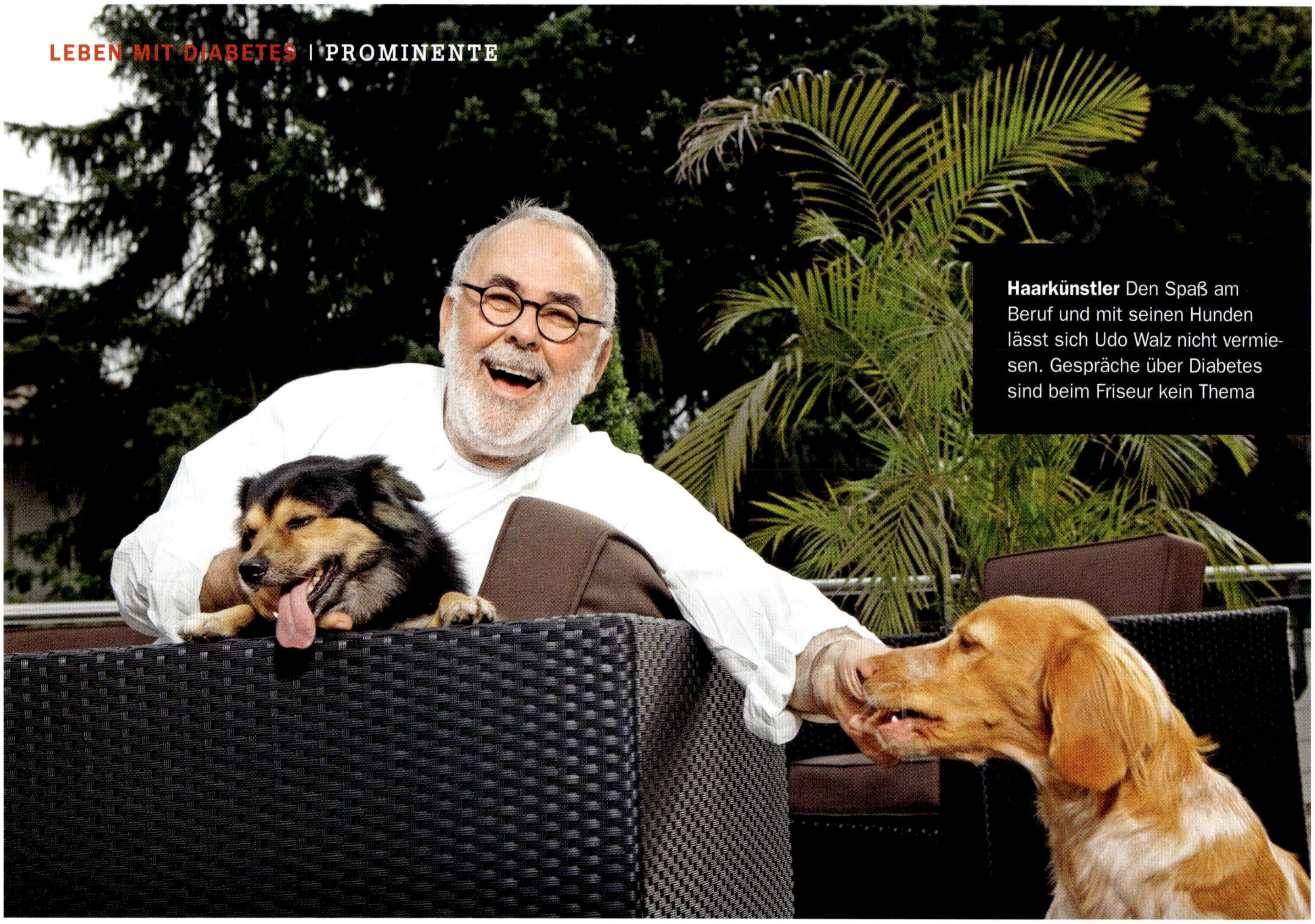

Haarkünstler Den Spaß am Beruf und mit seinen Hunden lässt sich Udo Walz nicht vermiesen. Gespräche über Diabetes sind beim Friseur kein Thema

Udo Walz
Starfriseur, 67

Typ-2-Diabetes

Den ersten Hinweis auf meinen Diabetes verdanke ich Inge Meysel. Sie gab mir vor gut 20 Jahren den Rat, unbedingt zum Arzt zu gehen, weil ich damals täglich vier Liter Wasser und zwei Liter Milch trank. Ihren Rat habe ich zunächst nicht befolgt. Der Durst ließ nicht nach, sodass ich ein Vierteljahr später doch beim Arzt landete. Die Diagnose war klar: Typ-2-Diabetes. Am Anfang habe ich die Krankheit nicht ernst genommen. Nach einem Jahr fing ich gar an zu schlampen, habe meine Tabletten nicht mehr geschluckt. Das ging nicht gut.

Heute weiß mein Umfeld Bescheid und kann, wenn nötig, reagieren. Immer wieder erinnert mich mein Partner daran, dies oder jenes zu tun. Manchmal nervt das. Aber es ist auch gut so. Eigentlich fühle ich mich gesund. Klar, ich gehe häufig zum Arzt, zur Kontrolle – das muss man in meinem Alter aber sowieso. Alle drei Monate lasse ich mein Blut testen. Ich wurde geschult, mich richtig zu ernähren, weniger Kohlenhydrate und mehr Fisch zu essen. Das Rauchen habe ich aufgegeben. Außerdem bewege ich mich viel. Dreimal in der Woche gehe ich schwimmen, je 30 Minuten, dreimal steige ich aufs Fahrrad.

Ich habe natürlich auch die Möglichkeit, die zugeführte Insulindosis bei Bedarf zu erhöhen. Trotzdem muss man aufpassen. Einmal war ich unterzuckert. Das Gefährliche ist ja, dass man das nicht gleich merkt. Eine Portion Spaghetti auf die Schnelle hat mir geholfen. Inzwischen hat mir mein Arzt eine Insulinpumpe verschrieben. Dreimal am Tag messe ich meinen Zuckerwert. Ganz egal, wo ich bin. Die Öffentlichkeit stört mich dabei nicht. Wenn jemand meine Pumpe sieht, dann fragt er schon mal: „Ach, haben Sie dieses, äh, Diabetes?"

Oft werden bei Diabetes die Augen in Mitleidenschaft gezogen. Meine Augen sind aber super. Nur meine Haut ist trockener geworden, und die Empfindlichkeit meiner Füße ist zurückgegangen. Bei der Pediküre lasse ich sie auf Druckstellen untersuchen.

Ich denke nicht darüber nach, wie alt ich werde oder ob ich auf Grund des Diabetes weniger alt werden könnte. Ich versuche, das Leben zu genießen. Meine Arbeit macht mir Spaß. Ich arbeite von 9.30 Uhr bis 19 Uhr, aber das ist für mich kein Stress. Wenn ich Haare schneide, dann rede ich auch nicht über die Krankheit. Überhaupt spreche ich wenig, wenn ich schneide. Natürlich gäbe es unter meinen Kunden den einen oder anderen Diabetiker. Aber Schauspieler sprechen nicht gern darüber. ■

»Ich denke nicht darüber nach, ob ich wegen Diabetes weniger alt werde«

ALLE PROTOKOLLE: STEFAN BRUNNER

Fotos: T. Kierok/Laif, Ronald/dpa

Matthias Steiner

Olympiasieger, 29

Typ-1-Diabetes

»Früher hieß es, ein Diabetiker kann keinen Leistungssport betreiben«

Wenn ich ab und zu ins Grübeln komme, sage ich mir: „Du bist ein gesunder Mensch mit einem kleinen Defizit." Es gibt schlimmere Krankheiten, und mit Diabetes kann man gut leben. Viele kriegen nicht mal mit, dass ich Diabetiker bin.

Am meisten getroffen hat mich natürlich die Diagnose vor zwölf Jahren, einen Tag vor meinem 18. Geburtstag, an dem mir meine Mutter wie jedes Jahr eine Sachertorte schenkte. Eine Katastrophe. Mir ging es bis dahin wunderbar. Alles lief gut: meine Ausbildung zum Gas- und Wasserinstallateur, meine bevorstehende Führerscheinprüfung und natürlich der Sport. Und plötzlich hatte ich diese Augenprobleme, konnte nicht richtig sehen. Ich bin dann gleich mit meinem Vater zum Arzt.

Seit der Diagnose hat sich viel getan. Damals hieß es noch, dass ich keinen Leistungssport mehr treiben könne – worauf ich zum Glück nicht gehört habe. Ich bin Weltmeister und Olympiasieger geworden und trainiere an bis zu sechs Tagen der Woche. Als Leistungssportler mit Diabetes müssen sämtliche Faktoren genau beobachtet werden. Auch deshalb messe ich bis zu 15-mal am Tag meinen Blutzuckerwert. Meine Frau, die Sportkameraden, Trainer und Begleiter wissen, wie sie sich zu verhalten haben, wenn mein Zuckerwert mal entgleist.

Als störend empfinde ich den Diabetes, wenn ich schon zu Abend gegessen und Insulin gespritzt habe, die Zähne sind geputzt, und man möchte ins Bett. Plötzlich ist der Zuckerwert zu tief. Dann muss ich mich noch einmal aufraffen und etwas essen. Da kommt mir dann schon ein Fluch über die Lippen. Sachertorte gibt's nach wie vor nur einmal im Jahr – an meinem Geburtstag. ■

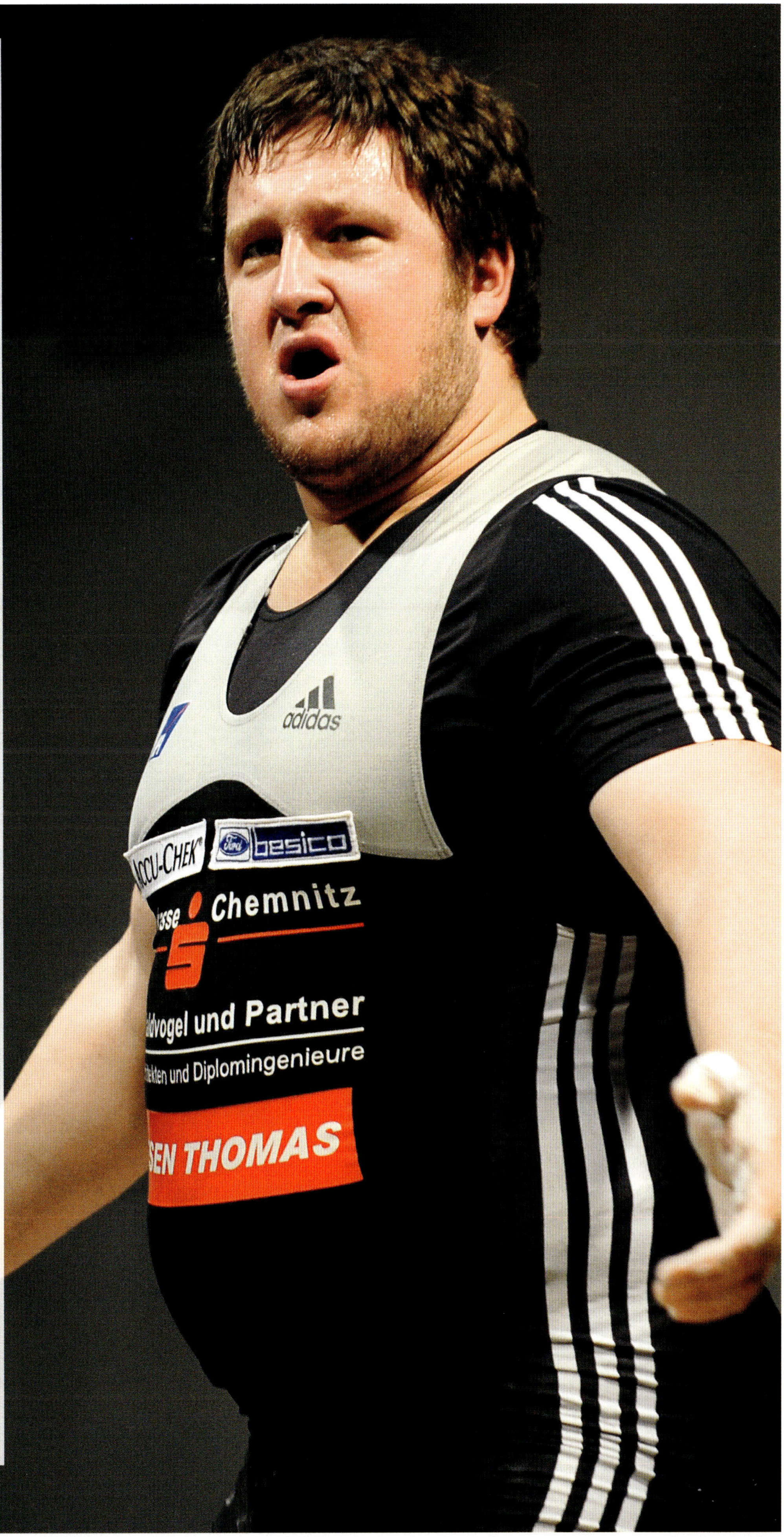

Therapie-Helfer mit **Köpfchen**

Noch vor 100 Jahren brauchten Wissenschaftler eine große Laborausstattung und einen Viertelliter Blut, um Glukosewerte zu bestimmen. Die Analyse dauerte zwei Tage. Heute machen moderne Blutzuckermessgeräte, Insulin-Pens und -pumpen die Therapie immer **schneller, diskreter und sicherer**

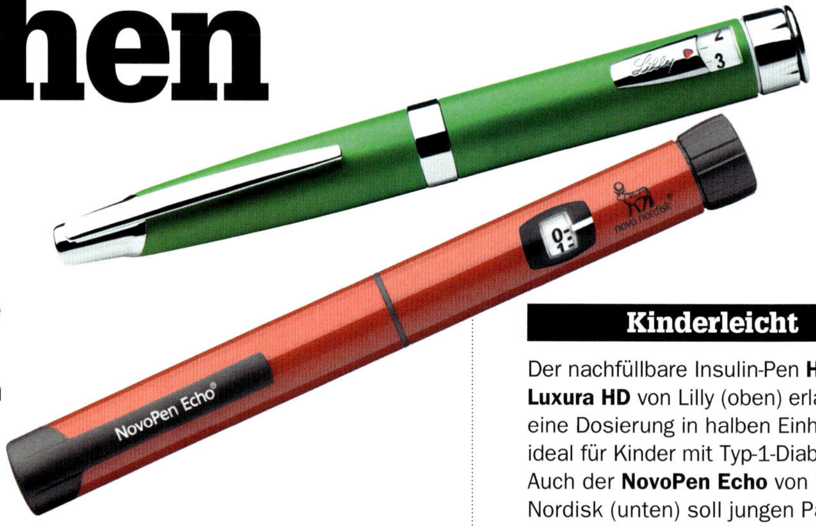

Kinderleicht

Der nachfüllbare Insulin-Pen **HumaPen Luxura HD** von Lilly (oben) erlaubt eine Dosierung in halben Einheiten, ideal für Kinder mit Typ-1-Diabetes. Auch der **NovoPen Echo** von Novo Nordisk (unten) soll jungen Patienten helfen: Die Injektion benötigt wenig Kraftaufwand und macht sich per Klickgeräusch bemerkbar.

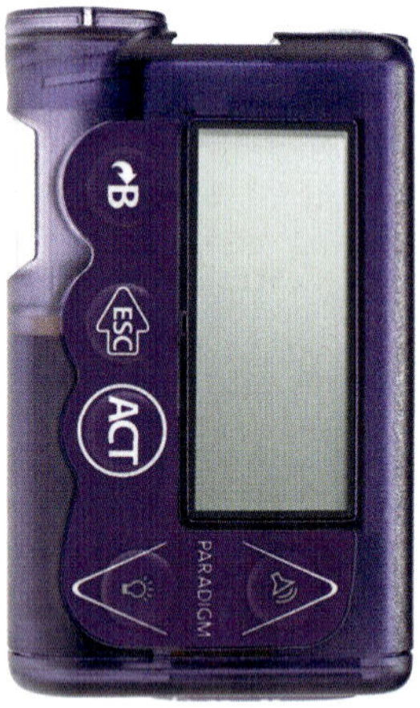

Schützend

Diese Insulinpumpe hilft, schwere Unterzuckerungen zu verhindern. Mit dem **MiniMed-Paradigm-VEO-System** von Medtronic ist ein kontinuierliches Glukosemonitoring möglich. Drohende Hypoglykämien werden erkannt, ein Warnsignal gegeben und die Insulinabgabe bei zu niedrigem Glukosewert automatisch unterbrochen.

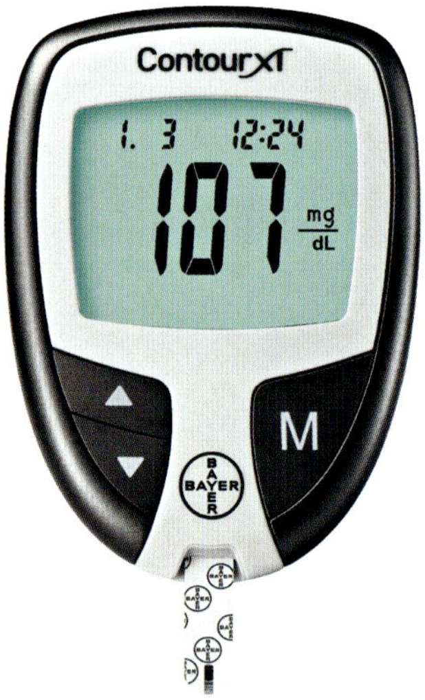

Präzise

Das Blutzuckermessgerät ist optisch ein altbekanntes, liefert dank neuer Technologie jetzt aber noch zuverlässigere Daten. Der **Contour XT** von Bayer minimiert Messungenauigkeiten, die durch im Blut gelöste Substanzen entstehen – etwa wenn Vitamin-C-Pulver oder Schmerztabletten eingenommen wurden.

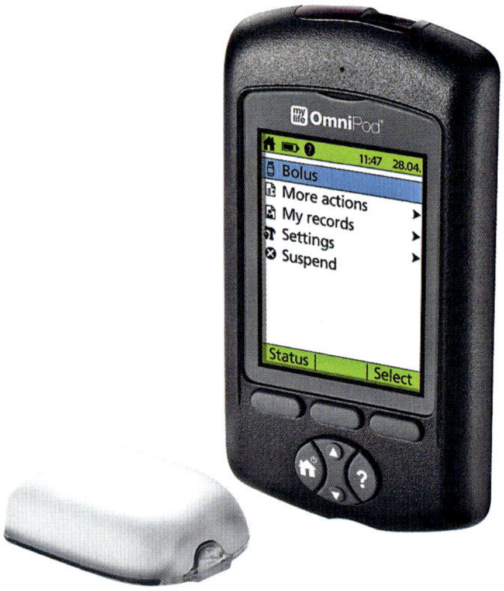

Innovativ

Schlauchlos, wasserdicht und zum Aufkleben – der **Mylife-Omnipod** von Ypsomed ist eine Insulinpumpe (links), die Diabetikern mehr Mobilität verschaffen soll. Sie lässt sich an Arm, Bein oder Bauch befestigen. Die Version 2012 verspricht, kleiner, flacher und leichter zu sein als ihr Vorgänger und damit noch diskreter.

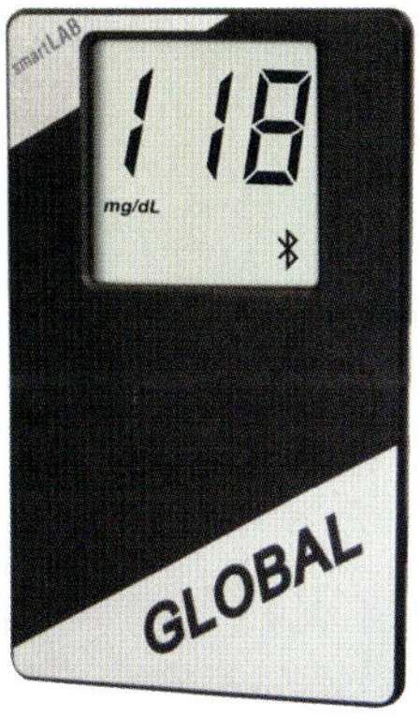

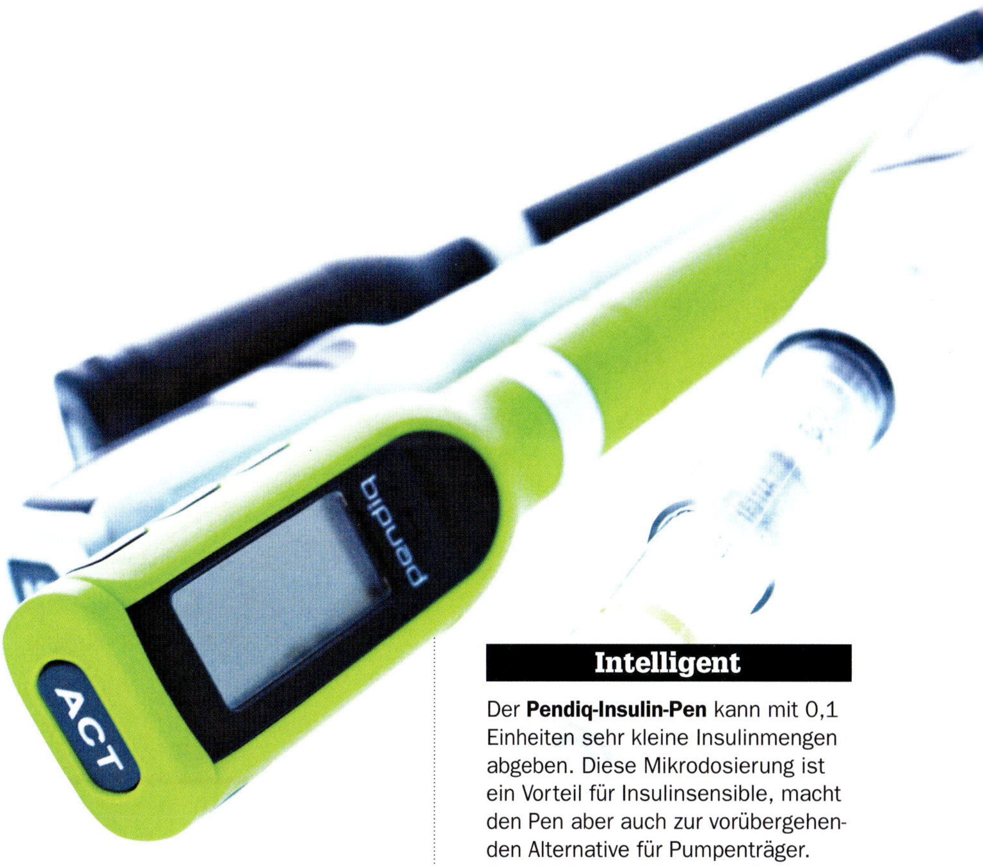

Handlich

Diabetes-Management im Scheckkartenformat bietet das **Smartlab global** von HHM. Mittels integrierter Bluetooth-Schnittstelle können die Blutzuckerwerte nach jeder Messung verbindungslos auf ein Handy oder einen Computer übertragen und dort ausgewertet werden. Speicherplatz gibt es für 100 Messwerte.

Intelligent

Der **Pendiq-Insulin-Pen** kann mit 0,1 Einheiten sehr kleine Insulinmengen abgeben. Diese Mikrodosierung ist ein Vorteil für Insulinsensible, macht den Pen aber auch zur vorübergehenden Alternative für Pumpenträger. Jede Injektion wird automatisch gespeichert und ist per USB-Anschluss auf PC oder Smartphone übertragbar.

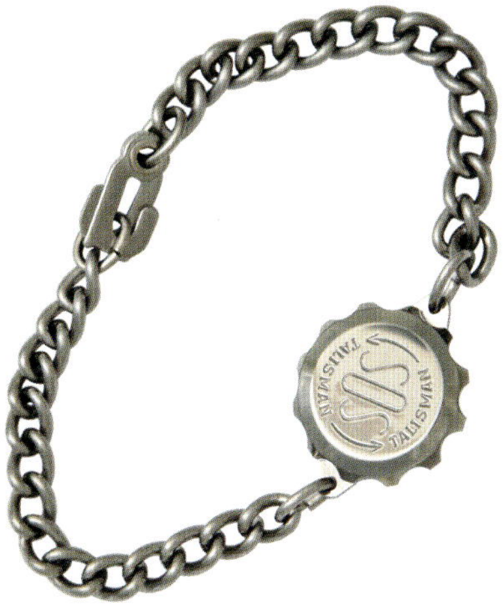

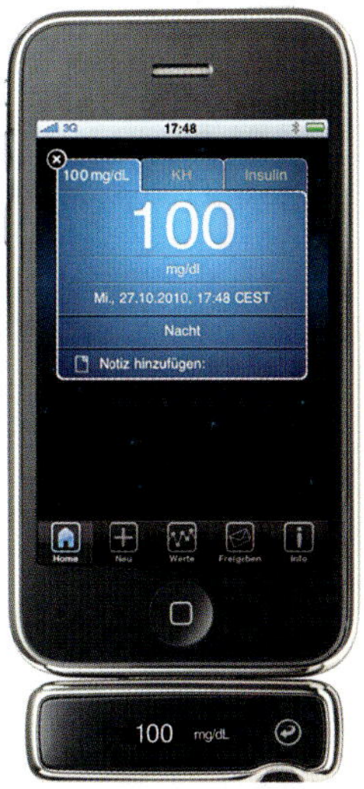

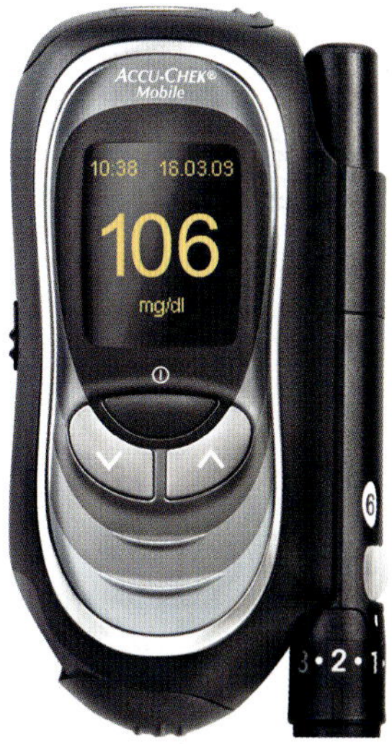

Hilfreich

Im Fall einer Unterzuckerung können Patienten ihre Krankheit meist nicht mehr erklären und um Hilfe bitten. Als Halskette oder Armband verwahrt der **SOS-Talisman** von AO-S einen Minipass mit allen wichtigen medizinischen Angaben und Kontaktdaten. Vor allem im Ausland können diese Informationen Leben retten.

Stylish

Besonders kompakt und alltagstauglich ist der **iBGStar** von Sanofi. Das Blutzuckermessgerät (unten am Handy) lässt sich direkt mit dem iPhone oder iPod touch von Apple verbinden. Die passende App wertet die Daten aus. Bei Bedarf kann der Patient die Ergebnisse von unterwegs direkt an den Arzt versenden.

Sportlich

Wer viel unterwegs ist oder Sport treibt, braucht eine unkomplizierte Blutzuckerkontrolle. Der **Accu-Chek Mobile** von Roche ist mit nur einer Hand bedienbar, denn die Teststreifen sind bereits integriert. Das automatische Weiterrutschen im Innern ermöglicht 50 Messungen am Stück, die Entsorgung der Streifen entfällt.

Zuckerkontrolle in der **Netzmedizin**

Das Auf und Ab des Blutzuckers verfolgen Ärzte **in Zukunft online.** Diabetiker mit stark schwankenden Werten profitieren von permanenter Fernkontrolle durch Fachleute

Wegen häufiger Blutzuckerschwankungen musste Claudia Nettel immer wieder ins Krankenhaus. Mehr als einmal drohte die 62-jährige Hausfrau aus dem westfälischen Legden ohnmächtig zu werden. Ihren Typ-2-Diabetes bekam sie auch mit immer neuen Spritzschemata und veränderten Essplänen nicht in den Griff.

Erst als Claudia Nettel zu einer Pilot-Patientin am Institut für angewandte Telemedizin des Kardiologen Heinrich Körtke am Herz- und Diabeteszentrum NRW in Bad Oeynhausen wurde, ging es besser. Ihr Blutzuckermessgerät zu Hause ist mit einem Funk-Chip ausgestattet, der ihre Daten direkt an das Zentrum schickt. Dort überwachen Fachärzte die Patienten 24 Stunden am Tag. Gleichzeitig können sich die Betroffenen rund um die Uhr melden, wenn sie Rat brauchen.

Diabetiker, darin sind sich die Experten einig, sind wie sonst kaum eine Pa-

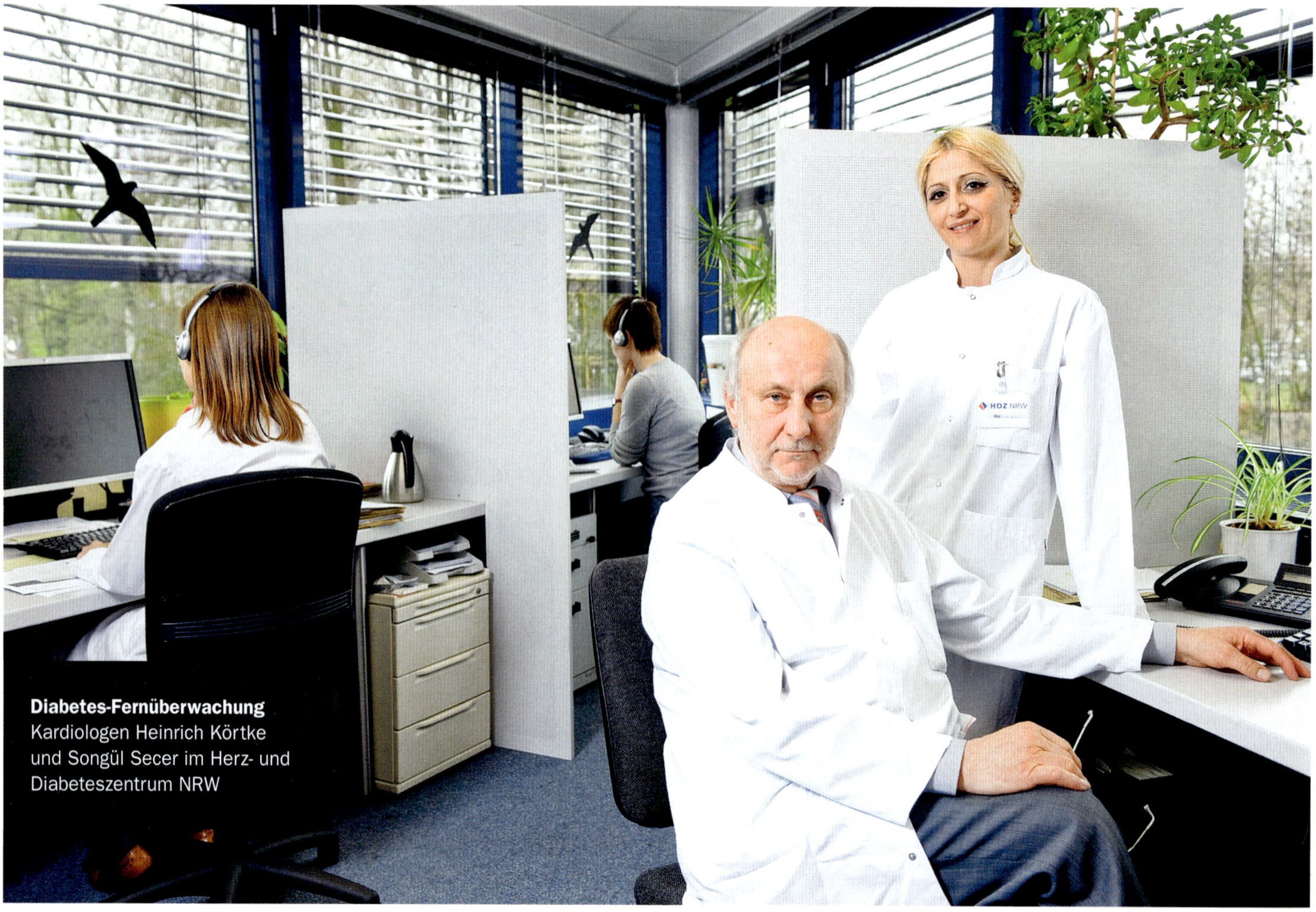

Diabetes-Fernüberwachung
Kardiologen Heinrich Körtke und Songül Secer im Herz- und Diabeteszentrum NRW

tientengruppe für die Betreuung aus der Ferne geeignet. Einerseits macht es die Erkankung erforderlich, die Blutzuckerwerte peinlich genau zu überwachen und dabei das Essverhalten und die körperliche Aktivität zu berücksichtigen. Andererseits lassen sich bei optimal eingestelltem Blutzucker Folgekrankheiten wie Herzinfarkt, Schlaganfall, Erblindung oder Nierenschäden (s. ab S. 74) weitgehend vermeiden.

Die Telemedizin oder das Telemonitoring, also die Fernüberwachung, verspricht doppelten Gewinn: für die Patienten ein Mehr an Lebensqualität, für das Gesundheitssystem eine Kosteneinsparung. Wie erste Studien ergaben, verursachen Diabetiker, deren Blutzucker mit Hilfe der Telemedizin kontrolliert und eingestellt wurde, mindestens 50 Prozent weniger Ausgaben für Folgekrankheiten.

„Ich vereinbarte mit der Patientin, dass sie mich anruft, wenn ihr Blutzuckerwert unter oder über der kritischen Grenze liegt", berichtet Oberärztin Songül Secer. Zu Beginn läutete das Telefon mehrmals pro Nacht. Wenn Naschkatze Nettel außerplanmäßig am Nachmittag Süßes aß, schoss ihr Blutzucker zunächst nach oben, um dann nachts dramatisch abzusinken. Doch sie lernte, wie sie durch ihr eigenes Essverhalten ihre Blutzuckerwerte stabil halten kann.

„Mit der Telemedizin haben wir mindestens zwei Krankenhausaufenthalte bei dieser Patientin verhindern können", ist Kardiologe Körtke überzeugt. Jetzt plant er eine weitere Studie, um die Wirkung der Telemedizin bei Diabetes zu belegen. „Der Vorteil für die Patienten ist, dass sie in ihrem Umfeld ihre Erkrankung in den Griff bekommen", so der Arzt. In einer Klinik schafften es Diabetiker kurzfristig zwar immer abzunehmen. Zu Hause fallen sie in alte Gewohnheiten zurück.

Eine stabile Balance der Blutzuckerwerte ist nicht nur für Patienten mit Alterszucker von Bedeutung. Vor allem Menschen mit Typ-1-Diabetes müssen sich auf eine exakte Kontrolle verlassen können. Auf High-Tech-Unterstützung für ihren sportlichen Lebensstil setzt etwa Stefanie Blockus. Die junge PR-Beraterin und Leistungssportlerin lebt schon seit Jahren mit der Autoimmunerkrankung. Um als Diabetikerin für einen Marathon trainieren zu können, benötigt sie technische Unterstützung.

Ein Helfer in ihrem Arsenal ist dabei ein Messgerät, das sie an ihr Smartphone anschließt. Der sogenannte iBG Star von Sanofi-Aventis speichert ihre Werte automatisch in dem Gerät und erspart ihr, sie eigenhändig aufzuschreiben. „Als Sportlerin messe ich meinen Blutzucker bis zu zehnmal am Tag. Das System hilft mir dabei, die Werte im Griff zu behalten."

Vor einem mehrere Stunden dauernden Training lässt sich Stefanie Blockus einen Mess-Chip unter die Haut implantieren. „Auf dem Display sehe ich dann kontinuierlich, wie hoch mein Blutzucker ist", erklärt sie. Läuft sie langsam, sinkt der Wert. Legt sie jedoch eine Sprinteinheit ein und schießt das Stresshormon Adrenalin durch ihren Körper, steigt der Blutzuckerwert steil nach oben. „Durch die Chip-Messung kann ich, wenn nötig, sofort Insulin nachspritzen und den Stoffwechsel stabil halten", erklärt die Läuferin. ■

ULRIKE BARTHOLOMÄUS

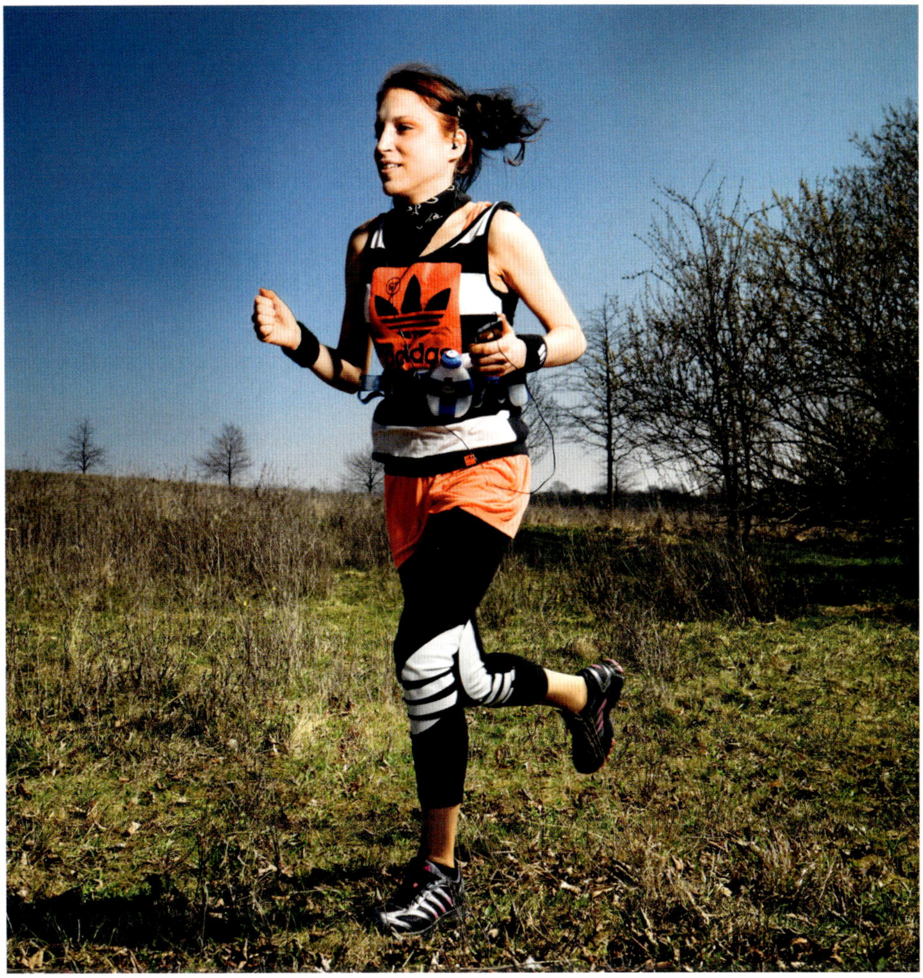

Leistungssportlerin Stefanie Blockus trainiert mit einem Chip unter der Haut, der ihre Zuckerwerte an ein Smartphone sendet

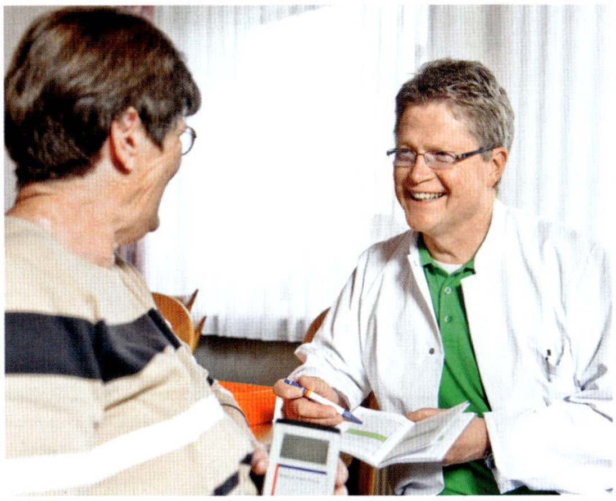

Vernetzt Claudia Nettel zeigt ihrem Arzt ihr Diabetes-Tagebuch. Jetzt protokolliert und versendet ein Computerprogramm ihre Werte

Fotos: Markus Hauschild/FOCUS-Magazin (2), Stefan Thomas Kroeger/FOCUS-Magazin

Im Büro und am Strand: Alles im Griff

Blutzuckermessungen und Insulintherapie sind **im Job und auf Reisen** komplizierter als zu Hause. Expertentipps helfen, knifflige Situationen problemlos zu meistern

Arbeitsleben

+ Vorurteile + Bewerbung + Krankheitstage + + Unfälle + Kollegen + Unterzuckerung +

Ich habe richtig Muffensausen wegen des Vorstellungsgesprächs", bekennt Peter Juritz. Die mittlere Reife hat der 17-Jährige in der Tasche. Jetzt träumt er von einer Ausbildung zum Monteur im Spezialhochbau. Doch Juritz ist Diabetiker und fürchtet, dass er wegen seiner Erkrankung eine Absage kassieren könnte.

Wie er sind viele Diabetiker unsicher, ob sie ihren Traumberuf überhaupt ergreifen dürfen. „Fast alle Bewerber fürchten das Negativ-Image ihrer Krankheit bei Unternehmen und Personalabteilungen", weiß Diabetologe Kurt Rinnert, Mitglied im Ausschuss Soziales der Deutschen Diabetes Gesellschaft. „Bei vielen Firmen gelten Diabetiker noch immer pauschal als ungeeignet für anspruchsvolle Berufe mit hoher Verantwortung."

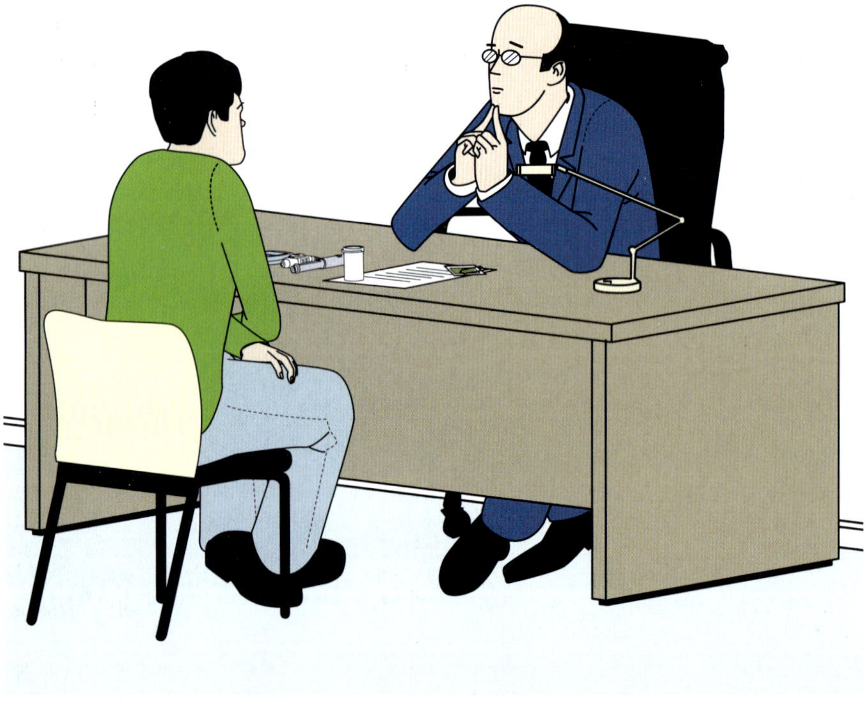

Zuckerkranken wird häufig unterstellt, sie seien weniger leistungsfähig, öfter krank und würden am Arbeitsplatz auf Grund von Unterzuckerungen mehr Unfälle verursachen. Diese Einschätzung orientiere sich an längst überholten Vorstellungen, kritisiert Diabetologe Rinnert. Dank verbesserter Schulungen, moderner Geräte zur Blutzuckerselbstkontrolle sowie verschiedener neuer Therapiemöglichkeiten (Tabletten, Kurzzeitinsulinen und Insulinpumpen) lässt sich die Stoffwechselerkrankung mittlerweile sehr viel besser kontrollieren. Gesundheitliche Komplikationen am Arbeitsplatz und damit verbundene Nachteile für den Arbeitgeber werden deshalb immer seltener.

Entsprechend belegt eine aktuelle Untersuchung des IKK-Bundesverbands: Menschen mit Diabetes haben kein höheres Unfallrisiko als ihre Kollegen ohne die Erkrankung. „Diabetiker sind es gewöhnt, ihr Handeln und ihre körperlichen Reaktionen ständig selbst zu überwachen. Sie agieren deshalb auch im Arbeitsalltag vorsichtiger und vorausschauender", erklärt Experte Rinnert das Ergebnis dieser Vergleichsstudie, die die Unfalldaten von 1,2 Millionen Versicherten bei Innungskrankenkassen analysierte.

„Auch die Einschätzung, dass Diabetiker ein schwaches Immunsystem hätten und deshalb öfter krank seien, ist ein Vorurteil", betont der Arbeitsmediziner. „Nur weil Menschen mit Diabetes meist älter sind als der Durchschnitt der Belegschaft und damit auch öfter wegen altersbedingten Beschwerden fehlen, sam-

Illustrationen: Jörg Dommel/FOCUS-Magazin

meln sie statistisch mehr Fehltage auf als Nichtdiabetiker."

Dennoch wollen Arbeitgeber in der Regel schon bei der Einstellung über die chronische Krankheit Bescheid wissen. „Wird im Bewerbungsgespräch danach gefragt, ist es laut gültiger Rechtsprechung aber erlaubt, seinen Diabetes wahrheitswidrig zu leugnen", sagt Experte Rinnert. Dies gilt allerdings nicht, wenn eine potenzielle Unterzuckerung ein außergewöhnlich hohes Risiko darstellen würde, etwa bei Feuerwehrmännern, Piloten oder Berufstauchern.

Der angehende Monteur Peter Juritz hat sich in seinem Bewerbungsgespräch für die Wahrheit entschieden – und bekam den Job. Nun steht er vor der Entscheidung, ob er auch die Kollegen einweihen soll. „Werden die Mitarbeiter informiert, verstehen sie nicht nur besser, warum der Diabetiker mitten in der Besprechung eine Mahlzeit braucht oder den Blutzucker messen muss", so Rinnert. „Sie können dann auch bei einer Unterzuckerung richtig handeln." Dazu sollten ihnen die typischen Symptome einer Hypoglykämie beschrieben werden. Manche Betroffene werden beispielsweise auffällig aggressiv oder fangen beim Gehen an zu torkeln. Schnelle Abhilfe schafft dann eine Packung Traubenzucker, die immer als Notfallreserve in der Schreibtischschublade bereitliegen sollte.

Wie hoch die Gefahr einer solch drastischen Unterzuckerung ist, lässt sich nur schwer beurteilen. „Der Großteil der Menschen mit Typ-1-Diabetes erleidet pro Jahr keine schwere Hypoglykämie, während einige Patienten mehrmals im Jahr dabei Fremdhilfe benötigen", heißt es in den Therapie-Leitlinien der Deutschen Diabetes Gesellschaft (DDG). Die Fachleute plädieren deshalb für mehr individuelle Risikoanalysen und weniger Pauschalurteile. „Um die Hypoglykämiegefahr so gering wie möglich zu halten, müssen Hausarzt und Betriebsarzt eng zusammenarbeiten", fordert Rinnert. Ohnehin sollten Arbeitgeber weniger auf mögliche Defizite des Bewerbers achten, sondern mehr auf dessen Ressourcen: die fachlichen Fähigkeiten. Hochbau-Monteur Juritz konnte im Bewerbungsgespräch mit seinen Qualifikationen überzeugen. So schaffte er es im wahrsten Sinne des Wortes in seinem Job „hoch hinauf" – auch mit Diabetes. ■

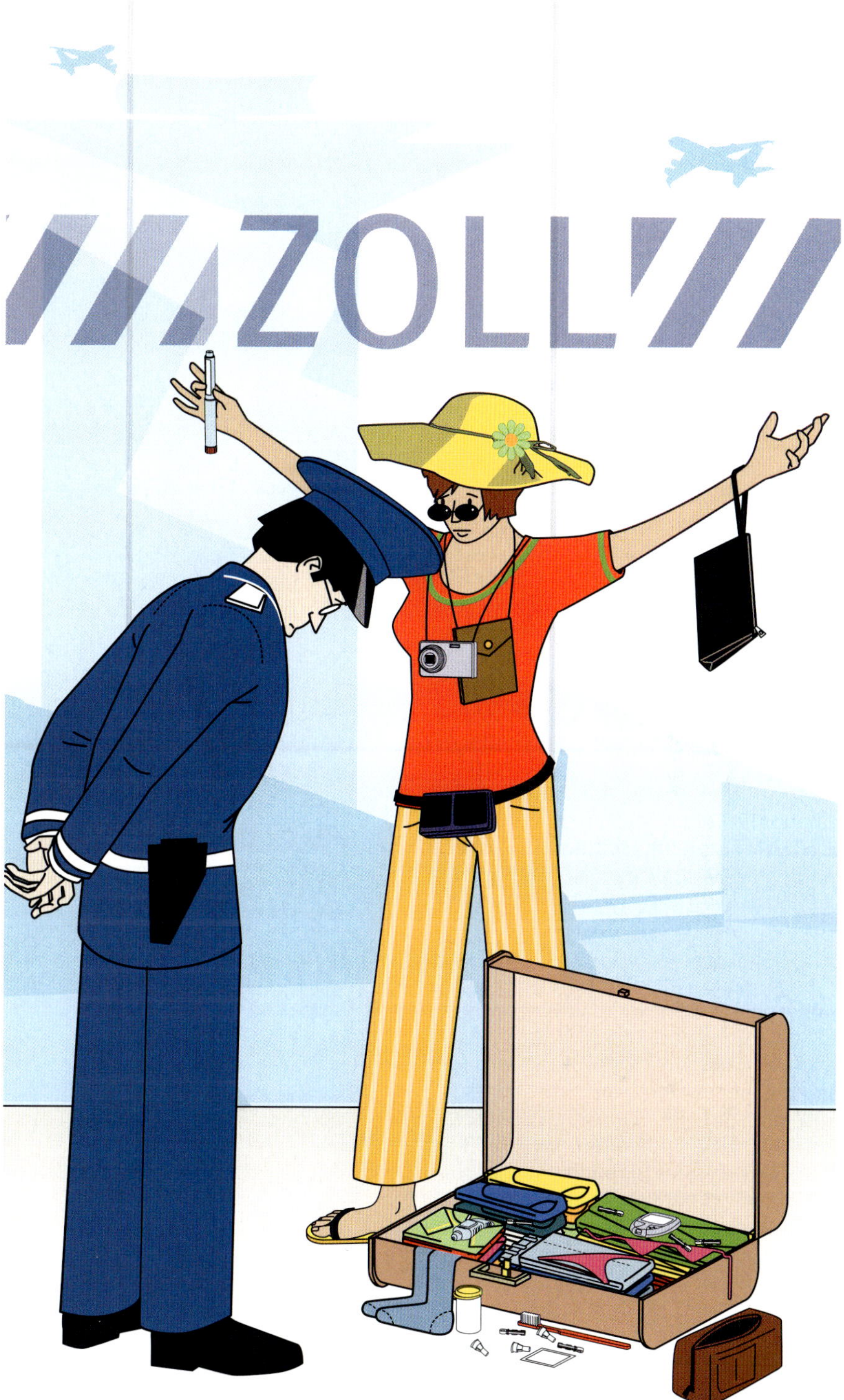

Urlaub

+ Zollkontrolle + Flugreisen + Insulinlagerung + Aktivurlaub + veränderter Tagesrhythmus +

Der Zöllner macht kurzen Prozess und konfisziert den verdächtigen Kofferinhalt. „Drogenschmuggel!" lautet die Beschuldigung beim Anblick von Ampullen und Lanzetten. Nessrin Baukhage ist verzweifelt. Die Diabetikerin ist auf dem Weg nach Dubai und in ihrem lang ersehnten Urlaub auf die Insulinversorgung angewiesen. Doch die 21-Jährige kann nicht nachweisen, dass sie eine chronische Krankheit hat und die Medikamente überlebenswichtig sind. Der Zöllner bleibt stur.

„Wenn Diabetiker ins Ausland reisen, müssen sie sich gründlich vorbereiten", sagt Rüdiger Petzold, ehemaliger ▶

Leiter des Diabeteszentrums Nordrhein-Westfalen. „Ganz wichtig ist ein ärztliches Attest." Jeder Diabetologe kann diese mehrsprachige Bescheinigung ausstellen. Zusammen mit dem internationalen Diabetikerausweis, den Patienten ebenfalls vom Arzt erhalten, lässt sich nicht nur Ärger mit dem Zoll vermeiden. Die Dokumente stellen auch sicher, dass Insulin, Spritzen und Stechhilfen auf Flugreisen im Handgepäck transportiert werden dürfen.

Dorthin gehört in jedem Fall eine komplette Diabetes-Ausrüstung. Nur so sind Insulin, Teststreifen und Messgerät griffbereit, falls die Koffer falsch verladen werden und später ankommen als der Passagier. „Weitere Insulinampullen können in der Regel bedenkenlos im Koffer verstaut werden", sagt Lufthansa-Sprecher Jan Bärwalde. „Denn die Temperaturen im Frachtraum moderner Linienmaschinen fallen nicht unter null Grad Celsius." Diese Information ist wichtig, denn wenn Insulin vorübergehend gefriert, büßt es einen Teil seiner Wirkung ein. Durch den Frost können die Ampullen einreißen und auslaufen, oder es kann Lösungsflüssigkeit verdunsten. Letzteres führt zu einer erhöhten Insulinkonzentration und so möglicherweise zum „Überspritzen". Wer ganz auf Nummer sicher gehen will, verstaut seine Utensilien deshalb lieber komplett im Handgepäck.

Die Sicherheit von Insulinpumpen auf Flugreisen untersuchten im letzten Jahr Wissenschaftler der Universität Newcastle. Tests in Unterdruckkammern am Boden zeigten, dass Pumpen beim simulierten Druckabfall ungewollt Insulin abgeben. „Diese kleine zusätzliche Dosis ist aber völlig vernachlässigbar und ruft keine Unterzuckerung hervor", beruhigt Diabetologe Werner Scherbaum vom Universitätsklinikum Düsseldorf. „Es ist also nicht notwendig, die Pumpe bei Start und Landung abzukoppeln."

So gut wie jeden Diabetiker beschäftigt die Grundsatzfrage, welche Menge an Insulin oder Tabletten er für die Reise einpacken soll. „Überlegen Sie, wie viel Sie normalerweise in dem betreffenden Zeitraum verbrauchen, und nehmen Sie dann sicherheitshalber das Doppelte mit", rät Diabetologe Petzold. Denn in den Ferien ist der Tagesablauf anders als im Alltag: Man schläft meistens länger und isst mehr. „Diesem veränderten Verhalten müssen Diabetiker die Insulindosis anpassen", betont Petzold. Faulenzen am Strand kann den Blutzuckerwert zusätzlich in die Höhe treiben. Bei Aktivurlauben mit Radtouren oder Bergwanderungen vermindert sich hingegen der Insulinbedarf. „Wer im Alltag seine Erkrankung gut im Griff hat und weiß, wie sein Körper auf Belastungen reagiert, kann auch im Urlaub jeglichen sportlichen Aktivitäten nachgehen", sagt Experte Petzold. „Selbst Tauchen ist möglich, wenn die Person den üblichen Tauglichkeitstest besteht", ergänzt die Heidelberger Tauchmedizinerin Anke Fabian.

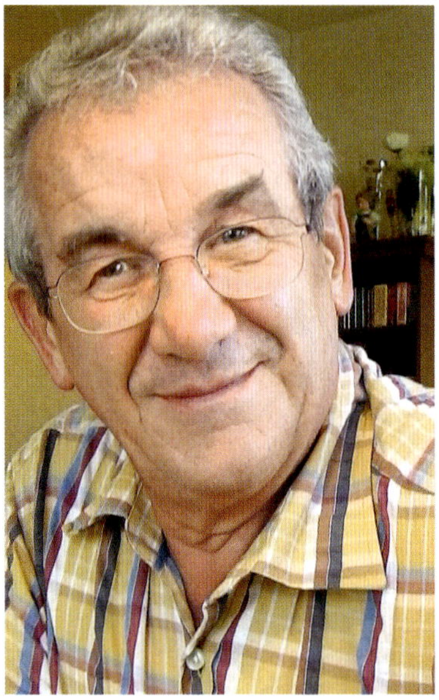

»Menschen mit Diabetes steht die Welt offen – wenn sie sich gut vorbereiten«

Rüdiger Petzold ist Diabetologe und ehemaliger Leiter des Diabeteszentrums Nordrhein-Westfalen in Bad Oeynhausen

Verschätzen sich Reisende bei der Planung ihres Medikamentenverbrauchs, ist das kein Grund zur Panik. In der Regel sind Insulin und Tabletten problemlos im Ausland nachzukaufen, denn die Hersteller vertreiben ihre Produkte global. Um Missverständnisse zu vermeiden, ist es allerding ratsam, dem Apotheker die Originalpackung zu zeigen.

Besonders bei Reisen in wärmere Gefilde ist es wichtig, das Insulin kühl zu lagern. Ideal sind Temperaturbedingungen von zwei bis acht Grad. Doch das Hormon ist nicht ganz so empfindlich, wie viele fürchten. Auch außerhalb eines Kühlschranks bleibt eine angebrochene Ampulle bis zu vier Wochen haltbar. Tagsüber, etwa am Strand oder beim Stadtbummel, hält eine Kühltasche das Insulin frisch. Zur Not erfüllt diesen Zweck auch eine Thermoskanne.

Hitze über 40 Grad macht das Hormon völlig unbrauchbar. Bei anhaltend hohen Temperaturen knapp darunter verliert es zumindest an Wirksamkeit. Zwar kann es prinzipiell weiter verwendet werden, allerdings mit einer höheren Dosierung. Das richtige Verhalten für derartige Fälle sollten Urlauber am besten schon vor der Abreise mit ihrem Arzt besprechen.

Extreme Hitze wie auch extreme Kälte beeinträchtigen auch die Funktion des Blutzuckermessgeräts und der Teststreifen. Wird der vom Hersteller angegebene Temperaturbereich über- bzw. unterschritten, sind die Messwerte nicht mehr aussagekräftig. „Verlässliche Daten sind aber gerade im Urlaub wichtig", betont Diabetologe Petzold. „Insbesondere in den ersten Tagen, in denen sich der Körper erst noch an den Ferienrhythmus gewöhnt, sollte öfter gemessen werden als zu Hause." Dies gilt vor allem bei weiten Reisen über Zeitzonen hinweg. „Menschen mit Diabetes steht durchaus die Welt offen, wenn sie sich gut vorbereiten", sagt Experte Petzold. Das hat auch Urlauberin Nessrin Baukhage mittlerweile gelernt. Die Gepäckkontrolle ging am Ende doch noch gut aus. Baukhage erinnerte sich an einen kleinen Kettenanhänger, den sie bei Auslandsreisen eigentlich immer bei sich tragen wollte. Er lag tief unten im Koffer – und das Notfall-Zettelchen in seinem Innern wies sie als Diabetikerin aus. ■

JOSEPH SCHEPPACH

Foto: privat

Der richtige Dreh beim Stich

Diabetiker müssen sich täglich Insulinpräparate spritzen – **wer Fehler macht,** riskiert Schmerzen und gefährdet die Therapie

Den ersten Insulinextrakt stellten der kanadische Arzt Frederick Banting und sein Assistent Charles Best im Jahr 1921 aus den Bauchspeicheldrüsen von Rindern her; ein Jahr später behandelten sie den ersten Patienten.

Heute gehört die Insulintherapie für viele Diabetiker zum Alltag – allein in Deutschland werden rund zwei Millionen Menschen mit Insulinanaloga therapiert. „Aber viele Patienten haben Probleme mit der Selbstinjektion und machen Fehler", sagt Andreas Liebl, Chefarzt des Diabetes- und Stoffwechselzentrums der Fachklinik Bad Heilbrunn. Die falsche Spritztechnik kann Schmerzen hervorrufen und im schlimmsten Fall sogar die Insulinwirkung vermindern.

Injektionsstellen

Die besten Injektionsbereiche sind Unterbauch und Bein, erklärt Liebl: „Moderne kurz und lang wirksame Insulinanaloga werden nur noch in den Bauch gespritzt, die älteren NPH-Verzögerungsinsuline allerdings am besten in den Oberschenkel." Der Arm sollte keinesfalls als Spritzstelle verwendet werden, und Diabetiker sollten darauf verzichten, in Narben, Haarwurzeln oder Muttermale zu injizieren. Auch den Bereich um den Bauchnabel empfiehlt Liebl zweifingerbreit auszulassen. Die Desinfektion der Haut ist unnötig, weil sich die Einstichstelle sehr schnell wieder verschließt und das Insulin bakterientötende Konservierungsmittel enthält, so der Verband der Diabetes-Beratungs- und Schulungsberufe in Deutschland (VDBD). „Wichtig ist aber der regelmäßige Wechsel der Einstichbereiche. Viele Diabetiker haben sogenannte Lieblingsspritzstellen. Dort kommt es zu Veränderungen des Fettgewebes und damit zu einer unberechenbaren Aufnahme des Insulins", sagt Liebl. Der VDBD empfiehlt deshalb Rotationssysteme mit täglichem Wechsel (Beispiele links). Die Injektionen sollten dabei mindestens 2,5 Zentimeter voneinander entfernt liegen.

Wie spritzen?

Wer richtig sticht, hat keine Schmerzen

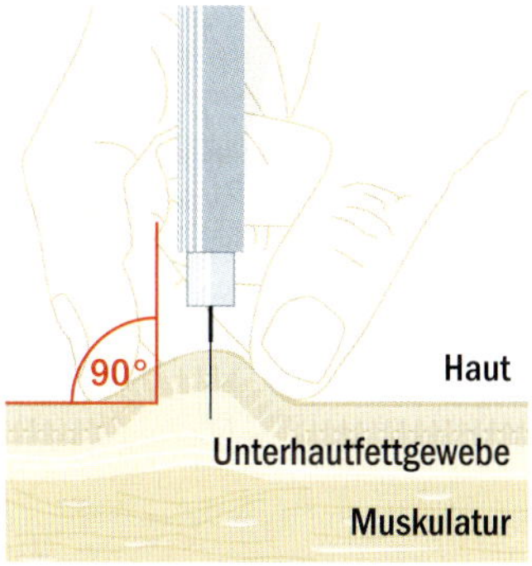

Kleiner Pikser, große Wirkung Das Insulin wird im 90-Grad-Winkel ins Unterhautfettgewebe injiziert

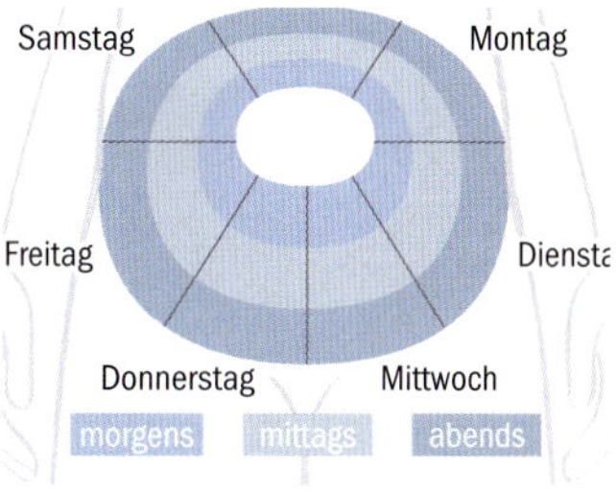

Zielscheibe Das Rotationsschema für den Bauchbereich

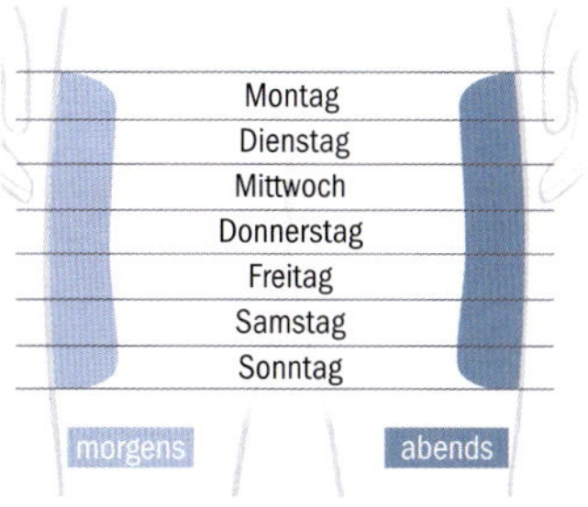

Wechsel Morgens rechts, abends links, täglich tiefer spritzen

Quellen: Gemeinschaftspraxis in Bestwig und Ramsbeck, Verband der Diabetes-Beratungs- und Schulungsberufe in Deutschland e.V. (VDBD)

Spritztechnik

Das Unterhautfettgewebe resorbiert das Insulin in der optimalen Geschwindigkeit, weshalb der Wirkstoff dort hineingespritzt wird. In Deutschland benutzen dafür rund 95 Prozent der Diabetiker einen Insulin-Pen. Der Stich erfolgt im 90-Grad-Winkel. Eine Hautfalte müssen die Zuckerkranken dabei nicht unbedingt bilden. Nach der Injektion sollte die Kanüle noch weitere zehn Sekunden in der Haut bleiben – so fließt das Insulin nicht wieder aus der Einstichstelle heraus. Die Massage des Injektionsbereichs vor oder nach dem Einstich empfiehlt der VDBD nicht, weil dies die Aufnahmegeschwindigkeit des Präparats erhöht.

Das Einspritzen durch die Kleidung hat zwar keinen ungünstigen Einfluss auf die Insulinwirkung, jedoch kann man die Hautstelle nicht in Augenschein nehmen, und die empfindliche Nadel wird bei einem Einstich durch Stoff leicht beschädigt. „Sie sollten deshalb die Injektion durch die Kleidung unbedingt vermeiden", betont Liebl.

Nadellänge

Die Gefahr, beim Stich die Muskulatur zu treffen oder Schmerzen zu empfinden, ist mit 4-, 5- und 6-Millimeter-Kanülen bei Erwachsenen gering. Auch Kinder und Jugendliche können diese Nadeln ohne Probleme verwenden. Bei schlanken Kindern sollte allerdings eine Hautfalte gebildet werden. ■

MARIA LATOS

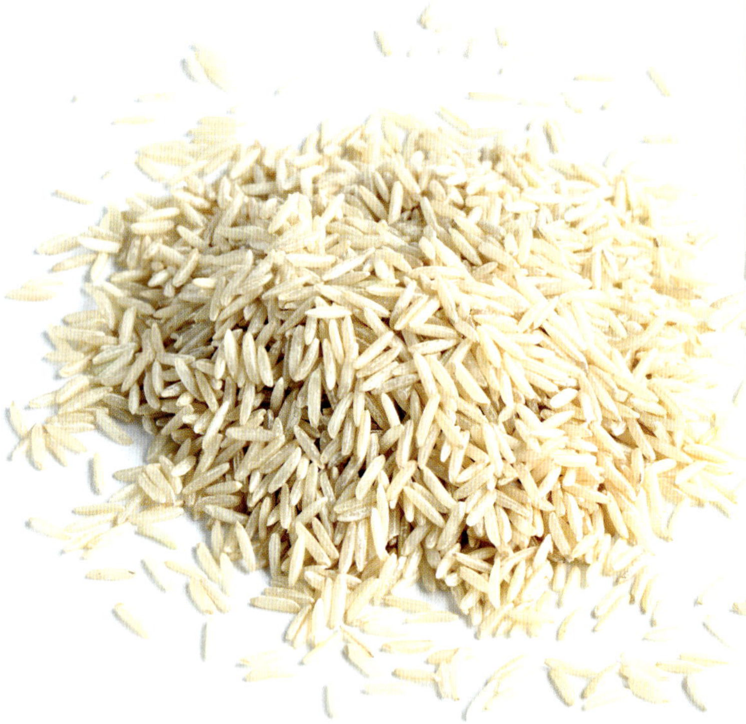

Vollkornprodukte und Hülsenfrüchte wie Linsen und Erbsen enthalten besonders viele Ballaststoffe. Diese beeinflussen die Blutzuckerwerte positiv.

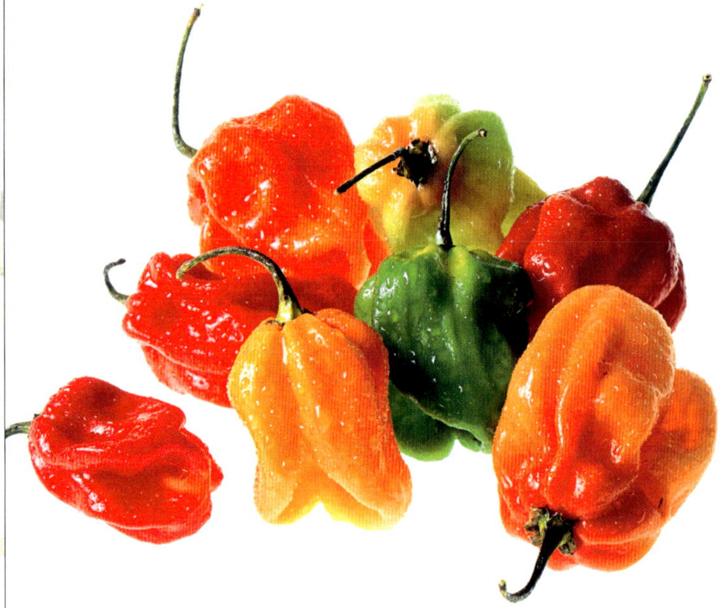

Gemüse sollte möglichst oft fettige Speisen ersetzen, um Gewicht zu reduzieren. Die enthaltenen Kohlenhydrate lassen zudem den Blutzucker nur langsam ansteigen.

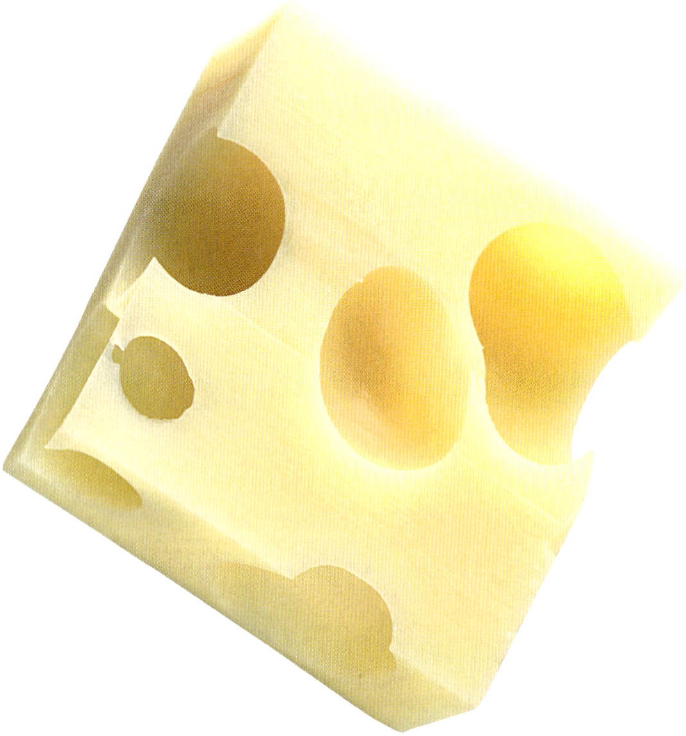

Käse, Wurst, rotes Fleisch und Butter enthalten viele gesättigte Fettsäuren. Sie dämpfen die Wirkung von Insulin und steigern das Risiko für Herzkrankheiten.

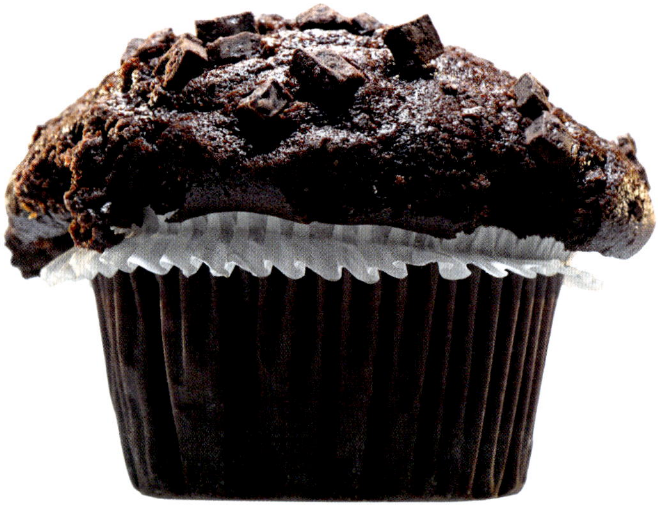

Süßigkeiten lassen den Blutzuckerspiegel in die Höhe schießen. In großen Mengen führen sie zu Übergewicht und verstärken den Diabetes.

Heilsame Mahlzeit

Für Typ-2-Diabetiker ist gesunde **Ernährung wesentlicher Teil der Therapie.** An einer dauerhaften Umstellung der Essgewohnheiten führt kein Weg vorbei. Im Mittelpunkt steht aber nicht radikaler Verzicht, sondern bedachter Genuss

In den Kaffee muss unbedingt Sahne rein!", platzt die 74-jährige Grete Lucas heraus. „Und ein großes Stück Camembert pur wäre auch nicht schlecht." Elektrotechnikinstallateur Jürgen Timm, 60, wünscht sich dazu noch eine Semmel mit drei Scheiben Fleischwurst. Und seine Tischnachbarin ein Baguette mit Butter und Lachs.

Acht Diabetiker sitzen in der Ernährungsberatung des Helios Klinikums in Berlin-Zehlendorf. Seminarleiterin Astrid Wolff hatte die Runde zu einem Gedankenspiel aufgefordert: Was gehört für Sie auf jeden Fall zu einem leckeren Schlemmerfrühstück? Jetzt rechnet die junge Frau zusammen. Lachs, Sahne, Butter, Käse, Fleischwurst – macht 86 Gramm Fett. Der maximale Tagesbedarf liegt bei 80 Gramm. Alle acht schauen betreten auf die Fetttabelle, die Wolff verteilt. Plötzlich wird klar: Solch ein Sorglos-Frühstück, das ist eigentlich nicht drin.

Bei der Stoffwechselerkrankung Diabetes mellitus produziert der Körper entweder kein Insulin mehr (Typ 1) oder die Zellen können das Hormon nicht aufnehmen (Typ 2). Beide Varianten bewirken, dass der Zucker aus der Nahrung im Blut zirkuliert, statt verwertet zu werden. Damit dieser Zustand nicht zu bedrohlichen Folgeerkrankungen führt (s. S. 74), spritzen Typ-1-Diabetiker in der Regel lebenslang Insulin. Die Dosis richtet sich nach dem aktuellen Blutzuckerwert. Um den zu bestimmen, zählten die Patienten früher vor jeder Mahlzeit sogenannte Brot- oder Kohlenhydrateinheiten. „Heute muss kein Typ-1-Diabetiker mehr so mühsame Berechnungen anstellen", erklärt Hans-Georg Joost, Direktor des Deutschen Instituts für Ernährungsforschung. „Die Patienten erfassen nach dem Essen den Blutzuckerspiegel mit einem Messgerät, und das zeigt die benötigte Insulinzufuhr automatisch an." Im Grunde müssen Typ-1-Diabetiker auf keine Speise verzichten, solange sie ihren Stoffwechsel entsprechend mit Insulin von außen unterstützen. Eine gesunde Ernährung ist bei dieser Form der Stoffwechselstörung zwar auch wichtig, aber für den Verlauf der Erkrankung nicht entscheidend (s. S. 38).

»Typ-2-Diabetes im Frühstadium lässt sich durch kalorienarme Ernährung bessern«

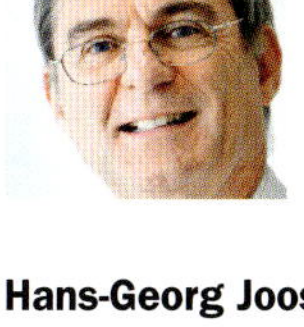

Hans-Georg Joost, Direktor des Deutschen Instituts für Ernährungsforschung

Bei Typ-2-Diabetes hingegen ist die Ernährung zentraler Bestandteil der Therapie. Denn sowohl für die Entstehung der Stoffwechselstörung als auch für deren Fortschreiten sind eindeutig falsche Ernährung, Bewegungsmangel und Übergewicht verantwortlich. „Einige meiner Patienten konnten ihren Blutzuckerwert nur durch eine Umstellung ihrer Essgewohnheiten in den Bereich von Gesunden senken", betont Diabetes-Spezialist Andreas Pfeiffer von der Charité Berlin. Ernährungsforscher Joost pflichtet bei: „Ein im frühen Stadium diagnostizierter Typ-2-Diabetes lässt sich ohne Medikamente heilen, wenn der Betroffene gesünder und vor allem kalorienärmer isst."

Abnehmen ist bei übergewichtigen Typ-2-Diabetikern das oberste Ziel. Eine gesunde Mischkost ist dafür am besten geeignet, kombiniert mit regelmäßiger Bewegung. Die Faustregeln sind einfach: Fettes und Süßes wie Fertigpizza, Burger, und Schokoriegel meiden, stattdessen öfter Salat, Gemüseeintöpfe oder Linsengerichte auf den Tisch bringen. Mit jedem Pfund weniger kann das körpereigene Insulin besser wirken. „Ideal wäre Normalgewicht", sagt Ernährungsexperte Joost. „Aber oft wirken sich schon vier bis acht Kilogramm weniger positiv auf die Gesundheit aus." Schlankere Typ-2-Diabetiker leben nachweislich länger und erleiden weniger Herz-Kreislauf-Erkrankungen als stark übergewichtige.

Von Crash-Diäten rät Ernährungsberaterin Wolff jedoch eindringlich ab. Denn schnell verlorene Pfunde sind meist ebenso schnell wieder da, sobald man in alte Essgewohnheiten zurückfällt. ▶

Auch die Symptome des Diabetes kehren dann unvermindert zurück. Diesem leidigen Jo-Jo-Effekt entrinnt nur, wer seine Ernährung dauerhaft umstellt. Wolff nennt die wohl wichtigste Voraussetzung dafür: „Es muss auch weiterhin schmecken." Zur Erleichterung ihrer Zuhörer im Berliner Helios Klinikum fügt die Ernährungsberaterin hinzu: Verbote gibt es nicht, nur Lebensmittel, bei denen Maß gehalten werden muss. „Im Prinzip können Diabetiker genauso essen wie die Allgemeinbevölkerung auch", fasst Experte Joost die Marschrichtung zusammen. „Sie müssen nur noch stärker auf gesunde Kost achten, als es ohnehin jeder tun sollte."

Spezielle Diabetiker-Lebensmittel sind damit definitiv nicht gemeint. Diese kritisierte die Deutsche Diabetes Gesellschaft schon vor Jahren. Produkte, die statt Haushaltszucker Fruktose oder Zucker-Ersatzstoffe enthalten, können sogar schaden, weil sie den Konsumenten vorgaukeln, sie könnten unbegrenzt davon naschen. Doch die Spezialartikel sind genauso kalorienreich wie die konventionellen Varianten und damit im Übermaß gefährliche Dickmacher. Trotzdem sind Schokoladen und Kekse mit dem Aufdruck „Für Diabetiker" noch immer nicht aus dem Handel verschwunden. Und das, obwohl Zuckerkranke sehr wohl herkömmliche Süßigkeiten mit Haushaltszucker essen dürfen, allerdings nur in kleinen Mengen. Maximal 50 Gramm Zucker am Tag gestattet die Deutsche Diabetes Gesellschaft.

Kein Nahrungsmittel senkt das Risiko für Diabetes so deutlich wie Ballaststoffe aus Getreide. Das belegen auch die Ergebnisse der EPIC-Studie, an der über 500 000 Personen aus zehn europäischen Ländern teilnahmen. Menschen, die reichlich und regelmäßig Müsli oder Vollkornprodukte aßen, waren zu 28 Prozent seltener von dem Stoffwechselleiden betroffen. „Diese positive Wirkung von Vollkorn auf den Stoffwechsel belegen zahlreiche Studien", betont Ernährungsmediziner Pfeiffer. Bereits an Diabetes Erkrankte, egal ob Typ 1 oder Typ 2, profitieren ebenfalls von den Ballaststoffen aus Getreide: Ihre Blutzuckerwerte bessern sich, meist auch die Blutfettwerte. Ratsam sind deshalb mindestens 40 Gramm Ballaststoffe täglich, etwa in Form von Müsli, Vollkornnudeln und Vollkorn- statt Weißbrot.

Vorsicht!

Bei diesen Lebensmitteln sollten Sie Maß halten

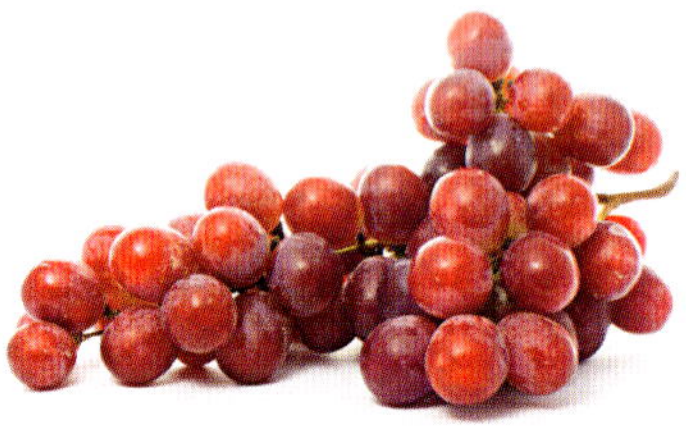

- **Obst:** nicht mehr als zwei Hand voll am Tag
- **Alkohol:** maximal 10 g täglich für Frauen (entspricht 0,1 l Wein oder 0,25 l Bier), maximal 20 g täglich für Männer (entspricht 0,2 l Wein oder 0,5 l Bier)
- **Fett:** nicht mehr als 60 bis 80 g pro Tag. Der Fettgehalt beträgt z. B. bei jeweils 100 g:

  Kalbsleberwurst: 36 g
  Kartoffelchips: 39 g
  Croissant: 25,8 g
  Bratwurst (Schweinefleisch): 27 g
- **Zucker:** aus Süßigkeiten, Fruchtsäften (gesüßt oder ungesüßt), Soft Drinks und Honig bis zu 50 g über den Tag verteilt (bei gut eingestelltem Blutzuckerspiegel). Beispiel: zwei Tafelreihen Schokolade und zweimal 0,1 l ungesüßter Traubensaft
- **Salz:** nicht mehr als 6 g pro Tag
- **Gesättigte Fette:** sollten nicht mehr als ein Zehntel des täglichen Energiebedarfs ausmachen. Enthalten besonders in Butter, Sahne, gehärteten Fetten (häufig in Fertiggerichten), Palm- und Kokosfett, Käse, Wurst, Speck, rotem Fleisch, Schmalz, Eis, fettreichen Desserts wie Schokomousse, Kuchen und Torten
- **Rotes Fleisch** (Rind, Schwein) **und Wurstwaren:** so wenig wie möglich, idealerweise durch Fisch ersetzen

Für den günstigen Einfluss der Körner auf den Blutzuckerspiegel sorgen ihre unlöslichen Ballaststoffe. Sie sind dafür verantwortlich, dass der enthaltene Zucker nur langsam ins Blut übergeht. Reich daran sind neben Vollkornprodukten vor allem Hülsenfrüchte wie Bohnen, Erbsen und Linsen. Sie enthalten außerdem Kohlenhydrate, die ganz allmählich in die Blutbahn sickern und keine bedenklichen Blutzuckeranstiege hervorrufen (s. Kasten S. 121). Ernährungswissenschaftler zählen die Hülsenfrüchte deshalb zu den Lebensmitteln mit einem niedrigen sogenannten glykämischen Index und raten Diabetikern besonders dazu.

Hülsenfrüchte liefern obendrein maximale Mengen an pflanzlichem Eiweiß. „Dieses ist für Diabetiker besser geeignet als tierisches Eiweiß", berichtet Ulrich Keller, Endokrinologe von der Universität Basel. Beim Verdauungsvorgang verbrauchen pflanzliche Eiweiße etwa zehn Prozent der enthaltenen Energie, sättigen stark und helfen deshalb beim Abnehmen. Statt Schnitzel und Salami empfiehlt Keller deshalb häufiger Linsencurry und Falafel aus Kichererbsen. Vier Portionen Hülsenfrüchte pro Woche sind ideal. Eine Ausnahme gibt es allerdings: Bei einer Nierenschädigung belasten die Proteine das Organ zusätzlich und müssen generell gemieden werden.

Zugreifen bei Gemüse, Hülsenfrüchten und Vollkorn, doch haushalten beim Fett – dieser Aufruf richtet sich an alle Zuckerkranken, gleichgültig ob Typ 1 oder Typ 2. Das Maximum von 60 bis 80 Gramm Fett pro Tag sollte vor allem aus hochwertigen Pflanzenölen stammen und nicht aus Butter. Oliven-, Sonnenblumen-, Raps- und Leinöl sind reich an ungesättigten Fettsäuren. Sie können den Blutzuckerspiegel langfristig leicht senken. Außerdem bewahren sie nachweislich vor einem Anstieg des gefährlichen LDL-Cholesterins und damit vor Herz-Kreislauf-Erkrankungen. Viele der ungesunden gesättigten Fettsäuren stecken hingegen in Butter, Käse, Sahne und Fleisch von Schwein und Rind. Sie verbergen sich aber auch in Frittiertem, Speiseeis, Süßspeisen, Kuchen und Keksen. Werden diese Lebensmittel im Übermaß konsumiert, dämpfen sie die Wirkung des Insulins und erhöhen das Risiko für Arterienverkalkung und Herzinfarkte.

Fotos: dapd, Stockfood

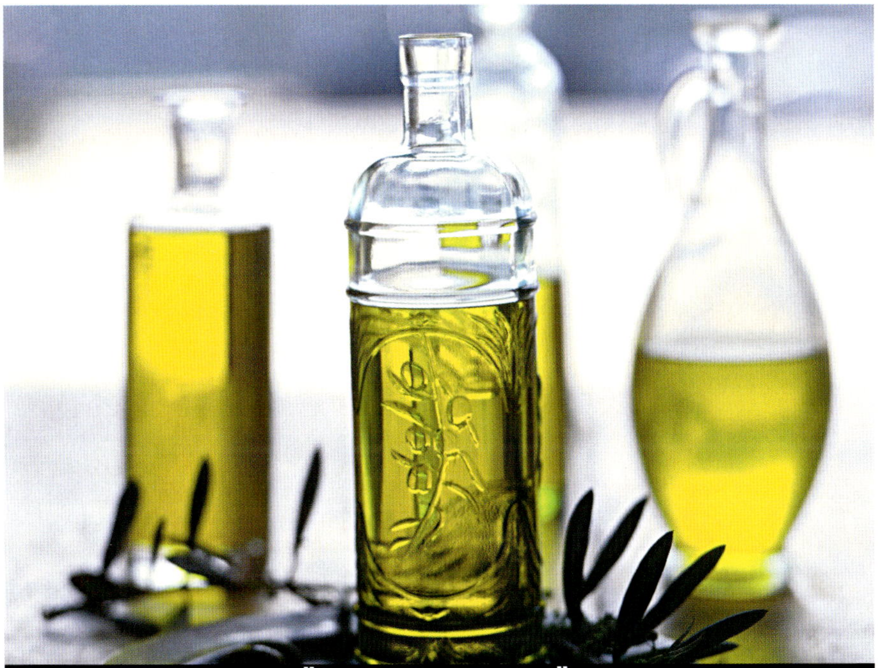

Öl ist nicht gleich Öl

Fettsäurezusammensetzung wichtiger Speisefette

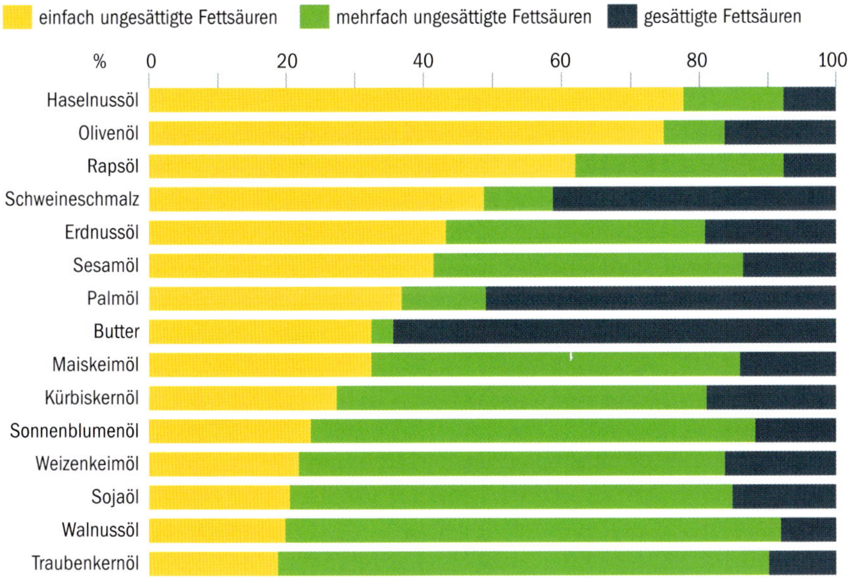

Bevorzugen Sie Fette, bei denen der Anteil an einfach ungesättigten Fettsäuren hoch ist und der Anteil an gesättigten Fettsäuren niedrig. Das schont das Herz-Kreislauf-System.

Quelle: Der Brockhaus Ernährung

Das Tempo ist entscheidend

Wie schnell der Körper Kohlenhydrate aufnimmt

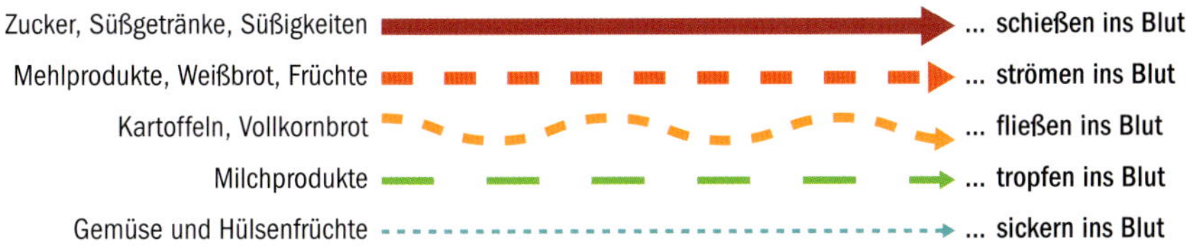

Kohlenhydrate werden je nach Lebensmittelquelle **unterschiedlich schnell** vom Darm ins Blut transportiert. Je höher die Geschwindigkeit, desto stärker steigt der Blutzucker an.

Quelle: Deutsches Ernährungsberatungs- und Informationsnetz

Noch vor Jahren riet man Diabetikern außerdem dazu, möglichst viel Obst zu essen. Schließlich spenden Früchte viele Vitamine und enthalten kein Fett. Doch diese Einschätzung teilen Forscher heute nicht mehr. Ernährungsexpertin Wolff mahnt gar: Zwei Hand voll Obst am Tag sind das Maximum. Denn Birnen, Pfirsiche und Ananas sind reich an Fruchtzucker, der den Blutzuckerspiegel von Diabetikern rasch nach oben treibt. Große Mengen an Fruktose führen zudem zu Gewichtszunahme und steigendem Blutdruck. „Ein Apfel am Tag ist gut, aber drei sind es nicht", nennt Diabetes-Experte Pfeiffer eine Faustregel. Mit Vitaminen und Mineralstoffen sollten sich Diabetiker lieber täglich aus drei Portionen Gemüse versorgen.

„Die meisten Patienten unterschätzen Fruchtsäfte und treiben so ihren Blutzucker gnadenlos in die Höhe", ergänzt Pfeiffer. Ein, zwei Gläser sind schnell geleert, satt fühlt man sich danach nicht. Der Blutzucker aber schießt regelrecht nach oben, und zwar auch bei der ungesüßten Variante. Der Rat lautet deshalb, nicht mehr als 0,1 Liter Saft pro Mahlzeit zu trinken. Wer mehr Durst hat, kann das Getränk mit Wasser strecken.

Die Empfehlungen der Experten sind zahlreich, enthalten aber auch eine gute Nachricht. Kein Diabetiker muss jeden Tag das Gleiche essen und sich an in Stein gemeißelte Regeln halten, um seiner Erkrankung gerecht zu werden. Gesunde Ernährung ist in vielen Varianten möglich und kann durchaus Spaß machen. Schon beim Frühstück sind der Fantasie kaum Grenzen gesetzt. Eine Teilnehmerin des Ernährungskurses von Astrid Wolff freut sich mittlerweile jeden Tag auf ihr selbst gebackenes duftendes Vollkornbrot. „Oder verzieren Sie Ihr Käsebrötchen doch mal mit einer Tomate, einem Salatblatt oder einer Gurkenscheibe", schlägt Wolff der Runde vor. Statt gezuckertem Fertigjoghurt empfiehlt sie, Quark oder Naturjoghurt mit einem Löffel Marmelade zu mischen. „In Kombination mit den Eiweißen aus einem Milchprodukt geht der Zucker langsamer ins Blut." Dann wäre da allerdings noch die Kaffeefrage. Etwas betrübt meint Rentnerin Grete Lucas: „Ohne Sahne, oder?". Wolff lächelt und nickt. ■

SUSANNE DONNER

Schon gewusst?

Wie Hunde, Smartphones und eine positive Einstellung bei Diabetes helfen

APPS

Smarte Helfer

1 Diabetes: Einkaufshilfe für Diabetiker (4,99 €) Diese iPhone-App liefert zu über 900 Lebensmitteln Kalorienangabe, Kohlenhydratwerte und KE-Faktor. So können Diabetiker schon vor dem Einkauf ihre Liste checken und auch unterwegs, zum Beispiel im Restaurant, ihre Ernährung kontrollieren.

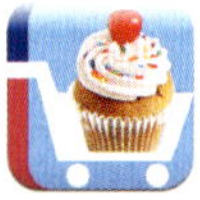

2 DiabetesPlus: Tagebuch fürs iPhone (3,99 €) Entwickelt wurde die App von Diabetikern. Anwender verwalten ihre Blutzuckerwerte, Insulingaben, Broteinheiten und Sporteinheiten. Die Aufzeichnungen lassen sich direkt als PDF-Dokument an den Arzt schicken.

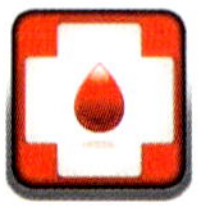

3 Diabetes Uhr: Info-App für Android (kostenlos) Die App informiert zu wichtigen Themen rund um Diabetes wie Risikofaktoren, Folgeerkrankungen und die Bedeutung einer guten Stoffwechseleinstellung. Gesunde können mit der App ihr Diabetes-Risiko testen. Sie soll Diabetikern dabei helfen, ihre Krankheit besser zu verstehen, und Gesunde ausführlich informieren.

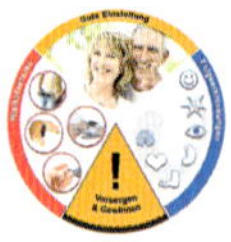

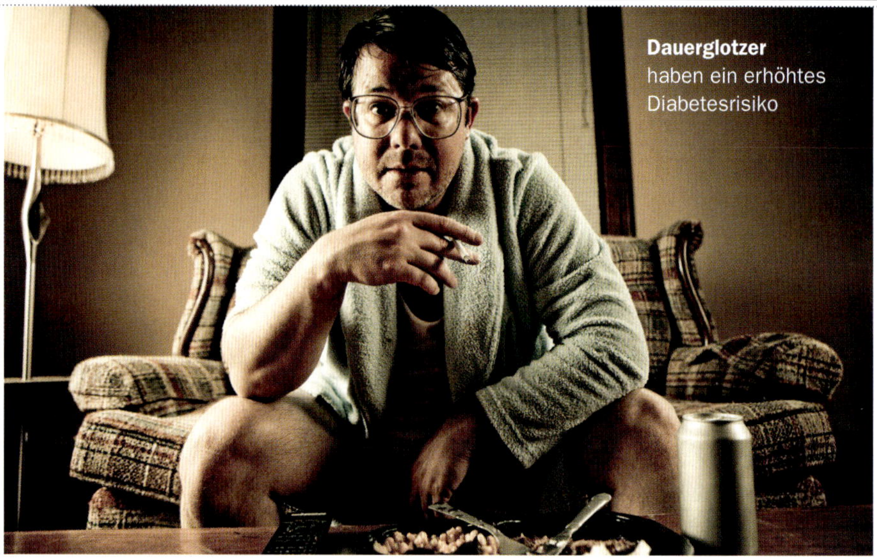

Dauerglotzer haben ein erhöhtes Diabetesrisiko

FERNSEHEN

Couchpotatoes leben gefährlich

Fernsehen macht zwar keine viereckigen Augen – das Sehvermögen ist dennoch in Gefahr. Wer zu lange vor der Glotze hängt, erhöht sein Risiko für Typ-2-Diabetes deutlich: Pro zwei Stunden am Tag steigt die Gefahr um 20 Prozent. Das ergab eine Studie der Harvard School of Public Health.

Einen großen Teil ihrer Freizeit verbringen Europäer vor der Mattscheibe, also durchschnittlich drei bis vier Stunden. **Diese Zeit wäre besser in körperliche Ertüchtigung investiert**, denn es ist vor allem das bewegungslose Herumsitzen, das nach Ansicht der Wissenschaftler das Diabetes-Risiko steigen lässt.

Es gibt noch eine weitere schlechte Nachricht. Wer oft und bis spät in die Nacht auf dem Sofa vor dem Fernseher lümmelt, schläft meist auch nicht genug. Und schlechter, zu kurzer Schlaf fördert ebenfalls nachweislich die Zuckerkrankheit.

Körperliche Höchstleistungen trotz Diabetes

»Es ist **vieles möglich,** man muss nur Mut haben, es auszuprobieren«

Claudia Grundmann, Eishockey-Nationalspielerin, Platz 6 bei den Olympischen Winterspielen 2002 in Salt Lake City, Platz 5 bei den Olympischen Winterspielen 2006 in Turin

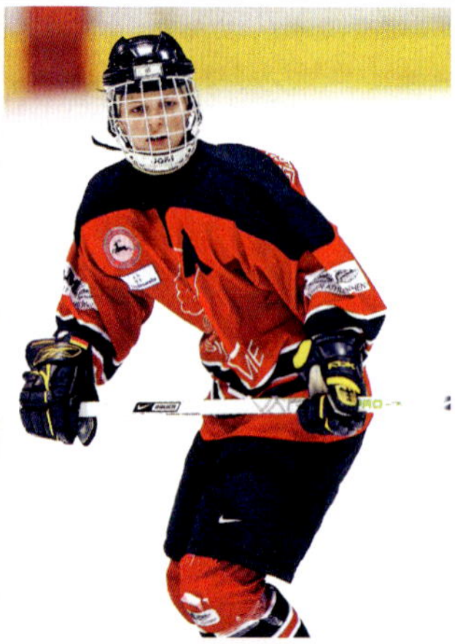

»Wenn ich **auf dem höchsten Level gegen die weltbesten Athleten** antreten kann trotz Diabetes, dann kann mit Sicherheit auch ein achtjähriger Diabetes-Patient im Fußballverein spielen«

Gary Hall Jr., Profischwimmer, gewann zehn olympische Medaillen, davon fünf Goldmedaillen

»Ich habe sehr früh beschlossen, **dass Diabetes mit mir leben muss** und nicht ich mit Diabetes«

Sir Steven Redgrave, Ruderer, gewann bei fünf aufeinanderfolgenden Olympischen Spielen Gold

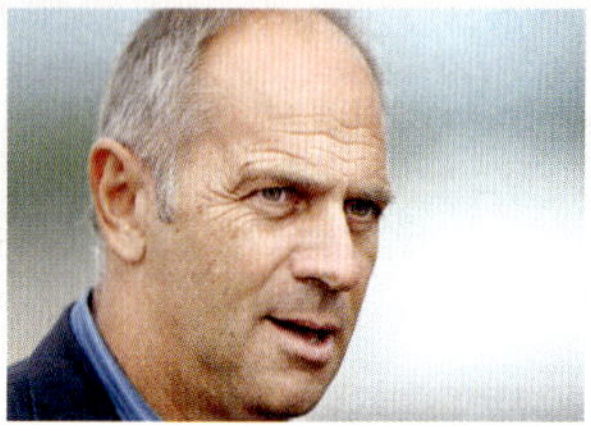

SEX

Gebremste Lust

Der Spaß am Sex bleibt – trotz hohem Alter und Diabetes. Eine Studie der Uni versität Chicago ergab, dass die meisten Diabetes-Patienten zwischen 57 und 85 Jahren sexuell aktiv sind. Allerdings haben männliche Diabetiker seltener als Gesunde Lust auf Sex und häufiger mit Erektionsstörungen zu kämpfen. Sowohl Männer als auch Frauen leiden zudem häufig unter Orgasmusstörungen. Die gute Nachricht: Schon ein mäßiges Abnehmen verbessert die sexuellen Probleme deutlich.

INDIEN

Hilfe für Kinder in Not

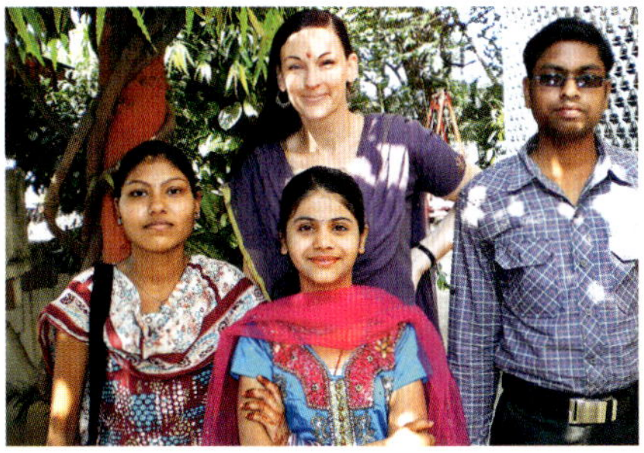

Anna Maria Uhlich ist die deutschsprachige Repräsentantin der Stiftung Dream Trust

Kinder mit Typ-1-Diabetes in Entwicklungsländern sterben auch heute noch, weil ihre Familien kein Insulin bezahlen können.
Oft unmittelbar nach Beginn der Erkrankung. In der indischen Stadt Nagpur unterstützt die Stiftung Dream Trust unter der Leitung des Arztes Sharad Pendsey bedürftige Kinder mit medizinischer Hilfe, aktuell sind es etwa 500 Patienten.
Mit einer Patenschaft können Spendenwillige aus der ganzen Welt mit 26 Euro pro Monat einem kranken Kind die nötige medizinische Versorgung mit Insulin sichern.
www.dreamtrust.org

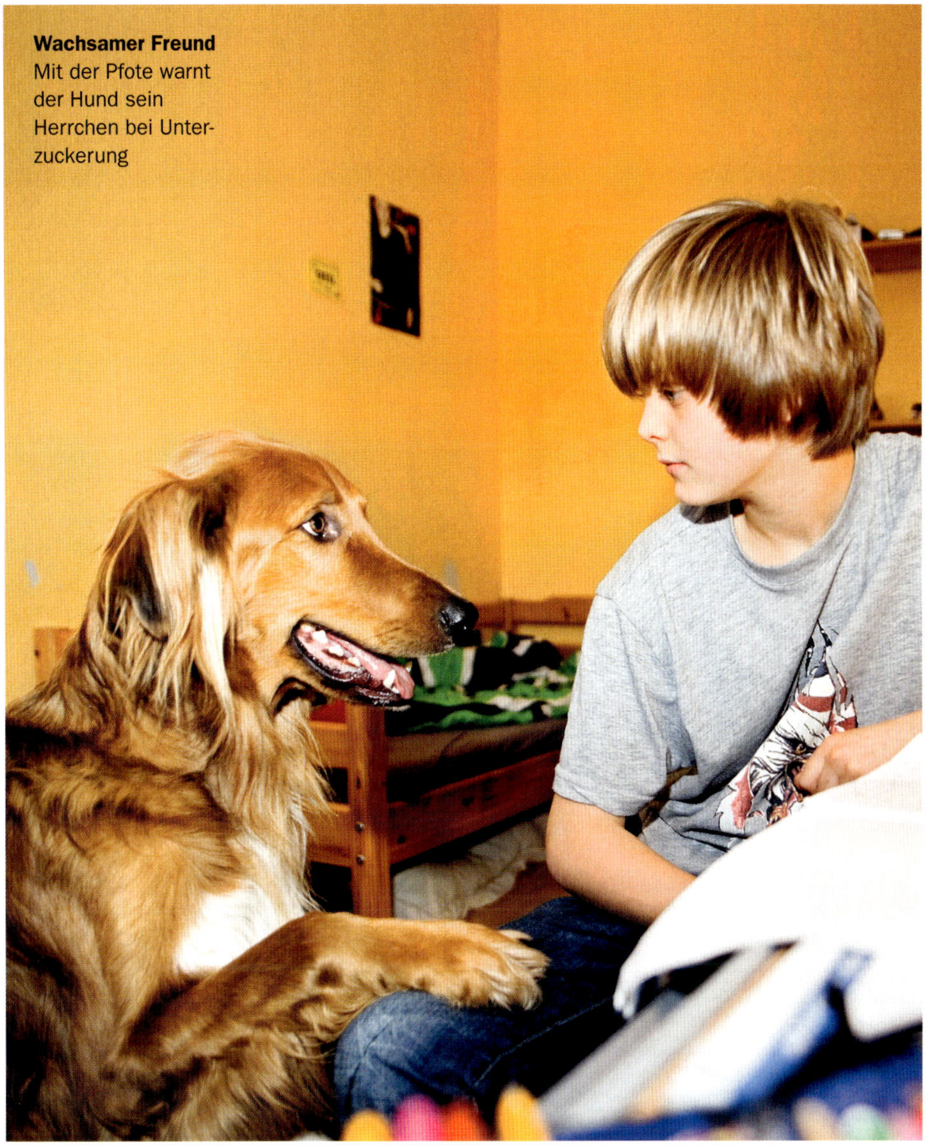

Wachsamer Freund
Mit der Pfote warnt der Hund sein Herrchen bei Unterzuckerung

DIABETIKER-HUND

Alarmanlage auf vier Pfoten

Lautes Bellen, Anspringen oder Anstupsen – was andere Hundebesitzer mühsam ihren Vierbeinern auszutreiben versuchen, ist bei speziell ausgebildeten Diabetiker-Warnhunden sogar ausdrücklich erwünscht. Mit diesem Verhalten weisen sie ihre Besitzer auf einen gefährlich niedrigen Blutzuckerspiegel und ein drohendes Koma hin. Hypoglykämien erschnüffeln die Hunde mit ihren feinen Spürnasen. Bis zu 220 Millionen Riechzellen sitzen in einer solchen Supernase. Der Mensch kommt gerade einmal auf fünf Millionen. Woran genau die Diabetiker-Warnhunde eine Unterzuckerung erkennen, ist wissenschaftlich noch nicht geklärt. Vermutlich nehmen sie chemische Veränderungen in der Atemluft und im Schweiß des Diabetikers wahr. Wenn die Blutwerte gefährlich abfallen, warnen sie Herrchen oder Frauchen mit einem eindeutigen Signal, etwa durch Bellen, Ablecken der Hand oder Anstupsen mit der Pfote.
Die Vierbeiner sind außerdem darauf trainiert, das Messgerät oder Traubenzucker zu bringen und, falls der Diabetiker bewusstlos wird, den Notrufknopf am Telefon zu betätigen oder anderweitig Hilfe zu holen.
Vor allem für Typ-1-Diabetiker, deren Blutzuckerspiegel oft stark schwankt und bei denen folglich die Gefahr einer Ohnmacht sehr groß ist, sowie für Kinder, die eine Unterzuckerung oft nicht bemerken, kann die tierische Alarmanlage hilfreich sein. Allerdings ist die Ausbildung der Tiere aufwendig und daher teuer – bis zu 8000 Euro kostet ein Diabetiker-Warnhund.
www.diabetikerwarnhund.de
www.diabdogs.de

Fotos: Getty Images (2), Imago, Uhlich/Dream Trust, M. Löwa/FOCUS-Magazin/Diabetiker-Hund: Menschen für Hunde - Hunde für Diabetiker e.V.

Gesünder per Muskelkraft

Ausreichend Bewegung verbessert die **Lebensqualität** von Diabetikern massiv. Welcher Sport für wen geeignet ist – und wie viel es sein sollte

Die Zeiten, als er sich elegant und leichtfüßig fortbewegte, liegen schon etwas zurück. „Vor fünf Jahren bin ich noch dreimal die Woche ins Fitnessstudio gegangen", erklärt Peter Braun. Jetzt kämpft er gegen Übergewicht, vor allem aber gegen seinen Diabetes. Seit zweieinhalb Jahren weiß er, dass er krank ist – und bleiben wird. „Das war schon ein Hammer", schildert der 49-Jährige den Moment, als ihm der Arzt den Befund mitteilte: Zucker.

Sport und eine Umstellung der Ernährung empfiehlt die Deutsche Diabetes Gesellschaft (DDG). Dem Aufruf zu körperlicher Aktivität ist Peter Braun gefolgt. Vor einem halben Jahr schloss er sich einer Diabetes-Sportgruppe in Ingolstadt an, seither ist in seinem Kalender der Mittwochabend reserviert. Regelmäßig fährt er zum Training, um sein Leben per Muskelarbeit zu sichern, die Glukoseverwertung der Skelettmuskulatur zu steigern und den Blutzuckerwert zu regulieren. Auch auf die Blutfette hat der Sport positive Auswirkungen. So sinkt der Triglyzeridspiegel, während der Anteil des „guten" HDL-Cholesterins steigt. Dies verringert das Atherosklerose-Risiko – ein großer Vorteil für Diabetiker, die besonders anfällig für Gefäßschäden sind.

Mit Braun haben sich 27 Typ-2-Erkrankte zum gemeinsamen Training eingefunden. Übungsleiter Harald Höbusch gestaltet für sie einen Parcours quer durch die Turnhalle der Ingolstädter Petrus-Canisius-Schule. Mit dem Hockeyschläger müssen die Kursteilnehmer einen Tennisball um die Hütchen dirigieren, das schult die Koordination. Jeder unterliegt dabei dem Diktat des eigenen Blutzuckerwertes, der zu Beginn und am Ende der 90-minütigen Übungseinheit geprüft wird. „Bei neuen Teilnehmern lassen wir auch während des Trainings messen", so Höbusch, der das Training seit 1998 leitet, seit der Gründung der Gruppe. In Lehrgängen hat sich der ehemalige Leichtathletiktrainer auf Diabetes spezialisiert.

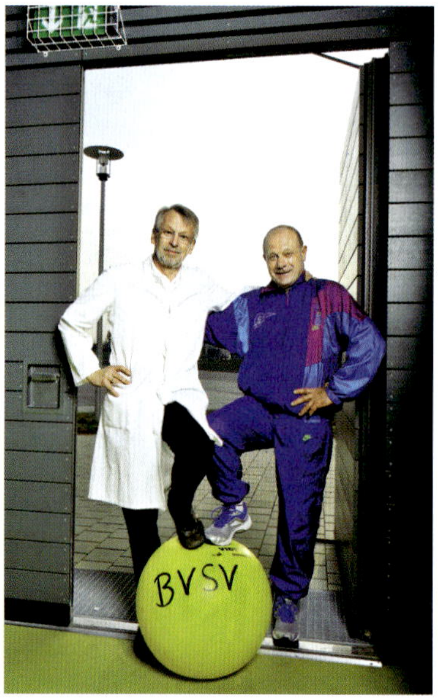

Erfahrenes Duo Harald Höbusch (r.) ist Übungsleiter der Diabetes-Sportgruppe, Peter Zimmer ärztlicher Betreuer

Bereits Anfang der 80er-Jahre nahm erstmals in Deutschland eine Diabetes-Sportgruppe das Training auf. Ein- bis zweimal pro Woche kamen Typ-2-Diabetiker zusammen und schwitzten im Rahmen eines Modellprojekts des Landes Nordrhein-Westfalen. Inzwischen gibt es bundesweit mehr als 800 Gruppen. „Früher ging es nur um Ausdauer", erklärt Übungsleiter Höbusch, mittlerweile auch um Krafttraining. „Das senkt den Blutzucker stärker als Ausdauer."

Es gilt, die Sportart mit Bedacht zu wählen. Die Ärzte Robert Behrmann und Jürgen Weineck warnen vor Kraft- und Schnelligkeitssportarten, etwa dem Kurzstreckenlauf, ebenso vor Zweikampfsportarten wie Boxen oder Ringen. Schnell sei die Leistungsgrenze des Patienten überschritten. Die beiden Mediziner empfehlen aerobe, gleichförmige Ausdauersportarten, die gut dosierbar sind: Schwimmen, Laufen, Radfahren, Skilanglauf. Auch tägliche Yoga-Übungen können den diabetischen Stoffwechsel positiv beeinflussen.

Michael Eisele empfiehlt Gymnastik, Leichtathletik und Bewegungsspiele. Damit ließen sich, so der Geschäftsführer des Badischen Behinderten- und Rehabilitationssportverbandes, Kraft, Ausdauer und Geschicklichkeit schulen. Diese Übungsvorschläge übernimmt Höbusch in die Ingolstädter Turnhalle. Ohne zertifizierte Ausbildung dürfte er die Gruppe nicht anleiten. Schnell muss der 71-Jährige erkennen können, ob jemand blass oder unruhig wird. Im Notfall ist der Betreuer mit Traubenzucker, Cola oder mit einer Glukagon-Spritze ▶

Fotos: Falk Heller/FOCUS-Magazin

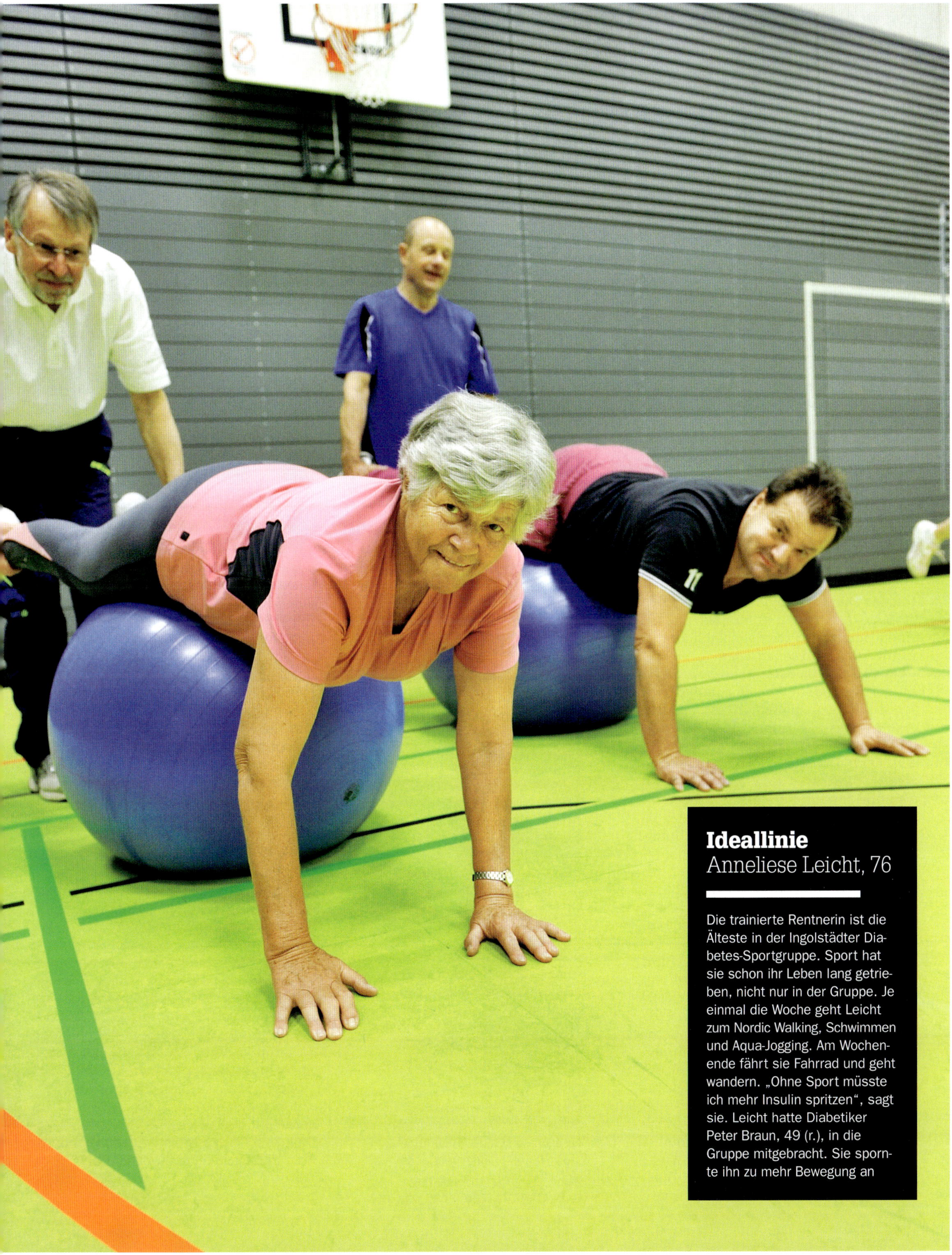

Ideallinie
Anneliese Leicht, 76

Die trainierte Rentnerin ist die Älteste in der Ingolstädter Diabetes-Sportgruppe. Sport hat sie schon ihr Leben lang getrieben, nicht nur in der Gruppe. Je einmal die Woche geht Leicht zum Nordic Walking, Schwimmen und Aqua-Jogging. Am Wochenende fährt sie Fahrrad und geht wandern. „Ohne Sport müsste ich mehr Insulin spritzen“, sagt sie. Leicht hatte Diabetiker Peter Braun, 49 (r.), in die Gruppe mitgebracht. Sie spornte ihn zu mehr Bewegung an

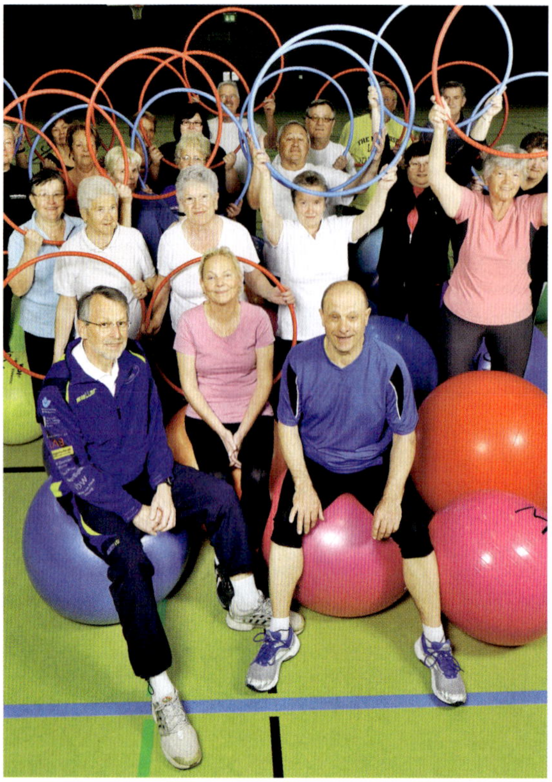

Gruppenspaß Die Ingolstädter Diabetes-Sportler mit ihrem Betreuer Harald Höbusch (vorn r.)

zur Hand. Im Nebenraum der Turnhalle liegen die Hilfsmittel, die Zucker- und Blutdruckmessgeräte. Zwischen Schwebebalken und Handballtor, zwischen Sporttaschen und Wasserflaschen.

Der bundesweite Altersdurchschnitt in Diabetes-Sportgruppen liegt bei etwa 60 Jahren; die meisten Teilnehmer in Ingolstadt haben dieses Alter indes schon hinter sich gelassen. Gruppenälteste ist Anneliese Leicht, 76. Sie war es, die Peter Braun vor vielen Monaten dazu überredete, sich der Sportgruppe anzuschließen. Sie hatte gute Argumente, erzählte von ihrem Bruder, der seine Zuckererkrankung nicht ernst genommen habe und von den Diabetes-Folgeerkrankungen in die Knie gezwungen worden sei. Er erlitt einen Herzinfarkt, einen Schlaganfall, er wurde zum Dialysepatienten.

Ein Ziel der Diabetes-Sportgruppen ist es, solchen Spätfolgen mit präventiver Strategie zuvorzukommen, es gar nicht erst zu den oft irreparablen Schäden kommen zu lassen. Die chinesische „Da Qing Diabetes Prevention"-Studie zeigte, dass, wer sich auf Sport und gesunde Ernährung einlässt, im Schnitt 3,6 Jahre weniger mit dem Diabetes zu tun hat. Auch die Ergebnisse der finnischen „Diabetes Prevention Study" sprechen für den präventiven Wert durch gesteigerte körperliche Aktivität.

Die Richtwerte der US- wie auch der Deutschen Diabetes Gesellschaft: wenigstens 150 Minuten Betätigung pro Woche an mindestens drei Tagen. Die Deutsche Sporthochschule in Köln will gar eine diabetische Laufbewegung initiieren. Die Wissenschaftler motivierten 80 Diabetiker zur Teilnahme am Köln-Marathon im letzten Oktober. Der Erfolg: Im Lauf des Trainings reduzierten die Diabetiker ihr Gewicht und die Tagesration blutzuckersenkender Medikamente.

Vom Sport profitieren ebenso Menschen mit der jugendlichen Diabetes-Variante Typ 1. Auch bei ihnen sinkt durch körperliche Aktivität der Blutzuckerspiegel und damit die benötigte Insulindosis. Ein zweijähriges Ausdauertraining könne beim Typ-1-Diabetiker den Blutzucker um 20 bis 30 Prozent senken, fanden die Sportwissenschaftler Ralf Kriegel und Johannes Roschinsky heraus.

Solange keine Gefäße geschädigt, Augen oder die Nieren geschwächt sind, ist Diabetes kein Hemmnis für den Sportler, nicht einmal für den Hochleistungssportler. Diabetologe Peter Zimmer aus Ingolstadt betont: Für Typ 1 geht es um Sport trotz Diabetes – und für Typ 2 um Sport wegen Diabetes. Damit gemeint ist etwa Peter Braun, der sich eben wegen seiner Erkrankung durch die wöchentlichen Übungen der Ingolstädter Sportgruppe kämpft. Gelegen kommt ihm der zusätzliche Effekt, dass Bewegung die Fettverbrennung anregt. Viele Typ-2-Diabetiker sind übergewichtig. Fünf Kilo hat Braun schon abgenommen, 20 sollen folgen.

Die Höbusch-Gruppe ist die einzige Diabetes-Sportgruppe in Ingolstadt, eine von 150 bis 170 in Bayern, schätzt der Experte Zimmer. Die Zahl steigt, jedoch langsamer als der Anteil der Diabetiker in der Bevölkerung. Das nervt Zimmer, der einen beträchtlichen Teil seiner Zeit in die Förderung dieser Sportgruppen investiert hat. Er beklagt die schleppende Entwicklung und die oft noch fehlende Offenheit vieler Mediziner.

„So, wir prüfen unsere Werte", fordert Höbusch auf. Die Teilnehmer durchqueren die Turnhalle, holen ihre Blutzuckermessgeräte. Penibel führen sie Buch über die Entwicklung ihres Glukosespiegels. Peter Braun ist zufrieden, drückte den Wert heute von 140 auf 101. Ganz anders bei Anneliese Leicht. „Meine Werte haben sich heute sogar erhöht", sagt sie. Gründe dafür mögen im Training liegen, das diesmal wenig Ausdauer und viel Schnelligkeit gefordert hat. Auch andere Faktoren können das Messergebnis beeinflussen. Stress etwa, Freude oder Entzündungen im Körper. Leicht wird das Training und die dazugehörigen Werte protokollieren. So lernt sie ihren Stoffwechsel in jeder Sportstunde besser kennen.

Verschwitzt sieht am Ende der 90 Minuten keiner aus, trotz aller Mühe. Doch zufrieden wirken sie alle. Sport dient bei ihnen nicht der Meisterschaft, sondern dem Ziel, das Leben zu meistern. ■

STEFAN BRUNNER

So geht's

Patienten sollten nur mit einem Partner üben, der weiß, was bei einer Unterzuckerung zu tun ist. Wichtig: regelmäßig Blutzucker messen!

AUSDAUER (Nordic Walking, Laufen, Inlineskating, Radfahren): Schuhe dürfen nicht drücken, Nervenschäden machen Läufer und Skater für Druckstellen anfällig, Übergewicht belastet Hüft-, Knie- und Sprunggelenke beim Laufen.

IN DER HÖHE (Bergwandern oder Skilanglauf): Oft ist es schwierig, den Blutzuckerwert verlässlich einzustellen. Der Energieaufwand (und damit Kohlenhydratbedarf/Insulinmenge) ist abhängig von Tempo, Schwierigkeitsgrad und Witterung; Höhenlage und Kälte können die Blutzuckermessgeräte beeinträchtigen.

IM WASSER (Aqua-Jogging, Schwimmen): Die Stoffwechselanregung durch den Kältereiz steigert den Kalorienverbrauch; zu kaltes Wasser kann Unterzucker provozieren.

Marktplatz

FOCUS GESUNDHEIT

Wissen

Wichtige Begriffe zur Ernährung und Kontrolle der Risikofaktoren

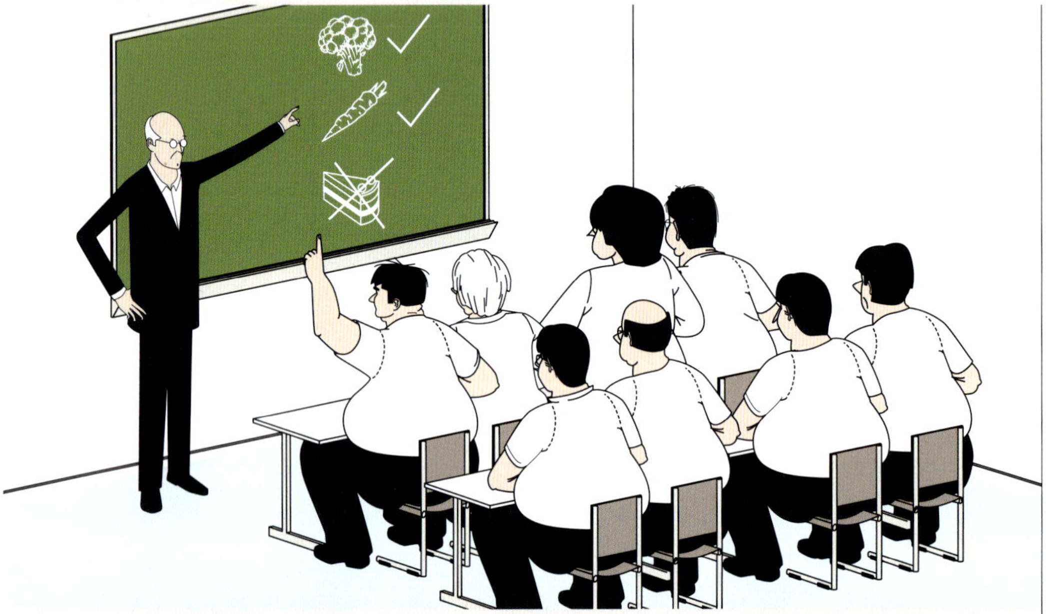

Bariatrische Operationen: Operationsmethoden zur Gewichtsreduktion. Bei Diabetikern ab einem BMI von 35 und mehr sinnvoll. Prinzipien: Magenverkleinerung für frühere Sättigung oder Dünndarmkürzung, sodass weniger Nährstoffe aufgenommen werden.

Lipohypertrophie: vermehrtes Unterhautfettgewebe an den Stellen, an denen häufig Insulin gespritzt wird. Einstichstellen sollten deshalb regelmäßig gewechselt werden.

Bauchumfang: dient der Risikoabschätzung für Herz-Kreislauf-Erkrankungen, da besonders das Bauchfett den Stoffwechsel negativ beeinflusst. Er wird an der dicksten Stelle des Bauches gemessen. Als ungesund gelten: Umfang bei Frauen über 80 cm, bei Männern über 94 cm.

Ernährung, gesundes Leben, Risikofaktoren

ERNÄHRUNG

Kohlenhydrate: wichtiger Nahrungsbestandteil und Energielieferant. Kommen vor allem als Zucker (Einfach-, Zweifach- und Mehrfachzucker) und Stärken (Vielfachzucker) vor.

Proteine: Eiweiße (Moleküle), die aus Aminosäuren aufgebaut sind. Sie erfüllen wichtige Zellfunktionen und sind bedeutende Nahrungsbestandteile und Energielieferanten.

Fette: sind wichtige Energielieferanten. Überschüssiges Fett wird in Form von Fettpolstern als Energiereserve gespeichert.

Glykämischer Index: teilt die kohlenhydrathaltige Nahrung danach ein, wie stark sie den Blutzucker ansteigen lässt.

Broteinheit (BE): hilft, den Energiegehalt von Lebensmitteln und Speisen richtig abzuschätzen. Eine BE entspricht zwölf Gramm verwertbarer Kohlenhydrate in der Nahrung.

Kohlenhydrateinheit (KE): wie BE, allerdings entspricht eine KE zehn Gramm verwertbarer Kohlenhydrate.

Diabetiker-Produkte: Nahrungsmittel für Diabetiker. Ab Oktober 2012 dürfen Lebensmittel nicht mehr als spezielle Diabetiker-Lebensmittel produziert und gekennzeichnet werden.

RISIKOFAKTOREN

Stresstoleranz: gibt an, wie widerstandsfähig eine Person gegen körperliche und psychische Stressoren ist.

BMI: Verhältnis von Körpergewicht zur Körpergröße. Der Body-Mass-Index errechnet sich aus dem Körpergewicht (kg) dividiert durch das Quadrat der Körpergröße (m^2).

Normalgewicht: liegt bei einem BMI oder Body-Mass-Index von 20 bis 25.

Übergewicht: erhöhter BMI zwischen 25 und 30. Auch Präadipositas.

Adipositas: starkes Übergewicht, definiert durch einen BMI >30. Krankheiten wie Bluthochdruck, Herz-Kreislauf-Erkrankungen, Gelenkprobleme und Diabetes sind die Folgen.

Blutdruck (optimaler): liegt unter 120/80 Millimeter Quecksilbersäule (mmHg). Die Messung ist in jeder Apotheke und beim Hausarzt möglich. Bluthochdruck: über 140/90 mmHg.

Cholesterin: ist lebenswichtig für den Aufbau der Zellwände und zur Produktion von Gallensäuren und Hormonen. Zu viel Cholesterin im Blut steigert das Risiko für einen Herzinfarkt und Herzgefäßerkrankungen. Nicht alle Cholesterinarten sind schädlich. LDL-Cholesterin gilt als „böse" und verursacht Gefäßschäden. Das „gute" HDL-Cholesterin hilft dagegen beim Abtransport der Fette. Die folgenden Referenzwerte beziehen sich auf 50-jährige Männer:
Gesamtcholesterin: 170–240 mg/dl
LDL-Cholesterin: 90–205 mg/dl
HDL-Cholesterin: 27–65 mg/dl.

Triglyzeride: Bestandteil der Körper- und Nahrungsfette. Die Blutwerte schwanken je nach vorangegangener Nahrungsaufnahme stark. Hohe Werte sprechen für ein erhöhtes Risiko für Gefäßschäden (Atherosklerose). Normwert: <200mg/dl.

Intima-Media-Dicke-Messung: Bei dieser Ultraschalluntersuchung wird die Breite der Gefäßwandschichten der Halsarterie gemessen. Frühschäden werden so sichtbar.

SELBSTHILFE

Diabetes-Schulung: klärt wichtige Fragen zu Ernährung und Therapie und hilft, im Alltag besser mit der Erkrankung umzugehen. Spezielle Schulungen für Kinder mit Diabetes und ihren Eltern.

Gesundheits-Pass: wird von der DDG und diabetesDE herausgegeben. Enthält die Ergebnisse aller wichtigen Untersuchungen und wichtige Hinweise für das Leben als Diabetiker.

Hilfreiche Adressen und Lesetipps

diabetesDE: Zusammenschluss von Fachleuten, Patienten und Angehörigen. Fachpersonal beantwortet über die 24-Stunden-Hotline (01 80/2 50 52 05, 6 Ct. pro Anruf) Fragen zur Zuckerkrankheit täglich rund um die Uhr. www.diabetesde.org

Deutsche Diabetes Gesellschaft (DDG): setzt sich für die Erforschung und Therapie der Zuckerkrankheit ein. Mit Suchprogramm für niedergelassene Ärzte, die Mitglieder der DDG sind, und DDG-zertifizierte Behandlungseinrichtungen. www.deutsche-diabetes-gesellschaft.de

Deutscher Diabetiker Bund e. V. (DDB): Selbsthilfeorganisation, die Schulungs- und Info-Veranstaltungen anbietet und spezielle Angebote für Eltern, Kinder und Jugendliche hat. www.diabetikerbund.de

Deutsche Diabetes-Stiftung (DDS): gegründet von DDG und DDB. Setzt sich ein für Vorsorge, Schulungen, Fortbildung und Erforschung der Zuckerkrankheit, damit die Erkrankung nicht weiter zunimmt. www.diabetesstiftung.de

Kompetenznetz Diabetes mellitus: erforscht in 24 Teilprojekten die Prävention, Behandlung und Entstehung der Zuckerkrankheit. Vom BMBF gefördert. www.kompetenznetz-diabetes-mellitus.net

Diabetes-heute: aktuelle Informationen zum Diabetes mellitus. Modellprojekt des Bundesministeriums für Gesundheit. Herausgeber sind das Deutsche Diabetes-Zentrum (DDZ) und das Leibniz-Zentrum für Diabetes-Forschung der Uni Düsseldorf. www.diabetes-heute.uni-duesseldorf.de

Diabetes-Union: Tipps rund um die Ernährung von Diabetikern sowie Diätratgeber. www.diabetes-union.de

DiabSite: unabhängiges Diabetiker-Portal, das vielfältige Informationen zu Diabetes bietet. Außerdem Weblog für aktuelle Nachrichten und Diabetiker-Radiobeiträge. www.diabsite.de

Diabetes-Zentrale: gemeinnütziger Verein, der sich um die Förderung jugendlicher Diabetiker kümmert. Betreiben auch die deutsche Website zum Welt-Diabetes-Tag. www.diabetes-zentrale.de

Bund diabetischer Kinder und Jugendlicher e. V. (BdKJ): Anlaufstelle für Eltern von Kindern mit Diabetes. www.bund-diabetischer-kinder.de

Diabetes-Kids Selbsthilfegruppe: ist ein Forum für den Informationsaustausch zwischen Eltern diabetischer Kinder und Jugendlicher. www.diabetes-kids.de

Die Insuliner: Zusammenschluss von Selbsthilfegruppen und so wichtige Anlaufstelle für Betroffene. Kontaktpersonen der Selbsthilfegruppen im Internet nach PLZ gelistet. Austausch auch per Forum und Chat. www.insuliner.de

Arbeitsgemeinschaft für Pädiatrische Diabetologie (AGPD): richtet sich an Menschen, die beruflich mit Diabetes-kranken Kindern und Jugendlichen zu tun haben. www.diabetes-kinder.de

Diabetesgate: Informationen rund um das Thema Diabetes sowie Suche nach Arzt und Selbsthilfegruppen in der Nähe. www.diabetesgate.de

DiabetesNews: wichtige Informationen und Nachrichten rund um das Thema Diabetes. www.diabetes-news.de

„Diabetes Typ 2: Wie Sie gezielt gegensteuern“ von Dr. Ellen Jahn. Ratgeber für ein gesundes Leben mit Typ-2-Diabetes. Verlag Stiftung Warentest, 208 Seiten, 16,90 Euro

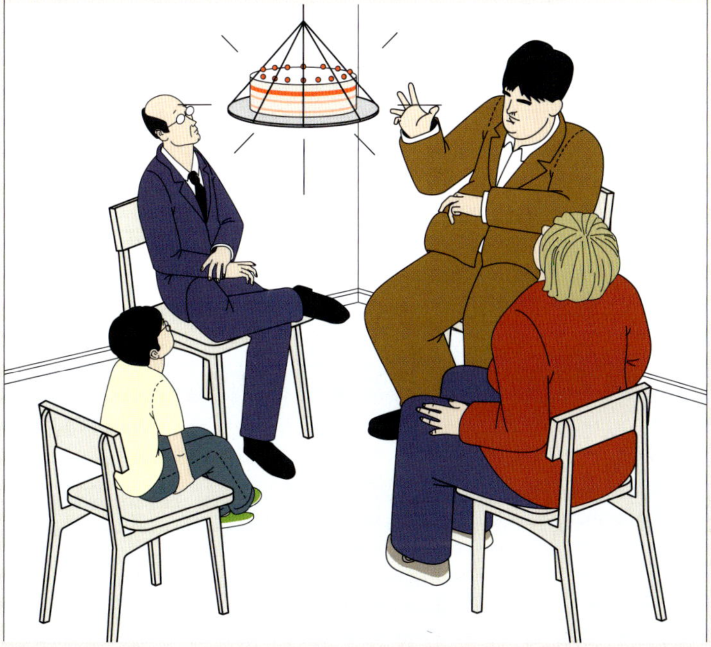

Illustrationen: Jörg Dommel/FOCUS-Magazin

Arbeitsgemeinschaft Diabetes und Psychologie, DDG und Verein Diabetes und Psychologie e. V.: unterstützt Diabetiker bei ihrer psychischen Belastung durch die Zuckerkrankheit. www.diabetes-psychologie.de

„Diabetes- und Sportfibel: Mit Diabetes weiter laufen“ von Ulrike Thurm und Bernhard Gehr. Kompetentes Buch, das zeigt, wie man auch mit Diabetes weiter Sport machen kann. Kirchheim-Verlag, 446 Seiten, 19,90 Euro

„Fußgesund bei Diabetes: Symptome rechtzeitig erkennen, selbst aktiv werden – Fußpflege, Schuhwerk, Übungen“ von Karl-Heinz Nedder. Der Diabetologe und Fußspezialist erklärt, wie man diabetischen Fußschäden vorbeugen kann und was bei bereits eingetretenen Beschwerden hilft. Trias Verlag, 87 Seiten, 14,95 Euro

„Medikamente kompakt – Diabetes“ von Angelika Friedl. Vorstellung der wichtigsten Medikamente mit ihren Wirkungen, Nebenwirkungen und wichtigen Hinweisen auf mögliche Komplikationen. Verlag Stiftung Warentest, 128 Seiten, 9,90 Euro

„Diabetes: Der Ernährungs-Kompass“ von Doris Fritzsche. Wegweiser für eine kohlenhydratbewusste und fettreduzierte Ernährung. Lebensmittel mit neuen Kohlenhydrateinheiten und alten Broteinheiten übersichtlich dargestellt. Gräfe und Unzer Verlag, 96 Seiten, 6,99 Euro

„Diabetes bei Kindern: Mit Freude groß werden – sicher in Alltag, Schule und Freizeit“ von Béla Bartus und Martin Holder. Infos und Tipps für Eltern für jede Situation, von Kindergarten über Schule bis hin zu Freizeit und Urlaub. Trias Verlag, 256 Seiten, 4,99 Euro

Vorschau

FOCUS-Gesundheit – Nr. 04 erscheint Juli/August 2012

Bestes Krankenhaus 2012

FOCUS GESUNDHEIT

Ein Sieger und viele Auszeichnungen: FOCUS-Gesundheit präsentiert die **Top-Kliniken Deutschlands** – bundesweit und in Ihrer Region

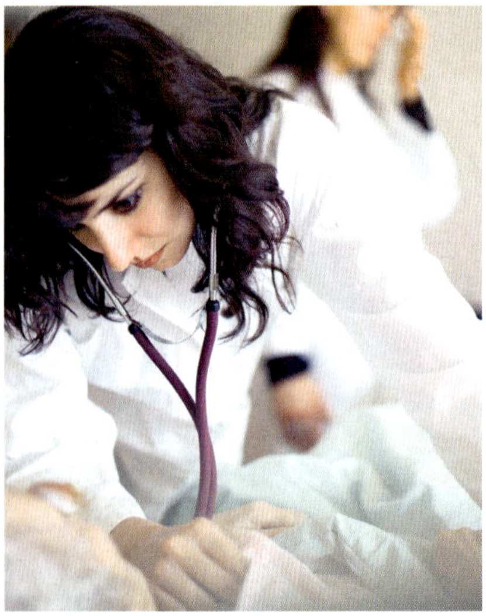

Wo bekomme ich die beste Therapie? Welches Krankenhaus punktet bei Pflege und Infrastruktur? FOCUS-Gesundheit erklärt, was eine gute Klinik auszeichnet und wie ich sie finde. Ein Blick hinter die Kulissen zeigt: Wie sorgsam wird die Hygiene eingehalten? Und: Was kann ich selbst tun, damit die Heilung optimal verläuft?

High-End-Medizin Neue Techniken wie das Operationssystem „da Vinci" sind schonend. Die Klinik-Liste nennt die Top-Häuser für Krebs, Alzheimer und Demenz, Herz, Geburtshilfe, Orthopädie und Psychiatrie

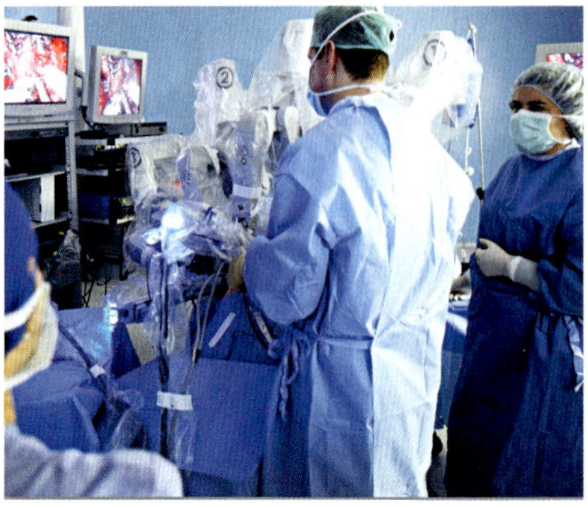

FOCUS GESUNDHEIT

Nr. 03 Diabetes

FOCUS Magazin Verlag GmbH, Arabellastraße 23, 81925 München, Postfach 81 03 07, 81903 München, Telefon: 089/9250-0, Fax: 089/9250-2026 FOCUS-Gesundheit ist ein Magazin der BURDA NEWS GROUP.

Chefredakteur: Uli Baur
Art Director: Susanne Achterkamp
Chef vom Dienst: Sonja Wiggermann
Redaktionsleitung, Konzeption: Jochen Niehaus
Redaktion: Michael Miersch; Dr. Regina Albers, Ulrike Bartholomäus, Claudia Gottschling, Maria Latos
Mitarbeiter dieser Ausgabe: Petra Apfel, Stefan Brunner, Jesper Dieckmann, Susanne Donner, Kristian Dunkl (Grafik), Barbara Esser, Claudia Füßler, Mila Hanke, Nike Heinen, Frederik Jötten, Heike Jüptner (Bild), Maike Krause, Constanze Löffler, Philipp Osten, Dr. Stefanie Reinberger, Silvia Sanides, Joseph Scheppach, Werner Siefer, Beate Wagner, Sophie Wolfbauer (Grafik)
Textchef: Josef Seitz
Titel: Susanne Achterkamp
Grafik: Heike Noffke, Petra Rehder
Infografik: Arno Langnickel (stv.); Olaf Berger, Andreas Fischer, Stefan Hartmann, Ulrich Gerbert
Composing: Werner Nienstedt
Bildredaktion: Rüdiger Schrader
FOCUS-Dokumentation/-Schlussredaktion: Petra Kerkermeier; Pamela Cregeen, Astrid Diening, Wolfgang Donauer, Gisela Haberer-Faye, Bernd Hempeler, Michael Jupe, Andrea Kaufmann, Angelika Loos, Christina Madl, Gerd Marte, Joachim J. Petersen, Marion Riecke, Reinhard Ruschmann, Dorothea Rutenfranz, Heike Spruth, Catherine Velte, Nina Winkler-de Lates, Maria Zieglmaier
Herstellung: Ernst Frost, Helmut Janisch, Christoph von Schiber
Redaktionstechnik: Ingo Bettendorf (Ltg.), Stephanie Speer
Bildtechnik: Harald Neumann, Tobias Riedel
Bildbearbeitung: Reinhard Erler; Joachim Gigacher, Dieter Gutmann, Michael Kumpf, Crescencio Sarabia
FOCUS-Gesundheit erscheint in der **FOCUS Magazin Verlag GmbH.** Verantwortlich für den redaktionellen Inhalt: Uli Baur. Die Redaktion übernimmt **keine Haftung** für unverlangt eingesandte Manuskripte, Fotos und Illustrationen. **Nachdruck** ist nur mit schriftlicher Genehmigung des Verlags gestattet. Dieses gilt auch für die Aufnahme in elektronische Datenbanken und Vervielfältigungen auf CD-ROM. **FOCUS-Gesundheit** darf nur mit Genehmigung des Verlags in Lesezirkeln geführt werden. Der Export von FOCUS-Gesundheit und der Vertrieb im Ausland sind nur mit Genehmigung des Verlags statthaft.
Einzelpreis in Deutschland: € 7,90 inkl. 7% MwSt.
Abonnementpreis in Deutschland: € 6,75 (inkl. Zustellgebühr und 7% MwSt.). Die Postzustellung erfolgt CO_2-neutral. Weitere Informationen: www.focus.de/gogreen
Vertriebsleiter: Markus Cerny
Vertriebsfirma: MZV GmbH & Co.KG, 85716 Unterschleißheim, Internet: www.mzv.de
Druck: pva, Druck und Medien-Dienstleistungen GmbH, Industriestraße 15, 76829 Landau/Pfalz
Printed in Germany
Konzept: Dr. Friedrich Schwandt
Pressesprecher: Jonas Grashey, Tel.: 089/9250-2575, Fax: 089/9250-2745, presse@burda.com
Senior Brand Manager FOCUS-Gesundheit: Vanessa Schneider, Tel.: 089/9250-2312, Fax: 089/9250-2494, vanessa.schneider@burda.com
Verantwortlich für den Anzeigenteil: Kai Sahlfeld, Arabellastraße 23, 81925 München, Tel.: 089/9250-2950, Fax: 089/9250-2952
Leiterin Markenkommunikation/Werbung: Pea Schubert
Director Marketing: Christian Schlottau
Verlagsleiter: Stefan Kossack
Director Finance & Operations: Gunnar Scheuer
Geschäftsführer: Burkhard Graßmann, Andreas Mayer
Verleger: Dr. Hubert Burda

SERVICEADRESSEN UND -NUMMERN

Leserservice: leserservice@focus-magazin.de
Leserbriefe: gesundheit-leser@focus-magazin.de

AUSKUNFT ZUM ABONNEMENT:
Deutschland: FOCUS-Gesundheit Abonnentenservice Postfach 050, 77649 Offenburg, Telefon: 01805/4801006, Fax: 01805/4801003 (Festnetzpreis 14ct/Min., Mobilfunkpreise max. 42 ct/Min.), E-Mail: abo@focus-gesundheit.de
Bestellung bestimmter Ausgaben: Telefon: 01805/4801006, Fax: 01805/4801003 (Festnetzpreis 14ct/Min., Mobilfunkpreise max. 42ct/Min.) E-Mail: bestell@focus-gesundheit.de
Urlaubsnachsendung: Telefon: 01805/4801006, Fax: 01805/4801003 (Festnetzpreis 14ct/Min., Mobilfunkpreise max. 42ct/Min.), E-Mail: focus-gesundheit@burdadirect.de